# 老年人
# 科学就医全攻略

主编　彭　兰　吴　垠　胡怀东　谭彦娟

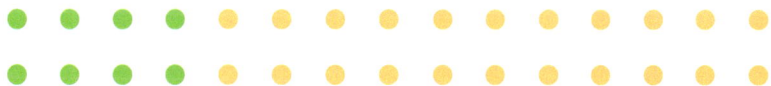

中南大学出版社
www.csupress.com.cn
·长沙·

# 编委会

# 前　言

　　随着我国人口快速老龄化，老年人多发病、常见病的发病率逐步增高，老年人就医的需求与日俱增。而医院看病的流程较为复杂，老年人难以摸清其中"门道"，普遍感觉"看病难"，导致就医体验差。本书作者基于在三级甲等公立医院从事医疗管理工作中所积累的丰富工作经验，注重实用性，以广大群众能理解接受的简单问答形式和科普文笔，编写成《老年人科学就医全攻略》一书，解答大众对看病就医关注的焦点，提升科学就医能力，改善生活水平。

　　本书按照门诊、住院、出院顺序分为"诊前""诊中""诊后"三章，分别介绍门诊挂号、就医流程、检查检验须知、出院康复护理等需要注意的流程和问题，指导老年人掌握简单易懂的就医方法，有效应对就医中出现的各种困难，走出误区。

　　由于笔者水平有限，书中难免存在不当和疏漏之处，恳请各位读者朋友不吝赐教，同时希望更多同仁参与到促进人民健康的工作中来。

# 目　录

第一章　诊前篇 ............................................................ 1

第一节　看病就医须知 ................................................ 3

1. 如何预约挂号？ ..................................................... 3

2. 看病一定需要选择大医院吗？ ..................................... 5

3. 到医院看病一定要选主任医师吗？什么情况下需要看主任医师呢？ ..... 6

4. 看急诊为何要给病情分级？急诊预检分诊的标准是什么？ ........... 7

5. 就诊前要做哪些准备？ ............................................. 8

6. 如何正确填写病历卡？ ............................................. 9

7. 门诊的分诊台是干什么的？ ........................................ 9

8. 病友服务中心能提供什么服务？ .................................. 10

9. 门诊就诊的流程有哪些？ ......................................... 11

10. 在门诊就诊时如何与医生进行有效沟通？ ...................... 11

11. 如何配合医生护士测体温？ ..................................... 12

12. 如何配合医生测量血压？ ........................................ 14

13. 如何配合医生进行体格检查？ ................................... 15

14. 如何缴费？ ....................................................... 16

15. 静脉采血检验流程是什么？ ..................................... 16

16. 检查预约流程是什么？ .......................................... 18

17. 如何查询检查结果及打印？……………………………………… 19

18. 取药流程是什么？……………………………………………… 19

19. 如何开具病假条和疾病诊断证明书？………………………… 20

20. 门诊复诊要注意的问题有哪些？……………………………… 20

21. 什么是多学科联合诊疗门诊？………………………………… 21

22. 什么是老年综合评估联合门诊？……………………………… 22

23. 护理门诊是干什么的？………………………………………… 23

24. 什么是日间手术？如何预约日间手术？……………………… 25

25. 老年人看病时如何预防交叉感染？…………………………… 26

26. 什么是"互联网医院"，它能提供什么服务？………………… 28

27. 如何辨别"医托"？……………………………………………… 29

第二节　分诊挂号须知 ……………………………………………… 31

1. 发热要看什么科？……………………………………………… 31

2. 咳嗽要看什么科？……………………………………………… 32

3. 呼吸困难要看什么科？………………………………………… 33

4. 胸痛要看什么科？……………………………………………… 34

5. 心悸要看什么科？……………………………………………… 35

6. 血压高要看什么科？…………………………………………… 36

7. 血脂异常要看什么科？………………………………………… 37

8. 肥胖要看什么科？……………………………………………… 38

9. 消瘦要看什么科？……………………………………………… 40

10. 眩晕要看什么科？……………………………………………… 41

11. 头痛要看什么科？……………………………………………… 42

12. 肢体活动障碍或言语不清要看什么科？……………………… 43

13. 吞咽困难要看什么科？………………………………………… 44

14. 腹痛要看什么科？……………………………………………… 45

15. 腹胀要看什么科？……………………………………………… 48

16. 腹泻要看什么科? ………………………………… 49

17. 便秘要看什么科? ………………………………… 50

18. 便血要看什么科? ………………………………… 52

19. 恶心、呕吐要看什么科? ………………………… 53

20. 黄疸要看什么科? ………………………………… 54

21. 关节痛要看什么科? ……………………………… 55

22. 腰背痛要看什么科? ……………………………… 57

23. 失眠要看什么科? ………………………………… 58

24. 尿频要看什么科? ………………………………… 60

25. 少尿无尿要看什么科? …………………………… 60

26. 血尿要看什么科? ………………………………… 62

27. 皮肤黏膜水肿要看什么科? ……………………… 63

28. 老年病门诊主要是看什么病? …………………… 64

29. 老年人肌肉减少要看什么科? …………………… 65

30. 老年人健忘、迷路看什么科? …………………… 66

31. 老年女性尿失禁要看哪个科? …………………… 67

32. 男科门诊是性病门诊吗? ………………………… 68

33. 足部溃烂看哪个科? ……………………………… 69

34. 全科医学门诊所有病都能看吗? ………………… 70

**第二章　诊中篇** ……………………………………… 73

第一节　检查/检验须知 …………………………… 75

1. 为什么医生要开检查检验项目? ………………… 75

2. 进行 X 线检查需要注意哪些事项? ……………… 76

3. X 线检查对身体有伤害吗? ……………………… 76

4. 做胸部和腹部 X 线检查需要注意什么? ………… 77

5. 做 MRI 检查要注意什么? ………………………… 78

6. 做颅脑 CT 检查的注意事项有哪些? …………… 79

7. 做胸腹、盆腔、脊柱、四肢、脊髓等部位 CT 检查的注意事项有哪些？
................................................................ 80

8. 做 SPECT 检查的注意事项有哪些？ ................................ 80

9. 做钼靶 X 线乳腺检查的注意事项有哪些？ ........................ 81

10. 做甲状腺摄碘−131 试验的注意事项有哪些？ .................... 82

11. 做超声检查的注意事项有哪些？ .................................. 83

12. 做心血管超声检查的注意事项有哪些？ .......................... 84

13. 介入性超声是什么？ ............................................ 84

14. 超声内镜是检查什么？ .......................................... 86

15. 如何做好泌尿道造影检查？ ...................................... 86

16. 肺功能检查是什么？ ............................................ 87

17. 哪些人需要做肺功能检查？ ...................................... 88

18. 肺容量测定参考值有哪些？ ...................................... 88

19. 通气功能测定参考值有哪些？ .................................... 89

20. 做纤维支气管镜检查患者的注意事项有哪些？ .................... 90

21. 做纤维鼻咽镜检查的注意事项有哪些？ .......................... 91

22. 做鼻腔内镜检查的注意事项有哪些？ ............................ 91

23. 做喉镜检查的注意事项有哪些？ ................................ 92

24. 做胃、十二指肠纤维内镜检查的注意事项有哪些？ .............. 93

25. 做纤维结肠镜检查的注意事项有哪些？ .......................... 94

26. 做直肠、乙状结肠镜检查的注意事项有哪些？ .................. 95

27. 做腹腔镜检查的注意事项有哪些？ .............................. 96

28. 做膀胱镜检查的注意事项有哪些？ .............................. 97

29. 做子宫内腔镜检查的注意事项有哪些？ .......................... 98

30. 做阴道镜检查的注意事项有哪些？ .............................. 99

31. 做心电图检查的注意事项有哪些？ .............................. 99

32. 做心电图运动试验的注意事项有哪些？ ........................ 100

33. 做脑电图检查的注意事项有哪些? ⋯⋯⋯⋯⋯⋯⋯⋯⋯ 102

34. 做肌电图检查的注意事项有哪些? ⋯⋯⋯⋯⋯⋯⋯⋯⋯ 102

35. 做眼电图检查有哪些注意事项? ⋯⋯⋯⋯⋯⋯⋯⋯⋯⋯ 103

36. 做耳蜗电图检查的注意事项有哪些? ⋯⋯⋯⋯⋯⋯⋯⋯ 104

37. 做脑干听觉诱发电位检查的注意事项有哪些? ⋯⋯⋯⋯ 104

38. 做活体组织检查的注意事项有哪些? ⋯⋯⋯⋯⋯⋯⋯⋯ 105

39. 活体组织检查会加速癌症扩散吗? ⋯⋯⋯⋯⋯⋯⋯⋯⋯ 106

40. 做淋巴结活体组织检查的注意事项有哪些? ⋯⋯⋯⋯⋯ 107

41. 如何看病理检查报告? ⋯⋯⋯⋯⋯⋯⋯⋯⋯⋯⋯⋯⋯⋯ 107

42. 做腰椎穿刺的注意事项有哪些? ⋯⋯⋯⋯⋯⋯⋯⋯⋯⋯ 108

43. 骨髓穿刺检查的注意事项有哪些? ⋯⋯⋯⋯⋯⋯⋯⋯⋯ 109

44. 做 24 小时动态血压监测检查的注意事项有哪些? ⋯⋯ 109

45. 做心导管检查的注意事项有哪些? ⋯⋯⋯⋯⋯⋯⋯⋯⋯ 110

46. 做骨密度测定的注意事项有哪些? ⋯⋯⋯⋯⋯⋯⋯⋯⋯ 111

47. 做碳 13 呼气试验的注意事项有哪些? ⋯⋯⋯⋯⋯⋯⋯ 111

48. 化验前能喝酒吗? ⋯⋯⋯⋯⋯⋯⋯⋯⋯⋯⋯⋯⋯⋯⋯⋯ 112

49. 化验前需要停药吗? ⋯⋯⋯⋯⋯⋯⋯⋯⋯⋯⋯⋯⋯⋯⋯ 113

50. 如何看化验结果? ⋯⋯⋯⋯⋯⋯⋯⋯⋯⋯⋯⋯⋯⋯⋯⋯ 114

51. 做诊断性刮宫检查的注意事项有哪些? ⋯⋯⋯⋯⋯⋯⋯ 114

52. 做阴道脱落细胞检查的注意事项有哪些? ⋯⋯⋯⋯⋯⋯ 115

53. 如何静脉采血留取血液化验标本? ⋯⋯⋯⋯⋯⋯⋯⋯⋯ 116

54. 如何正确采集末梢血化验标本? ⋯⋯⋯⋯⋯⋯⋯⋯⋯⋯ 117

55. 如何正确留取大便化验标本? ⋯⋯⋯⋯⋯⋯⋯⋯⋯⋯⋯ 119

56. 如何正确留取小便化验标本? ⋯⋯⋯⋯⋯⋯⋯⋯⋯⋯⋯ 120

57. 如何正确留取痰液化验标本? ⋯⋯⋯⋯⋯⋯⋯⋯⋯⋯⋯ 121

58. 如何正确留取精液化验标本? ⋯⋯⋯⋯⋯⋯⋯⋯⋯⋯⋯ 122

59. 如何正确留取前列腺液化验标本? ⋯⋯⋯⋯⋯⋯⋯⋯⋯ 123

60. 如何正确留取白带化验标本？ 123

61. 如何正确测餐前空腹血糖？ 124

62. 如何正确测餐后两小时血糖？ 125

63. 糖耐量试验里的注意事项有哪些？ 126

64. 什么是脑脊液检查？ 127

65. 什么是关节腔积液检查？ 128

66. 为何抽血化验有空腹要求或限定时间？ 128

67. 有晕血(晕针)史的患者采血怎么办？ 129

68. 抽血后针眼处出现淤血或鼓包是什么原因？ 129

69. 细菌培养报告为什么要等4天才能拿到，结果对患者有用吗？ 130

70. 肿瘤标志物检测有什么作用？ 131

第二节　常见治疗须知 132

1. 老年人静脉输液的注意事项有哪些？ 132

2. 老年人做皮试的注意事项有哪些？ 133

3. 老年人肌内注射后有硬结怎么办？ 133

4. 老年人保留灌肠患者的注意事项有哪些？ 134

5. 老年人导尿的注意事项有哪些？ 135

6. 老年人伤口换药的注意事项有哪些？ 136

7. 老年人中医针灸的注意事项有哪些？ 137

8. 老年人做运动康复的注意事项有哪些？ 138

9. 老年人做门诊放疗的注意事项有哪些？ 139

10. 老年人做高压氧治疗的注意事项有哪些？ 139

11. 老年人做腹膜透析的注意事项有哪些？ 141

12. 老年人做血液透析的注意事项有哪些？ 141

13. 老年人拔牙的注意事项有哪些？ 142

14. 老年人补牙的注意事项有哪些？ 143

15. 老年人做富血小板血浆关节腔内注射的注意事项有哪些？ 144

16. 老年人做雾化的注意事项有哪些? ································ 145

第三节　住院/手术须知 ································ 147

1. 如何办理住院手续? ································ 147

2. 什么是三级查房? ································ 147

3. 为什么住院要分护理等级? ································ 148

4. 住院患者为什么不能擅自离开医院? ································ 149

5. 什么情况下需要请会诊? ································ 149

6. 什么情况需要去重症监护室? ································ 150

7. 家属给老年人陪护需要注意什么? ································ 151

8. 什么情况下老年人要请护工? ································ 152

9. 家属探望住院患者的注意事项有哪些? ································ 152

10. 老年人卧床饮食要注意什么? ································ 153

11. 老年人需要请营养师制订营养餐食谱吗? ································ 154

12. 如何预防老年人跌倒? ································ 155

13. 如何预防老年人卧床产生压疮? ································ 156

14. 如何预防老年人中心静脉置管脱出? ································ 156

15. 老年人吸氧的注意事项有哪些? ································ 157

16. 老年人鼻饲的注意事项有哪些? ································ 157

17. 老年人如何有效排痰? ································ 158

18. 老年人物理降温要注意什么? ································ 159

19. 老年人持续心电监护要注意什么? ································ 160

20. 老年人做了气管切开日常要注意什么? ································ 161

21. 老年人做了造口后的日常要注意什么? ································ 161

22. 引流袋什么时候需要更换? ································ 162

23. 持续膀胱冲洗要注意什么? ································ 163

24. 静脉输液速度可以自行调节吗? ································ 163

25. 麻醉方式有哪些? ································ 164

26. 全身麻醉影响大脑是真的吗？……………………164

27. 全麻手术前为什么需要禁饮禁食？………………165

28. 手术前为什么要签手术同意书？…………………166

29. 手术前如何与医生进行有效沟通？………………167

30. 手术前要做哪些检查？……………………………168

31. 手术前一般要做哪些检验项目？…………………169

32. 手术后饮食要怎么吃？……………………………169

33. 哪些老年人不适合做白内障手术？………………170

34. 眼科手术前要注意的问题有哪些？………………171

35. 甲状腺手术后患者要注意的问题有哪些？………172

36. 乳腺癌手术后患者要注意的问题有哪些？………173

37. 胃切除手术后患者要注意的问题有哪些？………174

38. 胆道手术后患者要注意的问题有哪些？…………175

39. 痔疮手术后患者要注意的问题有哪些？…………177

40. 患者安装心脏起搏器术后要注意的问题有哪些？…178

41. 什么是介入治疗术？………………………………179

42. 老年人适合做微创手术吗？………………………179

43. 前列腺切除术后要注意的问题有哪些？…………180

44. 老年人做宫腔镜手术后要注意的问题有哪些？…181

45. 老年人哪些手术后容易发生下肢静脉血栓？……182

46. 如何办理出院手续？………………………………183

47. 如何办理医保报销？………………………………183

48. 社区医保政策有哪些？……………………………185

49. 如何核对住院收费清单？…………………………187

50. 出院时要问清楚哪些问题？………………………187

51. 为何出院后要定期复查？…………………………188

**第三章　诊后篇** ......................................................... 189

　第一节　用药须知 ..................................................... 191

　　1. 如何看懂"药品说明书"? ...................................... 191

　　2. 什么是处方药? ................................................. 192

　　3. 常用的药物剂型有哪些? ...................................... 193

　　4. 如何正确检查药品质量? ...................................... 194

　　5. 如何正确保存药物? ........................................... 194

　　6. 如何正确使用滴眼液? ........................................ 195

　　7. 如何正确使用滴鼻剂? ........................................ 196

　　8. 如何正确使用滴耳剂? ........................................ 197

　　9. 如何正确使用气雾剂? ........................................ 197

　　10. 如何正确使用皮肤病外用药? ............................... 198

　　11. 糖尿病患者如何正确使用降血糖药物? ..................... 198

　　12. 如何正确注射胰岛素? ........................................ 200

　　13. 药物常见的不良反应有哪些? ............................... 200

　　14. 服药后的注意事项有哪些? .................................. 201

　　15. 服药期间可以饮酒吗? ........................................ 202

　　16. 饮料对药物有影响吗? ........................................ 202

　　17. 补充维生素的注意事项有哪些? ............................ 203

　　18. 如何正确煎服中药? ........................................... 204

　　19. 中药和西药可以一起服用吗? ............................... 205

　　20. 吃中药需要忌口吗? ........................................... 206

　　21. 中药疗效就比西药疗效好吗? ............................... 207

　　22. "保健品"可以替代药品吗? .................................. 207

　　23. 什么是补药, 老年人需要吃补药吗? ........................ 208

　　24. 病情好转了, 药可以停吗? ................................... 209

　　25. 忘记按时服药怎么办? ........................................ 210

26. "速效救心丸"要随身携带吗? ........................ 211

27. 老年人服药的注意事项有哪些? ........................ 211

28. 不宜用热开水服用的药物有哪些? ........................ 212

29. 不宜使用牛奶送服的药物有哪些? ........................ 213

30. 医院药房可以送药到家吗? ........................ 214

31. 能否通过基因检测方法知道自己合适用某种药? ........................ 215

第二节　饮食须知 ........................ 216

1. 糖尿病患者出院后如何正确饮食? ........................ 216

2. 胃肠道手术出院后如何正确饮食? ........................ 217

3. 慢性肾病患者出院后如何正确饮食? ........................ 218

4. 心血管病的饮食如何正确饮食? ........................ 219

5. 心血管病患者应该选择低脂还是全脂乳制品呢? ........................ 220

6. 心血管病患者吃鸡蛋应该弃蛋黄吗? ........................ 220

7. 心血管病患者吃什么水果好? ........................ 221

8. 肾结石患者出院后如何正确饮食? ........................ 222

9. 慢性肿瘤患者出院后如何正确饮食? ........................ 223

第三节　康复保健须知 ........................ 224

1. 如何在家测血压? ........................ 224

2. 如何在家测血糖? ........................ 225

3. 如何在家做雾化吸入? ........................ 226

4. 老年慢性阻塞性肺疾病患者如何进行居家肺康复? ........................ 227

5. 如何正确使用家庭无创呼吸机? ........................ 228

6. 老年人常用居家功能锻炼的方法? ........................ 229

7. 老年人日常活动中如何使用体力? ........................ 230

8. 老年人居家如何预防意外发生? ........................ 231

9. 安装了心脏起搏器后在家如何日常护理? ........................ 231

10. 胆道引流管在家如何护理? ........................ 232

11. 如何开展心脏康复帮助心脏病患者改善功能? ······· 234

12. 肌少症的老人如何进行肌肉锻炼? ············· 236

13. 影响老年人脑健康的因素有哪些? ············· 236

14. 老年人如何进行牙齿保健? ················· 237

15. 老年人如何进行肾保健? ·················· 238

16. 如何维护老年人的心理健康? ················ 239

17. 老年人日常如何护理皮肤? ················· 240

18. 老年人尿失禁如何处理? ·················· 241

第四节　健康体检须知 ······················ 243

1. 什么是健康体检? ····················· 243

2. 老年人健康体检的意义 ··················· 243

3. 多长时间体检一次合适? ·················· 244

4. 老年人体检前要做什么准备? ················ 245

5. 老年人健康体检的常用项目? ················ 246

6. 如何看体检报告? ····················· 249

7. 体检结果中的几个常见医学词汇是什么意思? ········ 250

8. 老年人需要接种哪些疫苗? ················· 250

参考文献 ···························· 252

# 第 一 章

诊前篇

## 第一节　看病就医须知

### 1. 如何预约挂号？

老百姓身体不适需要到医院看病，都希望能提前挂号，安排好看病流程，节约时间。医院为了维持秩序，缩短患者的等候时间，拓宽预约诊疗服务途径，均推行了各种预约挂号方式，患者可根据自己需求选择合适的时段择日就诊，提高就诊效率。

公立医院现在均实行实名制预约挂号，就诊需要提前预约，隔日复诊需要重新挂号。

（1）线上预约挂号：从医院微信公众号进入，用患者本人身份证注册，注册成功后按照操作提示进入界面挂号。也可以直接扫医院门诊挂号处的二维码进入微信公众号进行线上操作。

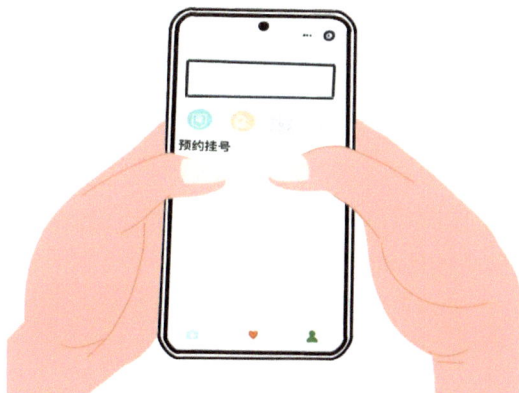

(2)电话预约挂号：可拨打医院公示的预约电话，通过门诊服务中心人工预约挂号。

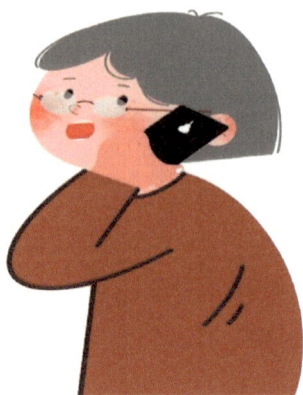

(3)门诊窗口人工挂号：医院门诊大厅的门诊一站式服务中心有结算窗口可以人工挂号。

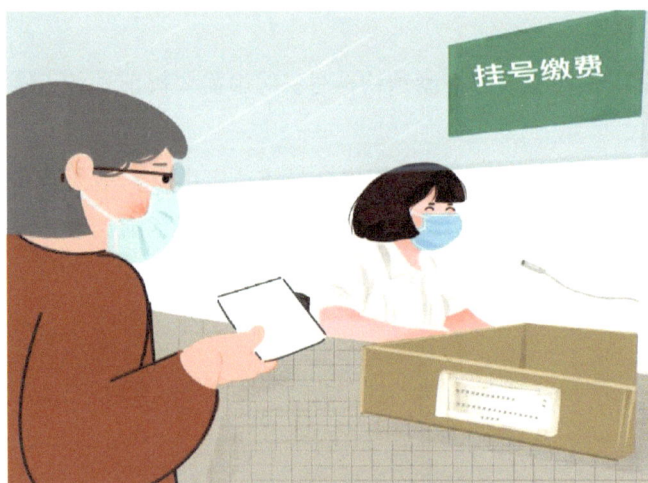

(4)自助机预约：医院门诊大厅设置了自助机，患者可通过工作人员的引导在自助机上进行预约挂号和缴费。

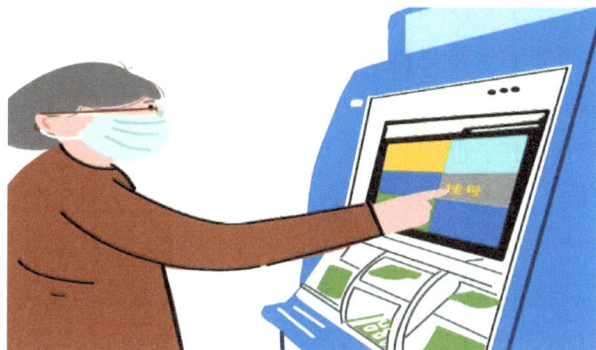

## 2. 看病一定需要选择大医院吗？

在日常生活中，我们生病后总是想要去大型综合性医院看病。但这真的是最好的选择吗？

目前我国已经建立了完善的医疗服务体系，从基层社区卫生服务中心到市级医院、省级医院，每个层级的医疗机构都有自己的定位和职能。了解这些医疗机构的职能和特色后，我们可以根据自己的病情来选择合适的医疗机构就医。

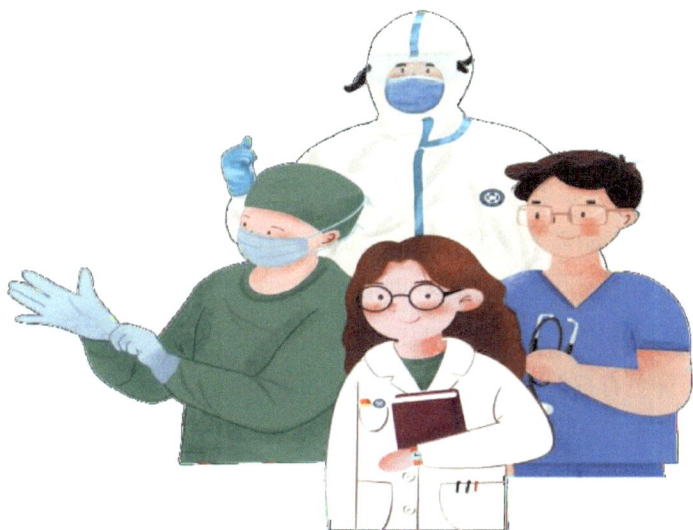

（1）社区卫生服务中心：作为基层医疗机构，社区卫生服务中心主要承担着预防保健、健康教育、常见病诊疗等基本医疗服务。最大的优势就是距离近、排队时间短、费用较低。而且，社区家庭医生长期定点服务社区患者，容易建立良好的情感信任，也有利于康复治疗效果。

（2）二级医院：二级医院通常是区域的中心医院，在本区域内有一定的影响力和规模，主要承担区域内的常见病、多发病诊疗工作，同时负责疑难杂症的转诊工作，比社区卫生服务中心的服务范围更广、技术力量更强。

（3）三级医院：三级医院是大型综合性医院，拥有先进的医疗设备、技术和专家团队，是卫生体系中的最高层次。三级医院除了主要提供危重病、疑难杂症的诊疗工作，还承担培养医学人才、开展临床科研等职能。

如果你只是得了普通的感冒、发烧等日常的小病，建议优先选择社区卫生服务中心和二级医院，避免到大医院排队拥挤。严重、复杂或者特殊罕见的疾病的患者，需要高级医疗技术和专家团队的支持，则需要选择三级医院。

### 3. 到医院看病一定要选主任医师吗？什么情况下需要看主任医师呢？

医院门诊挂号系统上显示了不同级别的医生，包括主治医师、副主任医师、主任医师。其中，主治医师是具有中级职称的医生，主治医师已经有一定的临床经验，对于一些常见病或轻症，能够提供足够的诊疗服务。副主任医师、主任医师是具有高级职称的医生，通常具有丰富的临床经验和学术背景。那么，我们是否需要直接挂副主任医师、主任医师的号看病呢？又是在什么情况下需要挂主任医师号呢？以下是需要挂主任医师号的情况：

（1）疑难杂症：如果患者病情复杂或者是罕见病，多次就医仍无法确诊或治疗效果不佳，可能需要寻求专家的帮助。主任医师在自己的专业领域中有独特专长，对疾病的诊断和治疗具有更丰富的临床经验。

（2）需要特殊治疗或手术：对于一些高风险的手术或特殊的治疗方式，找主任医师可能更有把握。主任医师在专业领域中的丰富经验和专业技能能够保证更高的成功率。

（3）需要多学科协作的疾病：一些复杂疾病需要多个学科的医生协同诊疗。部分主任医师是多学科联合诊疗小组成员，他们能够筛选并建议患者采纳多学科联合诊疗，整合多个学科的专业意见，提供更为全面和个性化的治疗方案。

总之，是否需要挂主任医师的号，需要根据自己的病情和需要来决定。如果是普通病症，选择普通合适的医生即可，但如果是某些复杂、严重或特殊的情况，挂主任医师的号可能更为合适。

### 4.看急诊为何要给病情分级？急诊预检分诊的标准是什么？

医院急诊科每天都会面临各种病情的患者，为了更好地管理和救治患者，需要对患者的病情进行分级。那么，哪些病症属于急诊范围，看急诊时需要注意什么，急诊预检分诊的标准又是什么呢？

（1）属于急诊范围的病症：当患者面临以下几种情况时，需要尽快前往医院急诊室就诊，如急性疾病、慢性疾病急性发作、急性创伤、异物进入体内造成人体极度痛苦甚至危及生命的情况，各种高热、急性出血、各类休克、急性外伤、复合伤、烧伤，各种急性意外伤害、急性中毒、急性胸痛、急腹症、心肺脑功能障碍或多器官功能障碍、抽搐、昏迷、癫痫发作，以及急产、难产、难免流产等产科疾病、急性变态反应性疾病等患者都属于急诊范围。

（2）看急诊的注意事项：

①带上必要的证件和资料，如身份证、医保卡、既往病历资料等。

②急诊就诊首先要预检分诊，分诊护士会根据患者的症状、体征及轻重缓急，进行初步判断，安排妥善的救治。

③保持冷静，有疑问或者担忧可以与医生或护士进行沟通，配合医护人员进行诊治。

④注意观察，观察自己的身体状况和周围环境的变化，如果情况变得更糟或出现新的症状应及时告知医护人员。

（3）急诊预检分诊的标准：目前我国急诊预检分诊标准是将患者分为四级。按Ⅰ～Ⅳ级分级管理，分诊护士会按照轻重缓急合理安排患者就诊顺序，优先处理危重患者。

Ⅰ级：患者正在发生或即将发生生命威胁或病情恶化，须立刻得到救治。

Ⅱ级：患者病情危重或迅速恶化，如不能即刻治疗则危及生命或造成严重的器官功能衰竭。

Ⅲ级：患者存在潜在的生命危险，须在短时间内得到救治。

Ⅳ级：亚急症患者存在潜在的严重问题，非急症患者具有慢性或轻微症状，应按照病情的轻重缓急顺序就诊。

医院急诊进行病情分级是为了更好地管理和救治患者，确保患者得到及时、有效的救治。规范有序的看急诊，共同为我们的健康保驾护航。

## 5.就诊前要做哪些准备？

在前往医院门诊就诊前，一些简单的准备工作可以帮助我们更好地与医生沟通，提高就医效率和准确性。预约挂号患者凭预约短信提前进入门诊楼，根据预约短信提示地址到达相应诊区等候就诊。准备工作如下。

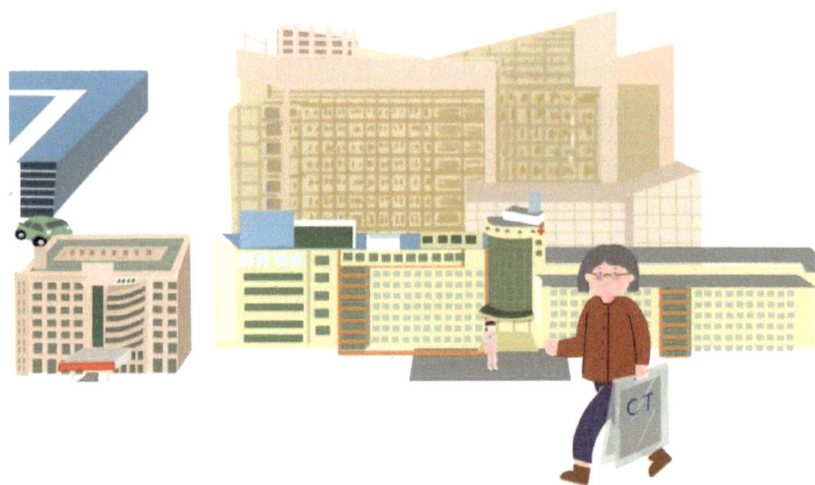

（1）准备好个人资料，如身份证（幼儿无身份证带户口本）、就诊卡（或电子诊疗卡号）、医保卡、银行卡、少量现金等。

（2）准备好病历资料，如果是复查须带上次就诊的病历本、检查化验单、报告单、影像资料等。

（3）慢病患者须携带长期服用的药物，如降压药、降糖药等。

（4）视自身情况可携带水和糖果饼干等，防止候诊时间太长出现不适症状。

（5）穿着舒适、便于穿脱的衣服和鞋子，以便进行可能的检查和治疗。

## 6. 如何正确填写病历卡？

首次就诊时需要填写病历卡，病历卡是医生了解患者病情的重要依据，也是治疗过程中的重要资料。因此必须正确填写病历卡。

（1）填写病历卡时，要详细记录自己的病史、家族病史、过敏史、用药情况等信息。这些信息有助于医生判断患者的病情。

（2）填写病历卡时，要按照要求填写各项内容。医生需要了解患者的基本信息、症状、体征、实验室检查等结果。要保证信息的真实性和准确性。如果患者对某些内容不确定或不理解，可以向医护人员询问。

（3）填写病历卡时，要保持整洁、清晰。如果发现填写错误或遗漏信息，请及时与医生联系并进行更正。

## 7. 门诊的分诊台是干什么的？

每个医院门诊区域都设有分诊台，这是医疗窗口工作的第一线，主要由护士及导诊人员组成，提供分诊咨询服务，并负责门诊区域的就诊秩序和患者的就医行为。门诊分诊台通常具有以下职能：

（1）负责传染病预检分诊工作：根据《中华人民共和国传染病防治法》的有关规定，为了有效控制传染病疫情，防止医疗机构内交叉感染，对患者预先进行传染病方面的甄别、检查与分流。应将预检为传染病患者或者疑似传染病患者分诊至感染区就诊。在传染病流行期间，所有患者及家属进入门诊楼栋前，均须通过门诊预检分诊通道，测量体温，按要求出示居民健康码和通信大数据行程码，分诊人员询问流行病学史，分诊符合要求才可进入门诊。

（2）提供咨询及健康宣教服务：医院通常面积大、布局复杂，再加上门诊人流量大，患者及家属会有各类问题，如咨询检查检验项目的注意事项、去往检查检验项目科室路线、是否需要购买病历本等问题，医院配置了人工咨询的分诊台有利于沟通。分诊护士也会开展专科疾病健康知识及就诊注意事项宣讲，提供门诊健康须知小手册。

（3）负责诊区就诊秩序：为保障安静、整洁的就诊环境，护士、导诊及安保人员，负责对诊区进行管理，核实患者身份和号源信息、维持就诊秩序、保证诊室内"一医一患"。出现相关矛盾或投诉，分诊台第一时间进行沟通调解，并及时上报护士长及门诊办。

（4）辅助诊疗及便民服务：为医生提前检查电脑登录情况、准备诊疗用物，为待诊患者测量体温和血压、视力等，并提供老花镜、饮用水、轮椅等便民服务。

（5）应急救助：分诊台可全面观察诊区情况，对孕产妇、年老体弱患者、重症患者合理优先安排就诊，并随时预防和应对各种突发情况。如患者突发病情变化，出现突发晕厥、心搏骤停等情况，分诊台护士应迅速反应，启动应急预案，联合医生及时抢救患者，必要时协助送往急诊科救治。也包括出现信息系统瘫痪、停水停电等情况影响门诊就诊，应及时上报并协助相关部门进行应急处置，同时向患者进行解释沟通。

## 8. 病友服务中心能提供什么服务？

为改善患者就医体验，解决老百姓看病"来回跑、排长队"等就医难题，很多医院配置了病友服务中心，主要是提供医技检查集中预约、就医咨询、预约服务、志愿者服务等便民服务举措，有效缩短患者就诊等待时间，提高就诊效率。病友服务中心通常可提供以下服务：

（1）住院床位预约：需要住院的患者，在门诊医生开好电子住院证后，直接到病友服务中心进行床位预约，接受入院评估与宣教等"一站式"服务，可确保患者有序入院。

（2）大型检查预约：提供CT、磁共振成像（MRI）、B超、胃镜等大型检查集中"一站式"预约，患者只需要到病友服务中心预约，拿着回执单按预约时间去做检查就可以了，快捷方便。

（3）就医咨询：因门诊人流大，每天前来问询和寻求帮助的患者和家属很多，医院在一楼大厅设置病友服务中心提供咨询服务，耐心听取患者问题，有效解答患者及家属对诊疗服务的疑惑，努力改善患者就医体验。

（4）志愿者服务：传递爱心、传播文明，是新形势下学雷锋活动的深化和延续。志愿者主要负责引导患者挂号、取药，协助办理入院手续，陪老年患者就诊检查，解答就医咨询、费用查询，倡导文明控烟，传播医院文化，展现人文关怀，树立医院形象。

（5）便民措施：提供病历资料复印打印、饮用水、老花镜、共享轮椅担架、共享充电宝、租借雨伞等多项共享便民设施，提升病友就医体验。

## 9. 门诊就诊的流程有哪些？

（1）预约挂号患者凭预约短信提前进入门诊楼，根据预约短信提示地址到达相应诊区等候就诊。医生将根据患者的病情和就诊顺序，依次叫号，安排患者进入诊室就诊。

（2）进入诊室后，医生会进行初步的病史询问和体格检查。病史询问包括了解患者的症状、病程、既往病史等情况。体格检查是对患者身体进行初步的观察和触诊，以帮助医生更好地了解患者的身体状况并作出初步诊断。

（3）医生会根据需要安排进一步的检查或检验。这些检查包括血液检查、影像学检查、心电图等。通过这些检查，医生可以更加准确地判断患者的病情和病因。

（4）当检查检验结果出来后，医生结合患者的具体情况再次进行病情诊断及制定治疗方案。治疗方案包括药物治疗、手术治疗、生活方式的建议，以及用药指导、复诊时间和注意事项等。对于需要住院治疗的患者，医生会开具住院证，将患者收住院治疗。

## 10. 在门诊就诊时如何与医生进行有效沟通？

患者在面对医生时都会感到紧张，其实，与医生有效的沟通是确保患者获得最佳医疗照顾的关键。下面，我们就来谈谈门诊患者如何与医生进行更有效的沟通。

（1）提前准备：在看医生之前，花些时间整理自己的思路和问题。把需要向医生说明的症状、问题以及任何疑问都写下来，这样能帮助患者更有条理地与医生沟通。

（2）详细描述症状：患者最主要的任务就是把自己的问题详尽地告诉医生，当医生询问症状时，不要只是简单地说"脚痛"或"肚子痛"，而要尽量清晰具体地描述症状，如痛的位置、性质、程度、频率和持续时间等。若病史涉及隐私方面，不要隐瞒，需主动告诉医生，避免耽误最佳诊治时机。医生有法律义务对患者隐私进行保护。

（3）介绍自己的健康状况：患者主动把过去受伤发病的原因、时间、曾经做过哪些检查、曾经在其他医院看病的诊断、做过的治疗、效果如何、最近服用的药物、有何反应，以及患有的其他疾病告诉医生。这样医生才能全面了解患者的身体状况，避免不良的药物相互作用。

（4）提问：患者有权了解自己的病情，不要害怕向医生提问。可以问医生关于诊断、治疗方案的任何问题，可以询问医生检查项目的意义，和医生充分交流以便更好地理解自己的病情。

（5）听取医生的建议：当患者离开医院时，确保听取医生的建议并按时服药，定期复查。遵循医生的指示有助于更快康复。在充分信任沟通的基础上，尊重医学和听取医生的建议是维护健康的重要环节。

## 11. 如何配合医生护士测体温？

体温是重要的生命体征。测体温是医院一项常规的检测工作，它有助于医生了解患者的病情。作为患者，我们应该积极配合医生的工作，确保测量结果的准确性。

（1）水银体温计。

口测法：将体温计放到舌下，紧闭嘴唇，放置 5 分钟，正常值为 36.3 ～ 37.2 ℃。

腋测法：将体温计放到腋窝处，上臂用力夹紧，放置 10 分钟，正常值为 36～37 ℃。

肛测法：患者侧卧，将水银体温计金属端涂润滑油，缓慢插入肛门，约体温计长度的一半，放置 5 分钟，正常值为 36.5～37.7 ℃。

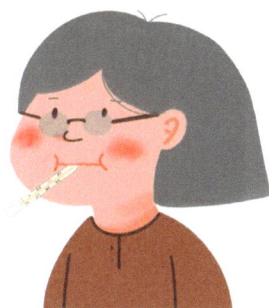

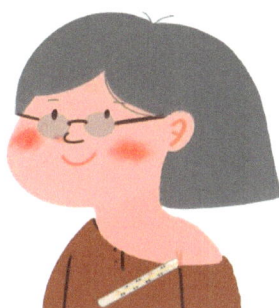

【注意事项】

①使用前均将水银体温计的汞柱甩到 36 ℃ 刻度线之下。

②确保测量环境适宜，在测量前应避免剧烈运动、进食、喝热水等行为。同时，保持室内空气流通，避免因环境过热或过冷而影响测量结果。

③在测体温时体温计附近不能放置影响局部体温的冷热物体，如冰袋、热水袋等，以免影响体温的测量结果。

④患者应注意保持个人卫生，避免交叉感染。

⑤在测量体温的过程中，患者应积极与医生沟通配合。如果患者有任何不适或疑问，应随时告知医生。

（2）电子耳温计。

电子耳温计是现在常用的电子体温计，它通过相机镜头一样的装置探测红外能量，在两三秒就可测出体温，主要用于婴幼儿及儿童。

3 岁以内婴幼儿：要把耳朵向下并往后拉，再将耳温枪测温头置入耳道内。

3 岁以上者：要把耳朵向上并往后拉。将探头置入耳道密合，按测温钮，持续 1 秒，听到单一长音"哔"声放开，完成体温测量。正常值为 36.5~37.7 ℃。

【注意事项】

①注意清洁耳垢，才能准确测量。

②测量前套上一次性的透明胶套，测量后胶套丢弃不重复。

③测得的体温如果不到 35 ℃，有可能是耳温枪使用不当所致。

④探头越深入越好，但不要造成被测者不适，最好两耳都要测量，也可单测一耳，测 3 次取最高值。

## 12. 如何配合医生测量血压?

血压是指血液在血管内流动时对血管壁产生的压力。测量血压可以帮助医生了解患者的心血管健康状况,对于预防和治疗心血管疾病具有重要意义。

(1)水银式血压计的使用。

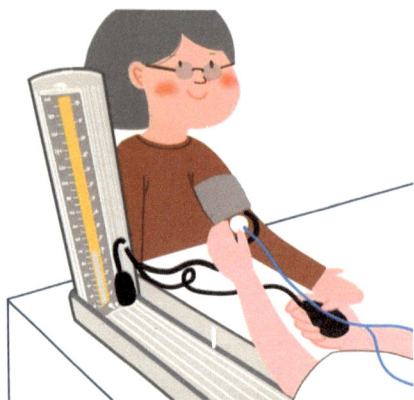

患者听从医生的指示,测量血压时,选择坐位(坐在椅子上,手臂伸展放在桌面上,肘部弯曲)或仰卧位(平躺,手臂平放在床上),测量的肢体应和心脏处于同一水平上。手掌向上,不要把袖子挽得过紧,以免影响血流量。袖带平稳地缠于上臂中部,袖带下缘距肘窝2~3 cm,松紧以一根手指能够较为轻松地在袖带与皮肤间直接滑动为宜。将听诊器放于肱动脉搏动最明显处。当听到第一声搏动时,水银柱所指的刻度为收缩压(即高压)。当搏动声突然减弱或消失,此时水银柱所指刻度为舒张压(即低压)。

(2)臂式电子血压计的使用。

患者休息5~10分钟,将血压计放置在基本与心脏平齐的位置。肘关节与心脏在同一水平,上臂伸直略长,体位同前。电子血压计开始测量时可看到电子血压计屏幕数字变换,待数字停止变换后,读取数值。上面的数字代表收缩压,下面的数字代表舒张压,最底下的数字表示每分钟脉搏跳动次数,可以理解为每分钟心脏跳动的次数。

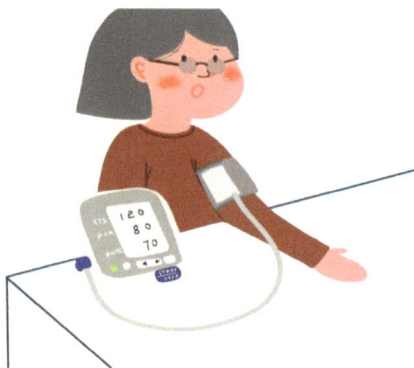

（3）腕式电子血压计的使用。

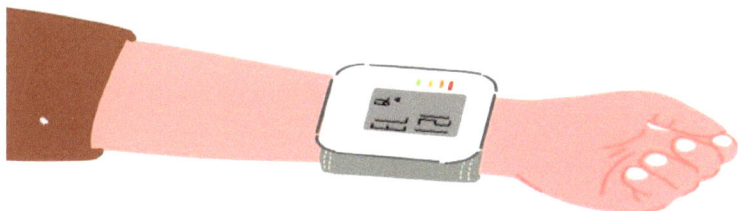

患者测血压前需休息 5～10 分钟，身体状况平稳后开始测量，取平卧位，测量时手腕正常伸出，不可偏转，保持平位。腕带气囊紧贴皮肤，松紧适中。

【注意事项】

①患者在测量血压前需要安静休息 5～10 分钟，避免剧烈运动或情绪波动。

②患者应穿着宽松舒适的衣服，不要过紧或过小，以免影响测量结果。

③患者的手臂应该放在与心脏同一水平的位置，放松并不要用力。每次测量时尽量用同一血压计、在相同的时间点、采取相同体位、在同一部位进行。

### 13. 如何配合医生进行体格检查?

体格检查是医生了解患者身体状况的重要手段之一，对于后期病情诊断和治疗都至关重要。那么患者应该如何配合医生进行体格检查呢?

（1）做好准备工作：患者在接受体格检查之前，先认真了解当天检查的具体项目和要求。如果有需要空腹、憋尿等特殊要求，请务必按照医生的指示进行。身体若有任何不适或特殊情况，也请提前告知医生。

（2）穿着舒适：患者到医院看病前尽量穿着宽松、舒适的衣服，同时，也请避免穿戴过多的饰物或携带重物，以免干扰医生的检查。

（3）放松心情：患者在进行体格检查时，应放松心情，不要紧张或焦虑，尽量保持平静。如果感到不适或紧张，可以告诉医生。

（4）配合医生的指令：患者在接受体格检查时，请务必按照医生的指令进行配合。例如，医生要求患者深呼吸、憋气或弯曲身体时，请务必配合。有困难时，应及时反馈给医生，这样有助于医生更准确地判断患者的身体状况。

（5）提出疑问：如果患者对医生的检查方法或检查结果有任何疑问，可以随时提出，不要害羞或担心。

(6)注意隐私保护：患者在接受体格检查时，请注意保护好自己的隐私。医生在检查时有义务尊重患者的隐私权，不要暴露过多的身体部位或信息。

## 14. 如何缴费？

目前，在医院就诊的缴费方式主要有以下几种：

(1)窗口缴费：窗口缴费是最传统的缴费方式，医院门诊大厅通常有人工结算窗口。患者或家属直接在医院结算窗口排队等待缴费。优点是能与结算人员当面沟通，简单直接；缺点是排队等待时间可能较长。如果有基本医疗保险，可到医保窗口咨询和结算。

(2)自助缴费机：各家医院在门诊大厅各楼层或住院部楼层配备了自助缴费机，患者或家属可以使用现金或银行卡进行缴费。优点是方便快捷，无须长时间排队等待；缺点是需自行操作，不熟悉操作流程的老人需要导诊人员的辅助。

(3)小程序缴费：通过医院官方小程序进行在线缴费，医生开单后，可以直接在小程序手机界面点开，核对缴费项目后按流程在线缴费。优点是随时随地，方便快捷；缺点是需要有智能手机。

(4)诊间扫码缴费：患者就诊后，医生使用门诊诊室的医生工作站根据患者的病情开出检查检验单或处方，与患者确认核对后打印出缴费二维码，患者可在10分钟内通过微信扫一扫功能扫码缴费。优点是方便快捷，无须排队等待；缺点是需要有智能手机并开通微信支付功能。

【注意事项】

在选择缴费方式时，患者根据个人实际情况选择最方便安全的方式。如有疑问或需要帮助，请及时向医院工作人员咨询。注意保护好个人隐私，避免个人信息泄露。

## 15. 静脉采血检验流程是什么？

医生会根据患者的病情开具相应的检验单，若开具了静脉采血检验，患者需要携带检验单或出具电子检验单前往采血窗口进行排队等待。此期间，患者应该放松心情，不要过于紧张或焦虑，以免影响采血效果。静脉采血的过程如下。

（1）护士会核对患者的身份信息和检验项目，确保采血对象和项目正确。

（2）护士会根据检验项目的要求，选择相应的采血管和采血量。在采血之前，护士还会询问患者是否进食，是否有晕针、晕血等病史，以便采取相应的措施。

（3）采血时，患者的衣袖挽起，手掌轻轻握拳，护士在需要采血的静脉部位进行消毒后再使用一次性采血针进行采血。

（4）在采血过程中，患者应该保持放松状态，尽量避免肌肉紧张或移动，以免造成采血困难或导致采血结果不准确。采血针头拔出后，用无菌棉签或棉球按压针尖处 3~5 分钟进行止血。

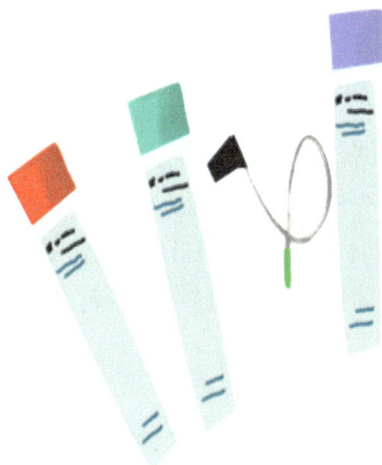

【注意事项】

①患者注意卫生，最好提前一天洗个澡，将双前臂洗干净，可预防静脉采血时伤口感染。采血后也应该保持采血部位的清洁干燥，避免感染。

②患者采血当天穿袖口宽松的衣服，避免采血时衣袖挽不上。

③患者当天去医院前适当喝一点水，可减轻头晕、心慌。可自备零食，抽血后出现低血糖等情况时食用。

④不同的检验项目准备工作有差异。抽血前一天患者清淡饮食；有常规生化检验项目时需要空腹，需要患者前一天晚餐后禁食直到完成抽血；如检验项目是餐前血糖，需要空腹；如检验项目是餐后血糖，要吃饭后再抽血；如果查血脂项目，前几天避免吃高油脂的食物。

⑤暂时停用某些药物。药物对静脉采血检验结果的影响比较复杂，在医生开具静脉采血检验单前要告知医生自己正在服药的药物，医生需据此判断采血前是否需要提前停药，以免影响检验结果。

⑥避免剧烈运动。剧烈运动会影响血液中的许多成分，影响检验结果，容易造成误诊，因此，在采血前 1~2 天避免剧烈运动。

## 16. 检查预约流程是什么?

检查是医生明确疾病诊断和制订治疗方案的主要手段和依据。在就诊高峰期,患者常常需要长时间排队等候检查,导致就诊体验差、满意度低。因此我们要先清楚检查预约流程,才能有效节约时间。

(1)了解检查项目:患者需要和医生共同确认检查项目。不同的检查项目可能需要在不同的科室进行,了解清楚检查项目能帮助更快地找到对应的科室。

(2)选择预约方式:

①线上预约:患者缴费后可以通过医院微信公众号或小程序进入到检查预约界面,选择合适的时间段点击预约。

②自助机预约:患者可以通过自助机,输入诊疗卡号后缴费,缴费成功后,点击检查预约界面,选择合适的时间段点击预约。

③在门诊医生工作站,患者缴费后,由医生帮助患者,进入大型检查项目预约界面,按时间段点击预约。

④人工预约:患者直接到检查预约窗口进行人工预约和缴费。

⑤确认预约信息:完成预约后,患者将收到一条确认短信,或者纸质预约单,内容包括患者基本信息、预约的时间、地点、注意事项等信息,请务必核对信息是否准确。

(3)按时进行检查:按照预约时间前往医院进行检查,如有特殊情况需更改时间,请提前联系医院工作人员进行更改。

【注意事项】

预约时请尽量提前几天,以便有足够的时间安排检查。检查前请确保身体状况良好,如有特殊情况请提前联系医生。检查当天请携带有效证件和预约短信或纸质预约单。

## 17. 如何查询检查结果及打印?

(1)如何查询检查结果?

①关注医院微信公众号或小程序:许多医院都推出了微信公众号或小程序,患者可以通过手机注册登录,在手机界面上查询检查结果。

②现场自助机查询:医院通常设有自助机,患者可以携带就诊卡在自助机上查询。

③大型检查预约服务台查询:患者可以直接前往大型检查预约服务台,向工作人员要求查询检查结果。

(2)如何打印检查结果?

①自助打印:医院门诊大厅或者检查室大厅都设有自助打印区域,患者可以在这里自行打印报告。

②大型检查预约服务台打印:患者可往大型检查预约服务台,请工作人员打印检查结果。

【注意事项】

先确认检查报告已经生成,否则无法打印。妥善保管好就诊卡或社保卡,以备不时之需。如果对检查结果有疑问,建议及时咨询医生。

## 18. 取药流程是什么?

(1)获取处方:门诊医生看完病后,会根据患者病情开具处方,这张处方上包括了药物的名称、用量和使用方法。患者务必仔细核对处方上的信息,如有疑问及时与医生沟通。拿到处方后再缴费。

(2)前往药房取号:患者先到自助取号机上取序号单,序号单上的信息包括取药窗口和取药序号。

(3)等待叫号取药:患者到指定的窗口排队,注意看电子屏幕查对自己的姓名,屏幕显示到自己的名字时到窗口取药。患者务必仔细核对药物的数量和种类是否与处方一致。

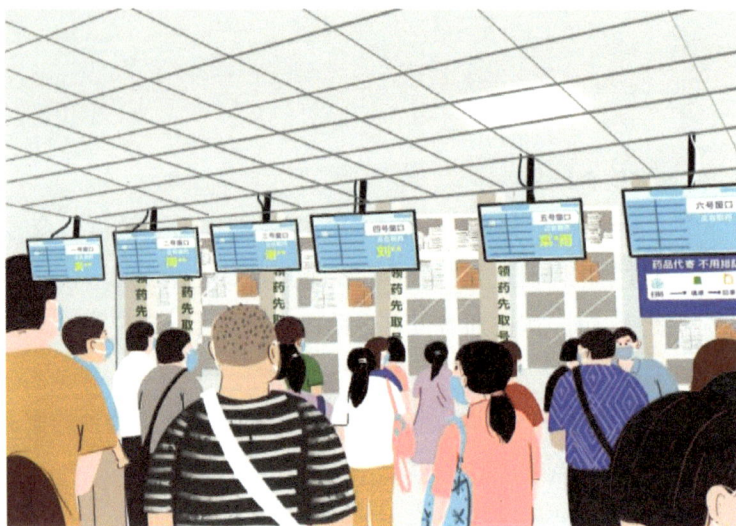

### 19. 如何开具病假条和疾病诊断证明书?

日常生活中,人们有时因身体不适需要请假或者证明自己患有某种疾病,需要病假条或疾病诊断证明书。

(1)如何开病假条?

患者需要前往医院门诊先就诊,向医生说明自己的请假需求。医生根据患者的病情开具病假条,包括患者病情和建议休假时长等内容。

(2)如何开具疾病诊断证明书?

患者看门诊后可以向医生申请开具疾病诊断证明书。医生会在证明书上写明姓名、性别、年龄、身份证号码、就诊时间、诊断结果等内容,并签字。

### 20. 门诊复诊要注意的问题有哪些?

复诊是指在初诊后继续到医院诊治同一种病,通过复诊,医生及时评估患者的治疗效果,并且根据检查结果调整相应的治疗方案,可以达到更好的治疗效果。

(1)按时复诊:按医生交代的复诊时间预约挂号就诊,并按照医生的建议进行复诊前的准备工作,如停止某些药物的使用、调整饮食等。

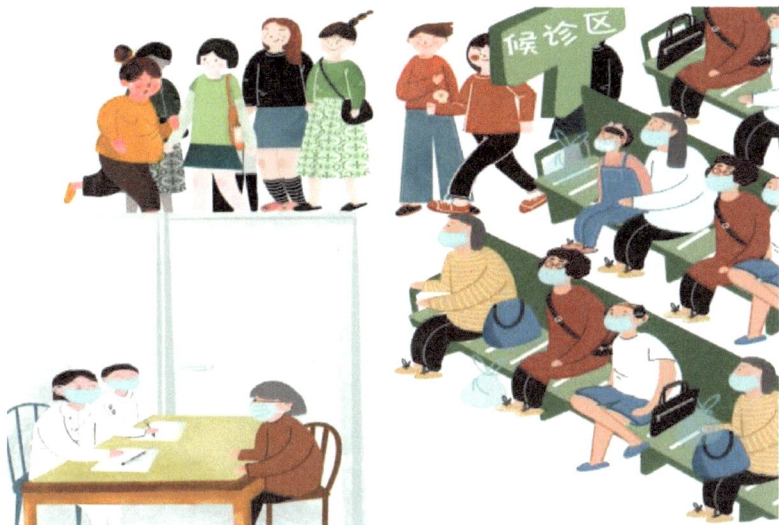

（2）携带相关资料：在复诊时需要带齐既往看病资料，既往的病历本、检验结果、影像学资料。这些资料有助于医生快速了解您的治疗过程和病情变化，避免重复检查。

（3）提供准确信息与医生充分沟通：建议患者或家属写居家健康日记，将治疗后病情是否发作、发作的次数、持续时间、严重程度、自我感受、服药情况及不良反应等记录下来，还可以用手机等工具连续摄录，复诊时带给医生看。

（4）严格遵循医嘱：复诊时，医生可能会根据患者的病情调整治疗方案。应在医生的指导下按时、按剂量用药，并定期复查。

## 21. 什么是多学科联合诊疗门诊？

多学科联合诊疗门诊是由多个学科的医学专家组成团队，通过会诊和讨论共同为疑难病及罕见病患者明确诊断和制定个性化的诊疗方案。这种诊疗模式打破了传统单一学科的局限性，实现了跨学科的合作与交流，为患者提供更加全面、精准、高效的诊疗服务。这种诊疗模式适合病情复杂、涉及多个专科的患者，患者可以"一站式"获得全方位的诊疗服务，节省时间和精力。

多学科联合诊疗门诊不仅提高了诊疗效率，还促进了各学科之间的交流与合作，不同学科的专家在会诊过程中相互学习、共同进步，有助于推动医学技术的不断创新和发展。

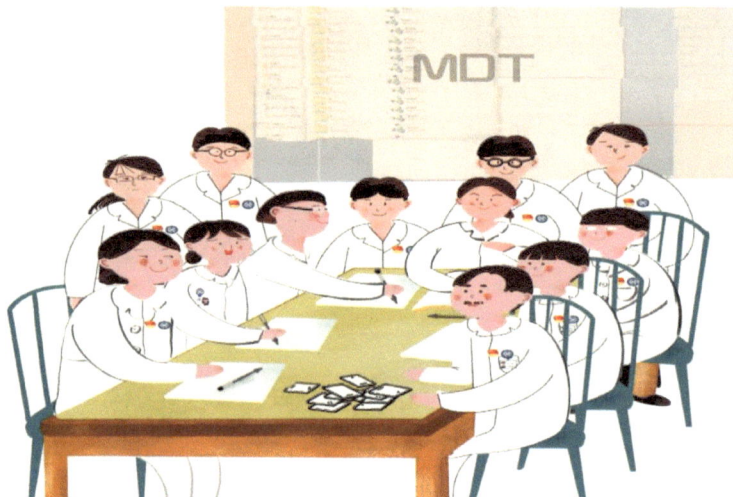

【多学科联合诊疗门诊的挂号看病流程】

①在医院微信公众号或小程序中挂号，医生会进行初步的筛查和评估，确定是否适合多学科联合诊疗。

②符合要求的患者将被安排多学科联合诊疗门诊。

③专家们认真讨论患者的病情、病因，明确诊断及为患者提供个性化的治疗方案，包括药物治疗、营养补充和心理支持等。

## 22. 什么是老年综合评估联合门诊？

老年综合评估联合门诊是为老年人专门设立的门诊，主要面对各种慢性疾病、服用多种药物、潜在或已有部分功能丧失、伴有老年综合征人群，目的是全面评估老年人的健康状况、生活质量和社会支持、功能状态等方面，提前发现老年人的潜在健康问题，并提供相应的措施干预和管理方案，帮助他们更好地维持健康、提高生活质量。

（1）老年综合评估联合门诊如何为老年人服务？

采用多学科团队合作的方式，由医生、护士、康复师、营养师等专业人员组成，为每一位老年人提供全面的评估。评估内容涉及老年人的日常生活能力、营养状况、认知能力、心理状态等方面。通过这些评估，医生可以发现潜在的健康问题，为老年人制定个性化的管理方案。

（2）老年综合评估联合门诊的优势有哪些？

全面评估：对老年人的身体、心理和社会支持等方面进行全面评估，帮助他们及时发现潜在的健康问题。

获得个性化方案：根据评估结果，医生为老年人制定个性化的治疗方案，满足他们的具体需求。

团队合作：多学科团队合作的方式确保了治疗方案的科学性和有效性。

预防为主：强调预防为主，通过提前干预，降低老年人发生健康问题的风险。

## 23. 护理门诊是干什么的？

近年来三甲医院相继开设了专业化且更为精细化的护理门诊，如伤口造口护理门诊、静脉治疗护理门诊、妇产科护理门诊和肺康复门诊等，满足患者多元化的医疗服务需求。护理门诊的出诊护士为具有丰富专科经验，专业知识扎实且受过相关专业培训的护理专家。护理门诊主要针对慢性疾病、术后康复、长期卧床、老年疾病等领域的患者提供个性化的护理服务，降低并发症的发生率，提高患者生存质量。

护理门诊不仅仅负责伤口换药，还会给患者提供健康指导，教会患者居家自我管理。让患者治疗的延续性和有效性得到保障。

（1）伤口造口护理门诊的工作：慢性伤口换药、造口患者的术后护理、造口并发症的治疗、造口周围皮肤管理、造口用具的选择、运动指导、饮食指导等。

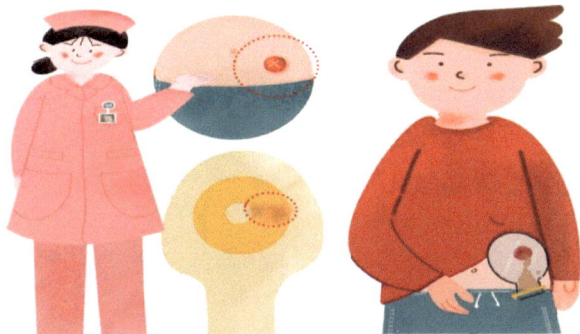

（2）静脉治疗护理门诊的工作：为所有携带静脉导管治疗间歇期的患者（PICC、PORT）进行置管与维护、健康宣教、医用黏胶相关皮肤损伤、静脉炎及药物外渗静脉等静脉治疗并发症的处理和相关知识咨询和健康宣教。

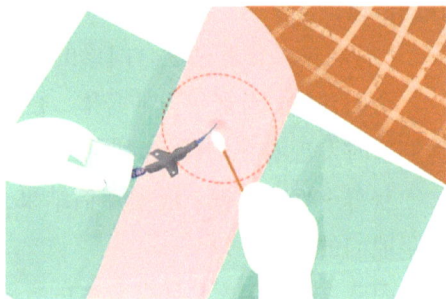

（3）妇产科护理门诊工作包括孕前询问、孕期营养指导、体重管理、产前检查、生活指导、分娩方式宣教、母乳喂养、心理疏导等，为孕产妇提供科学性、个性化的健康指导。帮助孕产妇促进良好的分娩结局，顺利度过整个妊娠周期。

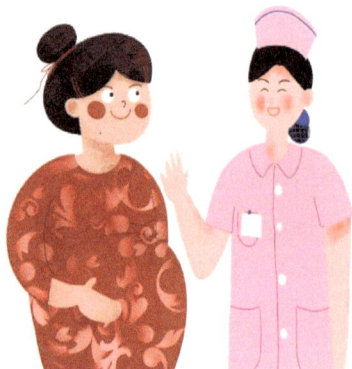

（4）肺康复门诊的工作内容包括肺功能评估、制定个性化肺康复整体方案、肺康复设备的使用、健康指导、负性情绪疏导、营养指导、定期复诊等。

护理门诊提供的专业护理技能、护理保健、健康教育、护理咨询为一体，在医疗服务中发挥着越来越重要的作用。通过了解护理门诊的服务内容和优势，老百姓可以更好地选择适合自己的医疗服务，提高健康水平和生活质量。

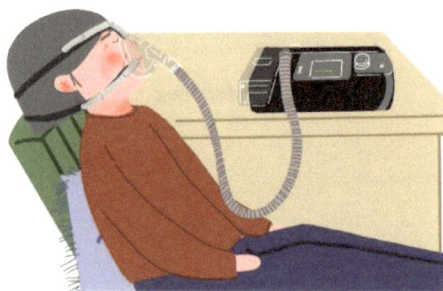

### 24. 什么是日间手术？如何预约日间手术？

（1）什么是日间手术？

日间手术是指患者在1日（24小时）内入院、出院完成的手术或操作（不包括门诊手术或门诊操作）。即便特殊病例需要延期住院，住院时间也不超过48小时。

日间手术并非门诊小手术，而是随着微创技术的涌现以及麻醉镇痛技术的新发展，将部分原本需要数天住院时间的手术通过高效管理、流程再造变成日间手术这种新的医疗服务模式。该模式要求创伤小、恢复快、院内感染率低，因此对医院的综合实力有很高的要求。于患者而言，能显著地缩短住院时间和术前等待时间，降低医院交叉感染的风险，并最大限度地减少对患者日常生活的干扰。

2022年，国家卫生健康委员会推荐了708个术种作为日间手术开展推荐项目，各医院及科室根据自身情况，将多种手术纳入了日间手术的范畴。常见的日间手术包括白内障手术、斜视矫正、眼睑肿物及乳腺肿物切除、腹股沟疝修补、小儿泌尿系统畸形相关手术、甲状腺结节穿刺，以及宫腔粘连分离术、子宫内膜息肉切除术等。随着医疗技术的不断进步和日间手术流程的日益完善，预计未来将有更多手术和治疗项目能够以日间手术的形式进行。

（2）如何预约日间手术？

日间手术流程包括患者门诊就诊、术前检查、术前评估、麻醉评估、手术预约、入院前宣教、术前确认、入院、手术、术后观察、出院评估、出院及出院后随访等流程。

①门诊医生接诊：门诊医生看诊，采集病史及评估，根据患者病情开具日间手术预约单，包括门诊ID号、患者个人信息、姓名、联系电话、科室预约医生、手术方式、手术时间。同时开具相关术前检查，如血常规、肝肾功能、凝血功能、输血前传染病筛查、X线胸片、心电图及专科特殊检查等项目。

②麻醉评估：患者完善相关检查后于麻醉门诊就诊，由麻醉医生评估患者身体状态，是否符合日间手术麻醉要求，并开具麻醉评估单。

③回门诊医生处再次评估：检查检验结果全部出来后，患者回门诊医生处再次评估，确认具备手术条件，有手术指征，无手术禁忌证。

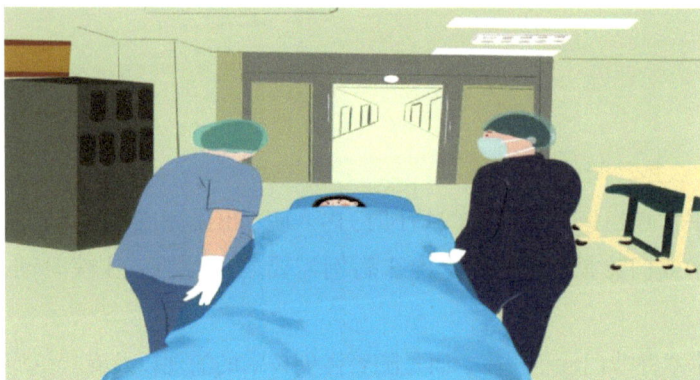

④预约登记：完成前述准备后，患者到日间手术预约服务中心进行预约确认，工作人员核对患者信息，确认手术预约时间、手术医生、手术及麻醉方式等并对患者进行手术前准备的通识教育，告知患者注意事项，患者确认无误后签字。

【注意事项】

①术前需要禁食、禁水。根据手术类型的不同，禁食、禁水时间有区别。全身麻醉从凌晨00：00开始禁食、禁水；局部麻醉从手术前4小时开始禁食、禁水。

②手术前请勿化妆、戴饰品等，卸除美甲或指甲油，以便术中对生命体征进行监测，保障手术安全进行。

③患者须提前到达医院，按照通识教育告知步骤办理入院并入住相应病房。

④患者身体如有特殊情况如来月经、感冒等，须及时与手术医生或日间手术预约服务中心联系，取消或重新预约。

⑤手术结束后，医生会给予术后注意事项和恢复指导。

患者务必按照医生的提示和注意事项进行准备，以保障日间手术流程顺利进行。

## 25. 老年人看病时如何预防交叉感染?

随着年龄的增长，老年人的身体机能逐渐下降，免疫力也随之减弱，因此在医院这种人员密集的场所，老年人容易发生交叉感染。老年人看病时可以做好以下几件事来预防。

(1)注意个人卫生：在医院时，老年人应保持良好的个人卫生习惯，勤洗手，特别是接触公共物品后及时用流动水洗手。同时，要避免用脏的手触摸自己的眼睛、鼻子和嘴巴等易感染部位。从医院看病回来，可以用清水清洗鼻子。因为鼻黏膜上会吸附大量的细菌、病毒，如果超过鼻黏膜的自我清洁能力，会和鼻黏膜分泌物混在一起形成鼻痂，黏附在鼻子内部上，影响鼻子的过滤和清洁功能。

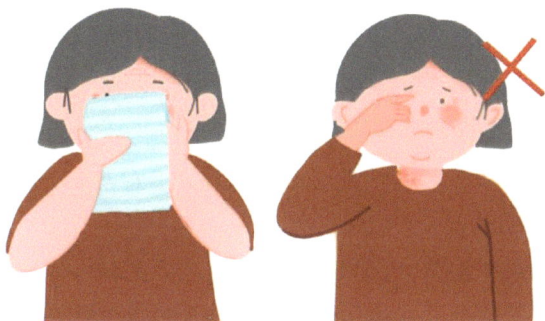

（2）在医院挂号、等待、就诊等过程中，老年人可根据自己的情况选择是否佩戴口罩，注意保持口罩的清洁和卫生。一般情况下可4小时更换一次，如口罩被污染了需要及时更换。

（3）避免直接接触其他患者：老年人应尽量避免与其他患者直接接触，特别是那些患有传染性疾病的人。在候诊室等公共区域，尽量选择人少的地方等待，保持一定的社交距离。可以尽量选择在非高峰时段就诊，以减少在医院停留的时间和与他人的接触。另外，可以通过预约挂号等方式提前安排就诊时间

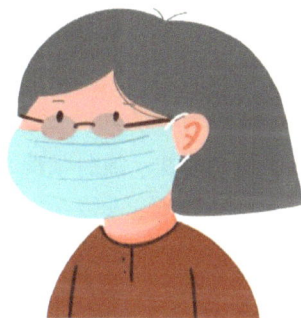

（4）加强免疫力：除了做好外部防护措施，老年人还应注重增强自身的免疫力。保持健康的生活方式，如合理饮食、适量运动、充足睡眠等，有助于提高身体抵抗力和免疫力，减少感染的风险。

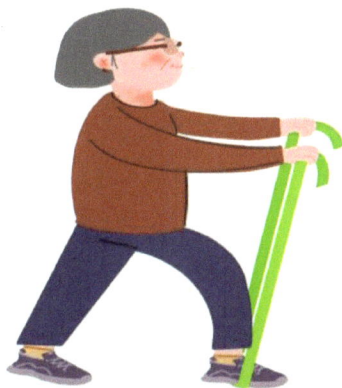

## 26. 什么是"互联网医院"，它能提供什么服务？

（1）什么是互联网医院？

互联网医院是一种通过互联网技术与医疗服务相结合的创新服务模式。患者可以通过互联网医院的平台进行线上问诊、预约挂号、查看检验和检查报告等，还扩展到了远程会诊、慢病管理、健康咨询等功能。

（2）互联网医院能提供哪些服务

①线上问诊：复诊患者可以通过上传图片、语音对话、文字对话等方式向医生咨询自己的疾病情况，获取治疗建议等。

②远程会诊：对于需要会诊的复杂病例，三甲医院专家可以通过远程会诊的方式，集结多位专家共同讨论，制定最佳治疗方案，甚至还可以实现远程手术指导。

③电子处方和用药指导：医生可以通过互联网医疗平台开电子处方，患者可以在线付费购药，以及选择药品配送上门服务，并获取用药指导。

④查看检验和检查报告：患者不再需要到医院取报告，线上即可查看各类检查检验结果，随时掌握自己的健康状况。

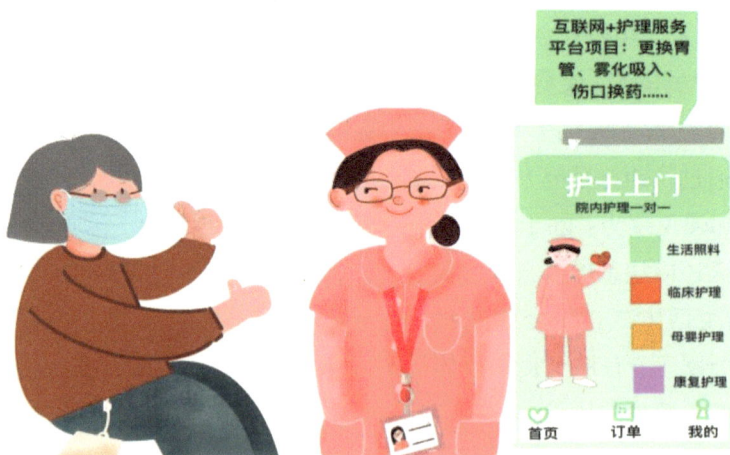

⑤健康管理和智能监测：为慢病患者提供线上管理服务，定期推送健康指

导，提醒按时服药，跟踪病情进展。目前正探索如何实现智能监测，如远程监测患者生命体征、健康指标等。

⑥"互联网+"护理服务：我国居家护理服务尚处于起步阶段，以"线上申请，线下服务"为运行模式，主要服务高龄或失能老年人、康复期患者、孕产妇等行动不便的人群，目前能提供的护理治疗有伤口换药、导尿、插胃管、静脉导管护理等项目。

## 27. 如何辨别"医托"？

（1）"医托"是什么？

"医托"是指以欺骗、诱导等方式，将医院的患者引导到他们联系好的医疗机构接受诊疗服务，从而牟取利益的人。"医托"很多时候不是一个人，而是一群人，他们利用患者对医疗知识的缺乏，夸大病情、虚假宣传，使患者产生恐慌心理，从而上当受骗。

（2）常见的"医托"手法有哪些？

①热情搭讪："医托"常常在公立医院门口、周边旅馆、地铁口、火车站、汽车站等地方游荡，主动搭讪，询问病情，并进行挂号、排队等方面的劝导，表现出极大的关心。

②夸大病情："医托"会利用患者的恐慌心理，故意夸大病情，甚至无中生有，虚构疾病。

③虚假宣传："医托"会大肆吹嘘假医假药，声称能够治愈各种疑难杂症，甚至使用一些伪科学概念，使患者难辨真假。

④转移患者："医托"大献殷勤，将患者诱骗到指定医疗机构就诊，甚至使用恐吓手段，阻挠患者离开。

⑤"网络医托"手段更高级："网络医托"主要以咨询顾问的身份提供免费咨询，通过聊天增加患者信任，进而诱导患者前往指定医院就诊。

（3）如何辨别"医托"？

①增强防范意识：保持警惕，不要轻易相信陌生人的搭讪。遇到"热心"的陌生人在了解患者病情后，说"我患的病和你一样，就是在某某医院治好了，我带你去"之类的话要提高警惕。

②坚持到正规医院就诊：看病前关注医院官方小程序和医院官方微信公众号，通过正规途径了解医生出诊情况和预约挂号，有疑问咨询医院病友服务中心或导诊台，不要随意相信陌生人。

③注意细节：如果有人积极推荐其他医院或某位特定医生，应当提高警惕。如果遇到阻挠或者拉扯、强迫交易的情况，请及时拨打110报警。

④留存证据：如果已经被骗到相关的机构，可以找理由、找机会尽快离开，并及时报警。记得保留相关证据，如医疗费用清单、聊天记录、就诊视频等，以便维权。

# 第二节　分诊挂号须知

## 1. 发热要看什么科?

正常情况下,人体的产热和散热保持动态平衡,当人体在致热原或各种原因作用下,发生体温调节中枢功能障碍时,体温超出正常范围即为发热。正常人的体温一般为 36~37 ℃,生理状态下,体温会有一定的波动。清晨体温相对较低,下午略高,24 小时内波动一般不超过 1 ℃。运动或者进食后体温会稍有增高,妊娠期或者月经期前体温也会略有增高,老年人体温稍低于青壮年。此外,不同的测量方式与部位也可导致体温有差异,腋测法测量体温正常值为 36~37 ℃,口测法正常值为 36.3~37.2 ℃,肛测法正常值为 36.5~37.7 ℃。

发热的病因临床上可分为两大类,即感染性与非感染性,且以感染性较为常见。当出现发热症状时,挂什么科对于普通老百姓来说是个难题。在大多数情况下,我们需要根据伴随症状来确定就诊科室。

(1)发热伴有咳嗽、咳痰、气短、呼吸困难等症状,可能由呼吸系统疾病或呼吸道感染引起,因此,可以选择呼吸内科就诊。

(2)发热伴有恶心、呕吐、腹泻等症状,可能是由胃肠道疾病或感染引起的,可选择消化内科就诊;如有明显的腹部压痛或者疼痛从脐周往右下腹转

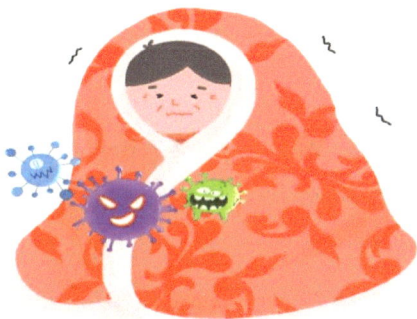

移,可能是阑尾炎,可选择普通外科、胃肠外科就诊;如伴有腹痛及黄疸,可能是胆道疾病,可以选择普通外科、肝胆外科就诊。

(3)发热伴有尿频、尿急、尿痛等症状时,可能是泌尿系感染,可以选择泌尿外科或肾内科就诊。

(4)发热伴皮肤局部红肿热痛等炎症表现,可能是皮肤软组织感染导致,可以选择皮肤科就诊,如需要手术治疗,可选择普通外科就诊。

(5)发热伴有皮肤黏膜出血,常见于某些重症感染及急性传染病,如流行性出血热、病毒性肝炎、斑疹伤寒、败血症等,可选择感染科就诊;也常见于某些血液系统疾病,如急性白血病、再生障碍性贫血、淋巴瘤等,可选择血液内科就诊。

(6)发热伴有关节肿痛,多考虑为痛风或结缔组织病,可选择肾内科或风湿免疫科就诊。

(7)发热后昏迷,常见于流行性乙型脑炎、流行性脑脊髓膜炎,可选择神经内科或感染科就诊,如为中暑后导致,应前往重症医学科或急诊科就诊。

(8)发热伴有手抖、出汗、持续性心率增快、甲状腺肿大等症状,常见于甲状腺功能亢进,应前往内分泌科就诊。

此外,许多医院针对发热症状设立了发热门诊,可以对患者进行初步的诊断和治疗。

## 2.咳嗽要看什么科?

咳嗽是呼吸道的一种反射性的防御动作,通过咳嗽这一机体的防御机制,可以清除呼吸道内的分泌物或者异物。与此同时,咳嗽也存在着对机体不利的一面,例如咳嗽可导致呼吸道感染扩散,过于剧烈的咳嗽可导致气胸或咯血等。因此过于频繁且影响日常生活状态的咳嗽是一种病理状态。

咳嗽的病因以呼吸道疾病为主,此外心血管疾病、神经因素及某些药物及心理因素也可引起咳嗽,因此,挂号时选择就诊科室可按如下参考方案。

(1)咽部干痒引起的咳嗽,如考虑为急慢性咽喉炎、喉部疾病等,可选择耳鼻喉科就诊。

(2)慢性咳嗽不伴咳痰,常见于肺癌或咳嗽变异性哮喘,可选择呼吸内科就诊，其中肺癌也可选择肿瘤科就诊。

（3）咳嗽伴发热，常见于急性呼吸道感染、肺结核和胸膜炎，可选择呼吸内科就诊。

（4）咳嗽伴咳痰，常见于慢性支气管炎、支气管扩张、肺炎、肺脓肿、空洞性肺结核等，可选择呼吸内科就诊。

（5）咳嗽伴粉红色泡沫痰，最常见于左心衰引起的肺水肿，可选择心内科就诊。

（6）咳嗽伴反酸、嗳气等症状，常见于胃食管反流，就诊时可选择消化内科。

（7）咳嗽伴咯血，同时有少尿症状，这种情况较为罕见，是肺出血-肾炎综合征的表现，属于呼吸内科、肾内科、风湿免疫科的治疗范围。

（8）神经性咳嗽，部分焦虑症、抑郁症、强迫症等心理障碍导致的反复发作的神经性咳嗽可选择心理科或精神病科就诊。

（9）药物相关性咳嗽，服用相关药物可引起刺激性干咳，如服用血管紧张素受体抑制剂类药物、阿司匹林制剂、布洛芬等非甾体抗炎药可停药或至相关开具科室咨询药物调整。

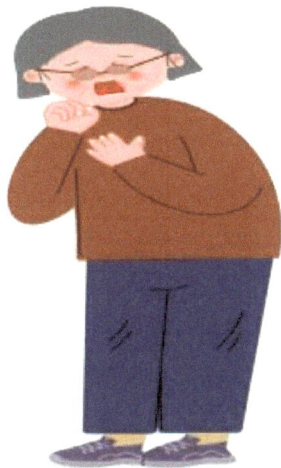

### 3.呼吸困难要看什么科?

呼吸困难指的是个人主观感觉空气不足，呼吸费力；客观上表现为呼吸运动用力、严重时需要张口呼吸、鼻翼扇动、端坐呼吸，进一步可出现发绀、呼吸机辅助参与呼吸运动，且可有呼吸的频率、呼吸深度，以及呼吸节律改变。

呼吸困难的病因主要集中于呼吸系统疾病和循环系统疾病，神经系统疾病、中毒、血液疾病也可导致本项症状的产生，因此，挂号时选择就诊科室可按如下参考方案。

（1）若突发重度急性呼吸困难，可能由急性喉头水肿、大面积肺栓塞或自发性气胸引起，若有异物吞咽病史，还需考虑呼吸道异物梗阻，建议立即急诊就诊。

（2）发作性呼吸困难伴哮鸣音，且既往有哮喘病史者，非重症可选择呼吸内科就诊，重症建议急诊就诊。

（3）呼吸困难伴既往有心脏疾病的患者，常见于左心衰引起的肺水肿或心源性哮喘，可选择心脏内科就诊。

（4）呼吸困难伴发热，多见于呼吸道感染，如肺炎、肺脓肿、肺结核、胸膜炎等，可选择呼吸内科就诊。

（5）外伤后呼吸困难或胸壁有病灶，可选择胸外科就诊。

（6）既往神经系统疾病史，经系统疾病可导致呼吸困难，如脊髓灰质炎、急性多发性神经根神经炎、重症肌无力导致的呼吸困难，可选择神经内科就诊。

（7）糖尿病患者突发呼吸困难，常见于酮症酸中毒，可选择内分泌科就诊。

（8）中毒可能引发呼吸困难，如吗啡类药物中毒、一氧化碳中毒、有机磷杀虫药中毒等即刻选择急诊就诊。

（9）部分焦虑症、癔症等心理障碍导致的呼吸困难，可选择心理科或精神病科就诊。

（10）呼吸困难伴有皮肤黏膜出血或重度贫血，常见于高铁血红蛋白症、硫化血红蛋白症，可选择血液内科就诊。

## 4. 胸痛要看什么科？

胸痛主要由胸部疾病导致，少数情况下也可由其他疾病引起，是临床上较为常见的症状。由于诱发胸部疼痛的疾病不同，疼痛感受也有个体差异，因此疼痛的剧烈程度与所患疾病的轻重程度不完全相关。出现胸痛时，就诊科室的选择通常需要结合发病年龄、胸痛部位、胸痛性质、疼痛持续时间、影响疼痛的因素，以及伴发症状等多方面综合考虑。

（1）胸痛伴有咳嗽、咳痰和（或）发热，较常见于呼吸系统疾病，如气管支气管炎、胸膜炎等，可选择呼吸内科就诊，剧烈咳嗽或活动后出现撕裂样胸痛，伴有呼吸困难，有气胸可能，可选择呼吸内科或胸外科就诊。

（2）胸痛伴咯血，伴或不伴呼吸困难，常见于肺栓塞，可选择呼吸内科就诊。

（3）心前区或者胸骨后的疼痛，呈压榨样绞痛、有濒死感，伴或不伴苍白、大汗、血压下降或休克，多见于心肌缺血、心肌梗死、主动脉窦瘤破裂、主动脉夹层等，可前往心内科就诊，大面积肺栓塞也可出现近似症状，可选择呼吸内科就诊；因此类疾病病情变化快，病情重，鉴别难度高，为避免耽误诊治，也可选择急诊科就诊。

（4）胸痛伴吞咽困难，疼痛多呈隐痛，常见于食管疾病，如反流性食管炎等，可选择消化内科或胸外科就诊。

（5）胸壁疼痛，如有明确病灶如胸部皮肤的炎症性改变，局部有红、肿、热、痛等表现，可选择普通外科或胸外科就诊。

（6）胸部剧痛且有成簇的水疱沿着肋间分布，多见于带状疱疹，可选择疼痛科或皮肤科就诊。

（7）胸痛出现于肋间，呈带状分布，痛感为针刺样或烧灼样，常见于肋间神经炎，可选择疼痛科、胸外科就诊。

（8）肋骨局部有压痛且伴有隆起，皮肤无红肿表现，常见于肋软骨炎，可选择疼痛科、胸外科就诊。

## 5. 心悸要看什么科?

心悸是一种可自我察觉的心脏异常跳动或者心慌的不适症状。心率较快或者心率较慢均可出现心悸感，心率缓慢时可感到心脏搏动有力，心率较快时可感到心脏跳动不适，多伴随有心律失常，少数情况下，心率和心律正常时也可感觉到心悸。心悸的病因以心脏本身病变为主，某些全身性疾病或食物药物也可引起本项症状。其选择就诊科室的建议如下。

（1）心悸最常见的原因是心律失常，通常建议首选心内科就诊，如果有心脏结构性改变导致的心律失常，如心脏瓣膜病、先天性心脏病等，需要外科手术治疗，也可选择心胸外科就诊。

（2）心悸伴有心前区疼痛感，多见于冠状动脉粥样硬化性心脏病所致的心肌缺血、心肌炎、心包炎等，可选择心内科就诊，如果疼痛严重，伴有呼吸困难，

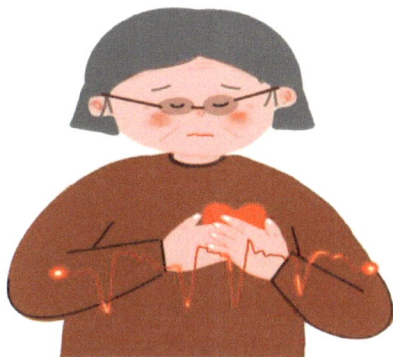

晕厥的症状，建议立即前往急诊科就诊。

（3）心悸伴发热，常见于急性感染性疾病，如乙型溶血性链球菌感染导致的风湿热可导致心脏损伤，诱发瓣膜病变、心肌炎或心包炎，可选择心内科或风湿免疫科就诊，需要手术治疗时可选择心胸外科就诊。

（4）贫血、失血、血液系统疾病导致的心悸，需针对贫血诱因进行治疗。急性失血多为创伤导致，可至相应专科处理；慢性失血性贫血如痔疮，可选择普通外科就诊；女性患者月经引起的贫血，可选择妇科就诊；血液系统疾病导致的贫血，可选择血液内科就诊。

（5）甲状腺疾病相关性心悸，既往有甲状腺疾病史的患者，或者出现心悸伴消瘦、多汗、易怒等症状，可以考虑选择内分泌科就诊。

（6）反复出现心悸，但各项检查均未发现明显异常的患者，可以考虑为心脏神经官能症，可选择心内科或心理科就诊。

（7）生理性心悸，健康人剧烈运动、精神高度紧张、饮酒、饮用浓茶或咖啡，或者应用某些含有肾上腺素、麻黄碱、咖啡因、阿托品、甲状腺素的药物后也常出现生理性心悸，停止此类刺激性因素后，若仍有心悸可选择上述科室就诊。

## 6. 血压高要看什么科？

血压是人体血液循环系统中体循环的动脉血压，是人体重要的生命体征。高血压是最常见的慢性非传染性疾病之一，也是世界范围内导致死亡或心脑血管疾病的主要原因之一。正常成人的血压标准的制定主要根据大规模流行病学数据界定，我国既往一直沿用收缩压≥140 mmHg 和（或）舒张压≥90 mmHg 作为界定标准。2022 年《中国高血压临床实践指南》建议收缩压 130～140 mmHg 和（或）舒张压 80~90 mmHg 的人群开始药物降压治疗。参照指南或界定标准，发现血压增高后，可选择就诊科室的方案如下。

（1）原发性高血压患者，建议选择心内科就诊。原发性高血压又称高血压病，主要的临床表现为血压增高。原发性高血压是在遗传易感性的基础上的多种因素公共作用的结果。治疗的目标是将患者血压控制在合适的水平并长期维持，减少靶器官的损害及相关事件和死亡，此类高血压建议选择心内科就诊。

（2）肾脏疾病引起的高血压，可选择泌尿外科就诊。高血压患者已经接受合理的联合用药治疗，且依从性较好，然而血压仍未达到目标血压时，应考虑是否有继发性高血压的存在，即是否有其他病变导致血压增高，这一情况所占比例约为10%。肾脏疾病引起的高血压，如急慢性肾小球肾炎、慢性肾盂肾炎、先天性肾脏疾病等可选择肾内科就诊；肾血管病变，如肾动脉或深静脉狭窄、肾周炎症、脓肿、创伤可选择泌尿外科就诊。

（3）肾上腺皮质醇增多症，可选择内分泌科就诊。高血压伴有满月脸、向心性肥胖、皮肤紫纹、骨质疏松等症状，常见于肾上腺皮质醇增多症，可选择内分泌科就诊。

（4）甲状腺功能亢进引起的高血压，血压增高伴有心悸伴消瘦、多汗、易怒等症状，常见于甲状腺功能亢进，可选择内分泌科就诊。

（5）由精神应激、手术、创伤等因素诱发，呈阵发性高血压或持续性高血压阵发性加剧是嗜铬细胞瘤的典型症状，可选择泌尿外科就诊手术治疗。

（6）上肢血压增高，下肢血压正常或偏低，常见于主动脉缩窄，可选择心胸外科或血管外科就诊手术治疗。

（7）夜间睡眠时，呼吸暂停或打鼾伴呼吸不畅也可诱发高血压，可选择耳鼻喉科、呼吸内科或神经内科就诊。

（8）因服用各种药物导致的血压升高，可至药物开具来源地就诊，更改药物治疗方案。

## 7. 血脂异常要看什么科？

血脂是血浆所含脂类的总称，包括中性脂肪（甘油三酯）和类脂（磷脂、胆固醇及其酯）。血脂含量受多种因素影响，包括年龄、性别、饮食及代谢等。临床中关系较为密切的主要成分是甘油三酯及胆固醇。临床通常根据其引起心脑血管疾病的危险性，将这两项指标测定的参考值分为合适水平、边缘水平和升高（也称危险水平）。

（1）甘油三酯：合适水平为 0.56～1.70 mmol/L；边缘水平为 1.70～2.30 mmol/L；升高是指>2.30 mmol/L。

（2）胆固醇：合适水平是指<5.20 mmol/L；边缘水平为 5.20～6.20 mmol/L；

升高是指>6.20 mmol/L。

甘油三酯和胆固醇都属于疏水性质的物质，无法在血液中直接转运，也无法直接进入细胞内，必须同血液中的载脂蛋白及其他相关极性类脂相结合，形成脂蛋白，如乳糜微粒、极低密度脂蛋白、中间密度脂蛋白、低密度脂蛋白、高密度脂蛋白和脂蛋白α，参与并完成脂质代谢。血脂异常是脂质代谢障碍的表现，但通常多数无明显的症状和体征，常常是在体检时行血液学检查或者其他疾病就诊时如糖尿病、急性胰腺炎、心肌梗死等时发现。因此，发现血脂异常时可选择的就诊科室多与原发病相关，方案如下。

（1）因心血管疾病就诊检验出血脂异常的患者，可以选择继续心血管内科就诊。

（2）因脑梗死或脑栓塞等脑血管疾病或脑血管症状检出血脂异常的患者，可选择神经内科就诊。

（3）高血脂伴有大量蛋白尿、高度水肿、低蛋白血症的患者，多考虑为肾病综合征，可选择肾内科就诊。

（4）血脂异常伴有乏力、腹胀、皮肤黏膜发黄或明确有肝脏疾病病史者，可选择消化内科或感染科就诊。

（5）血脂异常伴有血糖异常的患者，可选择内分泌科就诊。

（6）血脂异常伴有面色苍白、水肿、记忆减退、嗜睡、反应迟钝、心动过缓、肌肉无力等症状的患者，可考虑甲状腺功能减退，可选择内分泌科就诊。

（7）血脂异常伴有腹泻、营养不良、体重减轻等症状，可考虑吸收不良综合征，可选择营养科就诊。

（8）若仅存在单纯血脂异常，且未伴随其他全身性症状或疾病，可选择内分泌科就诊。

## 8.肥胖要看什么科？

肥胖是一种常见的体内脂肪大量积聚的状态。常用的评估方式有以下两种。

（1）按标准体重计算：这种计算方式较为直观，便于观察和理解。世界卫生组织的标准如下。男性的标准体重为：体重（千克）＝［身高（厘米）－80］×

0.7；女性的标准体重为：体重（千克）＝［身高（厘米）−70］×0.6。除了水分潴留或肌肉过于发达的情况下，超过了标准体重的10%称为超重，超过了20%即可定义为肥胖。

（2）按照体重指数（BMI）计算：这是目前相对比较准确的评估方法。体重指数（BMI）＝体重（公斤）÷身高（米）的平方。我国的评价标准如下。正常：BMI为$18.5 \sim 23.9 \ kg/m^2$；超重：BMI为$24 \sim 27.9 \ kg/m^2$；肥胖：BMI$\geq 28 \ kg/m^2$。

当人体热量的获取大于消耗时，一部分能量可转化为肌糖原、肝糖原储藏，这一部分储量有限，多余的部分就会转化为脂肪的形式在体内留存。一般情况下，人体每日摄取热量有所差异，能量的消耗也与劳动性质、性别、年龄及身高有关，只有在神经内分泌的正常精密调节下，人体的体重才能保持稳定，不发生肥胖。根据肥胖的病因，可分为单纯性肥胖与继发性肥胖。单纯性肥胖多与生活方式、遗传较为相关，继发性肥胖多发生于神经−内分泌−代谢紊乱，因此，肥胖时选择就诊科室可选择如下方案。

（1）自幼肥胖且有肥胖家族史的患者，多考虑体质性肥胖，其预防较治疗更为重要，效果更佳，也可选择营养科或健康管理中心就诊获取相应帮助。

（2）成年获得性肥胖可为多种因素包括饮食营养过度及遗传所致，以四肢肥胖为主，如果饮食控制和运动治疗效果尚可，也可选择营养科或健康管理中心就诊。

（3）肥胖伴饮水、进食、睡眠及智力异常，可考虑下丘脑性肥胖，可选择内分泌科或神经内科就诊。

（4）肥胖伴食欲波动、血压改变性功能减退及尿崩症，通常见于间脑性肥胖，可选择内分泌科或神经内科就诊。

（5）肥胖伴溢乳、闭经，常见于垂体性肥胖，可选择内分泌科或神经外科就诊；女性肥胖伴性功能丧失、闭经、不育也常见于多囊卵巢综合征，可选择妇科就诊。

（6）肥胖伴满月脸、向心性肥

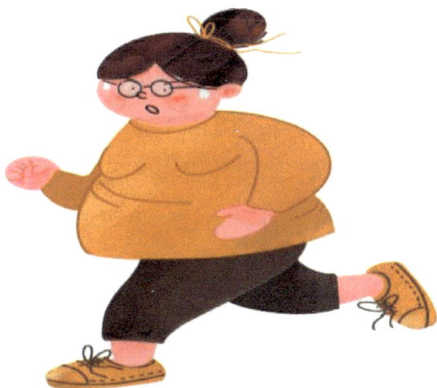

胖，常出现于库欣综合征(皮质醇增多症)，可选择内分泌科或泌尿外科，如由垂体病变导致，也可于神经外科就诊。

(7)肥胖伴有颜面、下肢黏液性水肿，常出现于甲状腺功能减退，可选择内分泌科就诊。

## 9. 消瘦要看什么科?

与肥胖相反，消瘦是多种因素造成的体重低于正常低值的一种状态。类似于肥胖的定义，消瘦也可以选择以下两种评估方式。

(1)按标准体重计算：标准体重的计算方式详见本章问题 8 相关内容。目前主张低于标准体重的 10% 为低体重，低于标准体重的 20% 为消瘦。同肥胖相同，这种计算方式较为直观，便于观察和理解。

(2)按照 BMI 计算：这种评估方式更为准确和客观，也是当前主流的评估标准。体重指数的计算方式详见上一小节。目前国内外一致认为，BMI < 18.5 kg/m² 为消瘦。

消瘦的病因可以从营养物质的相关功能障碍来分类，如营养物质摄入不足，营养物质消化、吸收障碍，营养物质利用障碍，营养物质消耗增大等，造成这些营养功能障碍的原因各不相同，因此，就诊时可选择的就诊专科方案如下。

(1)消瘦伴有口咽部病灶或不适，常见于口咽部疾病，可选择口腔科或耳鼻喉科就诊。

(2)消瘦伴有吞咽困难，常见于食管疾病，可选择消化内科或胸外科就诊。

(3)消瘦伴有腹部不适，如腹胀腹痛等，伴或不伴呕血或便血，常见于消化系统疾病，如慢性胃炎、肠炎、溃疡病、痢疾或炎症性肠病等，可选择消化内科或普外胃肠外科就诊，也可鉴于消化系统肿瘤，可选择肿瘤科就诊。

(4)消瘦伴有皮肤黏膜发黄，常见于肝、胆、胰等器官病变，可选择普外肝胆胰外科或消化内科就诊，如为相应器官肿瘤病变，也可选择肿瘤科就诊。

(5)消瘦伴有进食特定食物后腹泻，如牛奶等，常见于乳糖酶缺乏症，可选择消化内科或营养科就诊。

(6)消瘦伴有发热，常见于慢性感染，常见的有结核感染，可选择感染科就诊,也常见于恶性肿瘤,此时多有肿瘤伴发症状,可选择肿瘤科就诊。

(7)消瘦伴有多饮、多食、多尿,常见于糖尿病,可选择内分泌科就诊。

(8)消瘦伴有低血压、皮肤黏膜色素沉着,常见于肾上腺皮质功能减退症,可选择内分泌科就诊。

(9)消瘦伴多汗、震颤、心悸,常见于甲状腺功能亢进,可选择内分泌科就诊。

(10)消瘦伴有食欲不振、自卑、情绪低落,常见于抑郁症等心理疾病,可选择心理科、精神科就诊。

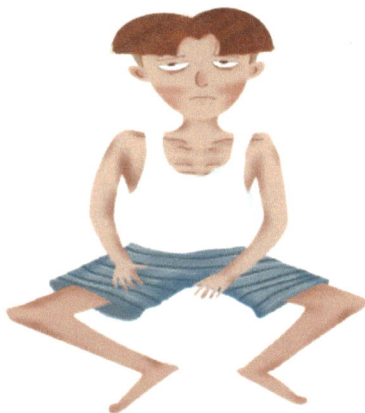

## 10. 眩晕要看什么科?

眩晕是一种主观感觉障碍,多为患者感觉到自身或周围环境与物体摇晃或旋转,可伴有客观的平衡障碍,或恶心、呕吐、出汗、耳鸣等症状,一般无意识障碍。人体通过视觉、本体觉和前庭器官将躯体的位置信息传入神经中枢,经神经系统分析判断后产生位置感,其中任何部分发生异常均可出现判断错误,产生眩晕。

临床上,通常将眩晕分为真性眩晕和一般性眩晕两类。真性眩晕指的是前庭神经系统功能障碍导致的眩晕,其特点为多伴有旋转、移动、摇晃感;一般性眩晕也叫非前庭系统性眩晕,其特点多为头晕、头胀、头重脚轻、眼花等,多感觉颅内转动而无外界或者自身旋转的感觉,多由全身性疾病引起。出现眩晕的症状时,需要根据不同的伴随症状,选择就诊科室。

(1)眩晕伴随耳鸣、听力下降,严重时可有恶心呕吐、面色苍白和出汗,伴或不伴眼球震颤,多为内耳前庭至前庭神经颅外段之间的病变引起,如梅尼埃病、迷路炎、前庭神经元炎及常见的晕动病,可选择耳鼻喉科就诊。

(2)眩晕伴有头痛、恶心、呕吐,可有发音不清,伴或不伴进行性耳鸣或听力下降,可见于前庭神经颅内段、神经核乃至小脑及大脑病变,如颅内血管性疾病、颅内占位性病变、颅内感染性病变等,可选择神经内科或神经外科就诊。

（3）眩晕伴有感觉异常及无力、肢体疼痛，常见于神经系统脱髓鞘疾病，可选择神经内科就诊。

（4）眩晕伴发音障碍、吞咽困难、软腭瘫痪，常见于延髓空洞症，可选择神经内科就诊。

（5）眩晕伴血压、心率、心律的变化，常由心血管相关疾病导致，可选择心内科就诊。

（6）眩晕伴皮肤黏膜苍白或既往有急慢性出血病史，可考虑贫血所致，如有明确的出血病灶，可选择到相关科室就诊，或选择血液内科就诊。

（7）眩晕伴视力减退、散光等视力障碍，可选择眼科就诊。

（8）眩晕伴颈部疼痛、僵硬、或颈部活动时加重，可为椎动脉型颈椎病所致，可选择脊柱外科或骨科就诊。

（9）眩晕伴随情绪问题、失眠或心理压力等，可考虑与精神心理因素相关，可选择心理科、精神科就诊。

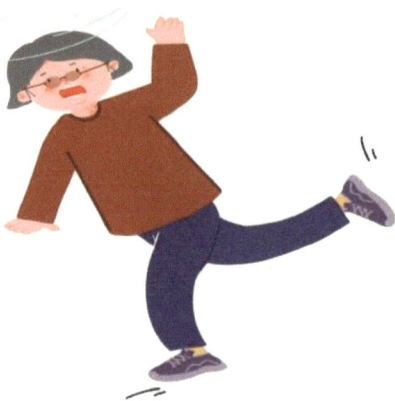

## 11. 头痛要看什么科？

头痛的定义是指眉弓、耳郭的上部及枕骨外隆突这几点连线，连线部位以上的疼痛。头痛也是许多人都会经历的一种常见症状，根据国际头痛疾病分类的最新版本将头痛分为三类：原发性头痛、继发性头痛、痛性脑神经病及其他面痛和其他头痛。

从头痛的发生机制来看，其囊括了血管因素、脑膜受牵拉或刺激、神经刺激因素、肌肉因素、牵涉性因素及神经功能因素等。各种因素的区分，往往需要结合头痛表现出的不同特点，例如：头痛的发病情况、头痛部位、头痛的程度与性质、头痛出现的时间与持续时间、加重及减轻的因素。因此，其就诊科室的选择方案如下。

（1）急性头痛，头痛剧烈且伴有恶心、呕吐者多为颅内压增高导致，咳嗽、摇头、俯身可使头痛加重，起病时多无发热，建议首选神经内科就诊，如症状严重，伴有意识模糊、言语不清、肢体无力或瘫痪等症状，建议即刻选择急诊就诊。

（2）头痛伴发热且头痛多为全头部疼痛，常见于感染性疾病导致，颅内感染如脑膜炎、脑炎、脑脓肿等可选择神经内科、感染科、发热门诊或重症医学科就诊，非颅内感染可根据感染部位选择专科就诊，如流感可选择呼吸内科就诊，或感染科及发热门诊就诊。

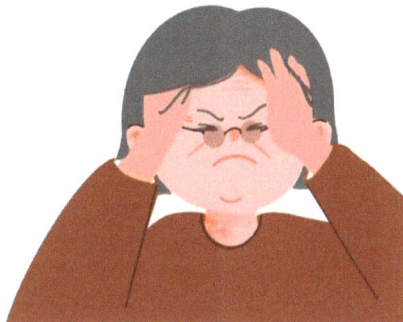

（3）头痛伴眩晕常见于椎基底动脉供血不足，可选择神经内科就诊。

（4）慢性进行性头痛伴精神症状或突发意识障碍，常见于颅内肿瘤，可选择神经内科或神经外科就诊。

（5）头痛伴鼻塞、流涕或听力下降，常见于鼻窦炎或中耳炎，可选择耳鼻喉科就诊。

（6）头痛伴眼睛疼痛、视力模糊、眼前出现闪光或漂浮物等，常见于青光眼、屈光不正或眼部感染，可选择眼科就诊。

（7）头痛伴有头颈部肌肉僵硬、颈部活动受限，常见于颈椎病，可选择脊柱外科、骨科就诊。

（8）单侧头部同一部位的反复剧烈疼痛，伴或不伴有恶心、呕吐及视觉、听觉障碍，常见于偏头痛，单侧头痛伴有同侧颜面部自主神经症状和（或）烦躁不安，常见于三叉自主神经性头痛，二者均可选择神经内科或疼痛科就诊。

（9）头痛伴抑郁、焦虑等精神障碍，可选择心理科或精神科就诊。

## 12. 肢体活动障碍或言语不清要看什么科？

肢体活动障碍是指肢体在活动中部分或完全失去思维能力的控制，可能的原因涉及神经、肌肉、骨骼、关节等系统。其表现包括肌肉无力、活动协调性差、运动不灵活或运动受限、突发的肌肉抽搐等情况。

言语不清也被称为言语障碍，主要是指说话时的发音不准确、不清晰、不流畅，或者表达的内容难以理解。言语障碍的可能原因包括中枢神经系统、口咽部肌肉或结构问题。其表现可能为语音的产生障碍、言语的流畅性障碍、听觉型言语障碍，以及涉及语言的构词、表达、理解和运用的障碍。

由于这两类症状常常同时发生，且常见病因往往相同，因此，我们可以一并讨论就诊方案。

(1)体位改变、活动过度或颈部转动或屈伸的情况下出现的肢体无力、面部歪斜或言语不清，伴或不伴视力障碍，症状较轻微，24小时内自行恢复，多考虑短暂性脑缺血发作(TIA)，建议首先考虑神经内科就诊。

(2)突发的肢体无力或活动障碍、口歪眼斜、言语不清，常有视力障碍或意识障碍，症状明显，首先考虑脑卒中，即日常所谓"中风"，又称脑血管意外。如症状轻微，病情稳定，可选择神经内科就诊，对于症状较为严重，伴随有意识模糊、昏迷等情况的患者，应立即前往急诊就诊。

(3)慢性反复发作的突发肌肉抽搐，肢体活动障碍，常伴有意识丧失，多常见于癫痫发作，可选择神经内科就诊。

(4)慢性进行性的肢体活动障碍及言语不清，伴进行性加重的头痛头晕、恶性呕吐、精神变差，常见于颅内占位，可选择神经内科或神经外科就诊。

(5)脑血管意外经治疗后仍有肢体活动障碍或言语不清，需提供运动或语言治疗者，可选择康复医学科就诊。

(6)活动障碍伴既往糖尿病病史，血糖控制差的患者，出现进行性肢体活动障碍，常见于糖尿病性肌无力，可选择内分泌科就诊。

(7)无上述症状，仅表现局部功能障碍者，多考虑局部肌肉、关节、骨骼、神经等问题，可至专科就诊，如四肢活动障碍可至骨科就诊，口咽部可选择口腔科或耳鼻喉科就诊。

## 13. 吞咽困难要看什么科？

吞咽困难通常是指患者在咽下食物时，从口腔、咽部、贲门到胃的过程中，食物运送受阻，导致咽部、胸骨后或食管部位产生梗阻停滞的感觉，可伴有胸骨后疼痛感，严重时甚至可能会导致营养不良或吸入性肺炎。有一部分患者并无食物运送通道的梗阻，仅为咽部阻塞不适感，不影响进食，临床上称为假性吞咽困难。吞咽困难可由中枢神经系统疾病、口咽和食管等部位疾病或吞咽肌肉的运动障碍导致。患者陈述的梗阻部位一般与其病变的解剖部位较为吻合，这一特点有助于诊断疾病病因。

根据吞咽困难的发病机制，临床上可简单将吞咽困难分为机械性吞咽困难与动力性吞咽困难，这两种机制可同时存在，但以其中某种机制更为突出。因此，当出现吞咽困难的症状时，可选择就诊科室的方案如下。

(1)因咀嚼肌、舌肌及咽部肌肉无力引起的吞咽困难，有时可伴呛咳，常见于重症肌无力患者，可选择神经内科、内分泌科就诊，必要时也可选择胸外科手术治疗。

(2)食管梗阻部位较高，食物由口腔进入食管时就受阻，致其梗阻于口腔及咽喉部，常见于神经病变引起如脑血管病变、帕金森、脑干肿物、脊髓灰质炎等，可选择神经内科就诊。

(3)吞咽困难因吞咽疼痛引起，常见于口咽部炎症或溃疡，如口腔溃疡、急性扁桃体炎、急性咽炎、咽后壁脓肿、白喉等，可选择口腔科或耳鼻喉科就诊。

(4)吞咽时，口咽部未受阻，食物多停留在食管某一段，多为食管肿瘤、狭窄导致的机械性吞咽困难。若瘢痕或肿瘤局部浸润，也会合并食管蠕动减弱导致动力性吞咽困难。肿物或瘢痕压迫喉返神经可引起声嘶，合并食管炎可有胸骨后疼痛，常见于胸骨后甲状腺肿、食管良恶性肿瘤等，可选择普外科或胸外科就诊。

(5)吞咽困难伴反酸、胸骨后灼热感，伴或不伴呃逆，常见于食管下段及贲门病变，如胃食管反流病、贲门失弛缓症、膈疝等，可选择消化内科、胸外科、普外胃肠外科就诊。

(6)吞咽困难伴哮喘和呼吸困难，常见于纵隔肿物或大量心包积液压迫食管，可选择胸外科或心内科就诊。

(7)自觉咽部阻塞，非进食时也可感觉咽部及食管上段部位有物体堵塞，常见于癔球症，可选择心理科或精神科就诊。

## 14. 腹痛要看什么科?

腹痛是日常生活中常见症状之一，同时也是非常复杂的症状，涉及多个器官和系统。大多数情况下，腹痛与腹腔内器官相关度更高一些，但腹腔外器官与系统的病变或全身性疾病也可引起腹痛。临床上按腹痛的发病机制可分为以下几种。

(1)内脏性腹痛：腹内某一器官疼痛传入脊髓引起的疼痛感受，特点是部位不确定，疼痛感模糊，多为灼痛、钝痛、痉挛等感受，常伴有恶心、呕吐、出汗等症状。

(2)躯体性腹痛：腹膜壁层或腹壁病变引起的疼痛，由体神经传导，因此疼痛定位准确，痛感强烈，且可随体位改变而变化。

(3)牵涉痛：内脏的传入神经和体表的神经纤维会合后，信号传导和扩散到相应的体表部位，而引起疼痛，阑尾炎早期的上腹和脐周的疼痛即为牵涉痛。

由于病变的性质、严重程度、神经和心理因素均可影响腹痛的程度和性质，且疼痛的定位与病变所在部位不完全相关，因此腹痛的诊断较为困难，其可选择的就诊参考方案如下。

(1)长期慢性腹部隐痛常见于慢性胃肠炎、胃肠道肿瘤、腹腔内或腹膜后肿瘤，特别是周期性、节律性疼痛考虑消化性溃疡，可选择消化内科就诊；如疼痛进展，突发上腹部剧烈刀割样疼痛或灼烧样疼痛，多考虑消化道穿孔，可选择普通外科-胃肠外科就诊，症状严重者可选择急诊科就诊。

(2)进食油腻食物后右上腹疼痛，多为阵发性绞痛，疼痛较为剧烈，可放射至右肩背部，多考虑胆囊炎或胆石症，可选择普通外科-肝胆胰外科就诊，或消化内科就诊，如为右上腹钻顶样疼痛，多见于胆道蛔虫病，可选择感染科或普通外科-肝胆胰外科就诊。

(3)暴饮暴食或酗酒后上腹部持续性钝痛，可有阵发性加重，或既往有胆石症病史，可为胰腺炎所致，可选择普通外科-肝胆胰腺外科就诊，或消化内科就诊，如伴有休克、呼吸困难、脐周或腰肋部皮肤紫绀，建议立即前往急诊或重症医学科就诊。

(4)上腹-脐周疼痛，逐渐往右下腹转移，且右下腹有压痛点，伴或不伴发热、恶心、呕吐，常考虑阑尾炎，可选择普通外科或急诊科就诊。

(5)外伤后腹痛，如撞击、车祸、跌落、受殴打等，根据创伤位置受损器官也不尽相同，左上腹多为脾脏破裂，腹痛较轻而休克症状明显；右上腹多为肝脏破裂，因胆汁刺激性高，可有明显弥漫性腹痛；腰肋部受创可为肾脏破裂，肠道由于活动度大，外伤后发生破裂的概率较前述器官少。尽管部分患者外伤后症状不明显，其仍有器官迟发性破裂致危及生命可能，因此，外伤后应迅速选择急诊就诊明确病情。

（6）女性患者，剧烈奔跑、跳跃、咳嗽或腹腔用力致腹压改变者，或性交时下腹受剧烈撞击后，一侧下腹突发剧痛，伴或不伴阴道流血，可见于黄体破裂；既往有盆腔或附件包块病史者，突发腹痛、恶心呕吐，可见于卵巢囊肿蒂扭转；育龄期女性有经期延长、腹痛、阴道流血，常见于异位妊娠，上述疾病均可选择妇产科就诊。

（7）既往有高血压、高血脂等血管粥样硬化等因素，或房颤患者，突发腹痛，疼痛可较为剧烈，伴或不伴呕吐血性物，但腹部早期常无明显压痛及反跳痛，也常见于腹内血管疾病，如肠系膜上动脉栓塞、腹主动脉夹层等，可选择普通外科－血管外科就诊。

（8）腹壁明显病灶引起的腹痛，常见于外伤引起的腹壁挫伤、腹壁脓肿等，可选择普通外科就诊；腹壁疼痛也常见于带状疱疹，可选择皮肤科或疼痛科就诊。

（9）既往有活动后心悸气促或活动后胸痛的患者，突发的腹痛不能排除心绞痛、心肌梗死、心包炎所致的牵涉疼痛，可伴有呼吸困难，此类疾病因鉴别难度大，预后差，治疗时间窗口较短，虽然治疗专科为心内科，但建议首选急诊科就诊。

（10）糖尿病患者若出现广泛急性腹痛，伴有呼吸深大且呼气有烂苹果味，则可能提示糖尿病酮症酸中毒，可选择内分泌科就诊；小儿发作性绞痛或钝痛，位置不固定，伴有恶心、呕吐、腹泻或黑便，常见于腹型过敏性紫癜全身疾病，可选择血液科、风湿免疫科、肾内科、消化内科就诊；此外，还有许多全身性疾病，如尿毒症、血卟啉病等引起的腹痛，患者自行鉴别困难，建议急性腹痛考虑急诊科就诊，慢性腹痛可选择消化内科完善相关检查检验后进一步选择就诊专科。

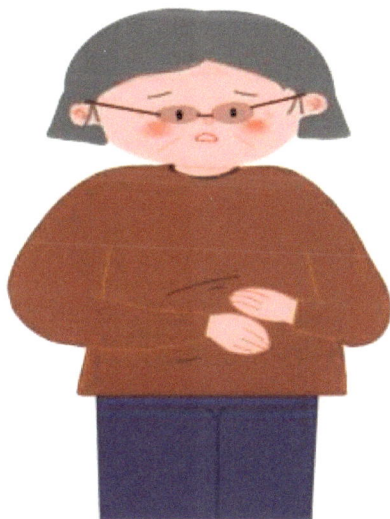

## 15. 腹胀要看什么科?

腹胀是指患者感觉到腹部一部分或全部的胀满感。这种感觉可能是主观的，也可能是客观的腹部膨隆；可能是轻微的不适感，也可能是严重的膨胀感，是一种常见的消化系统症状。其诱发原因包括消化系统的功能障碍、器官病变、正常生理性改变和全身性疾病所致。从病因上分类，腹胀大致可分为以下三类。

(1)器质性腹胀：因明确的器质性病变引起的腹胀，也是较为常见的一类。

(2)功能性腹胀：无明显的器质性病变，多与饮食习惯、生活方式、精神压力有关，但症状反复出现，影响日常生活。

(3)生理性腹胀：如晚期妊娠引起的腹胀，由于膨大的子宫压迫所致，分娩后症状可消失。

从症状上来看，腹胀并非特异性的症状，诊断需结合病史、其他症状或必要的检查检验进行综合分析，因此，选择腹胀就诊科室的参考建议如下。

(1)腹胀伴腹痛，特别是周期性、规律性疼痛，伴或不伴腹泻，常见于胃肠道炎症、消化性溃疡或肠易激综合征，可选择消化内科就诊。

(2)既往有病毒性肝炎病史，或进食油腻食物后右上腹疼痛病史，或暴饮暴食、酗酒后上腹部持续钝痛伴腹胀，多考虑由肝炎、肝硬化、胆道疾病或胰腺炎引起，可选择消化内科就诊，肝脏疾病也可选择感染科就诊，如需手术治疗，可选择普通外科-肝胆胰外科就诊。

(3)腹胀伴有腹痛、恶心呕吐、停止排气排便的症状，多考虑肠梗阻，可选择消化内科就诊，必要时可选择普通外科-胃肠外科手术治疗，症状严重时选择急诊就诊。

(4)女性患者，如果腹胀伴有月经异常、白带增多等妇科症状，应考虑妇科疾病的可能性，如盆腔炎、卵巢肿瘤等。此时，建议就诊于妇科。

(5)腹胀伴有体重进行性下降，伴或不伴持续性腹痛，常见于腹腔内肿瘤，可选择肿瘤科、消化内科就诊，或普通外科就诊，进行手术治疗。

(6)腹胀伴腰肋部疼痛，伴或不伴尿频、尿急、尿痛，常见于泌尿系统感染或泌尿系统结石，可选择泌尿外科就诊。

（7）腹胀伴面色苍白、皮肤干燥、水肿、体重增加、记忆力减退、反应迟钝、厌食、便秘，常见于甲状腺功能减退，可选择内分泌科就诊。

（8）腹胀伴活动后心悸气促，腹部膨隆，常见于心功能减退、心力衰竭，可选择心内科就诊。

（9）腹胀由精神紧张、生活压力大等引起的，可选择心理科或精神就诊，进行心理疏导。

## 16. 腹泻要看什么科?

腹泻，即俗称的"拉肚子"。临床上的定义为排便次数较平时增多，粪质稀薄，或含未消化食物或脓血、黏液。次数增多是指大于 3 次/天，粪质稀薄是指排液状便，或每日排便总量超过 200 克，含水量超过 80%。

根据病程长短，临床上将腹泻分为急性腹泻和慢性腹泻，超过两个月者属于慢性腹泻。急性腹泻起病急骤，多见于感染或食物中毒；慢性腹泻常见于慢性感染、非特异性炎症、吸收消化功能障碍、肠道肿瘤或神经功能紊乱等。根据其起病时间和伴随症状，我们选择就诊专科的参考方案如下。

（1）急性腹泻伴发热，伴或不伴不洁饮食史，常见于急性细菌性痢疾、伤寒或副伤寒等感染性疾病，可选择感染科或发热门诊就诊。此外，流感、新型冠状病毒感染等均可引起腹泻伴发热及其他症状，因此，也可选择首诊发热门诊明确病因。如有明确进食不洁食物病史，考虑食物中毒，建议尽快急诊就诊。

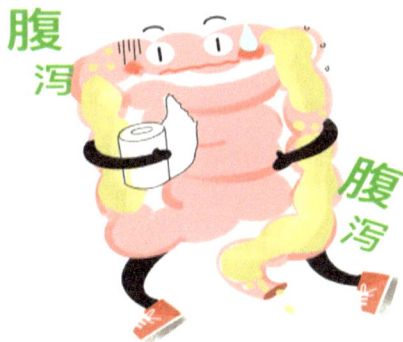

（2）慢性腹泻伴暗红色或果酱样大便，伴腹痛、腹胀、食欲减退、贫血等表现，常见于阿米巴肠病；慢性腹泻伴低热或既往有结核病史，常见于肠结核，以上疾病均可选择感染科或消化内科就诊。

（3）慢性腹泻，伴腹痛、发热、贫血、皮肤、眼、口腔黏膜损害，或肛门直肠周围瘘管、脓肿形成，常见于克罗恩病，可选择消化内科就诊，必要时进行普通外科-胃肠外科手术治疗。

(4)慢性腹泻，伴腹痛、便血、里急后重，可伴有关节炎、皮肤黏膜病变，常见于溃疡性结肠炎，可选择消化内科就诊。

(5)慢性腹泻伴进行性体重下降，有时可在腹部触及包块，常见于肿瘤所致或类肿瘤综合征，可选择肿瘤科或消化内科就诊。

(6)急性胰腺炎病史后转为慢性腹泻，可考虑慢性胰腺炎，既往胆石症或肝硬化病史，常伴有嗳气、恶心呕吐、黄疸等症状，这数种疾病均可选择消化内科或肝胆胰外科就诊。

(7)进食特定食物后腹泻，如牛奶等，常见于乳糖酶缺乏症，可选择营养科或消化内科就诊。

(8)腹泻伴有低血压、皮肤黏膜色素沉着，常见于肾上腺皮质功能减退症；腹泻伴畏寒多汗、震颤、心悸，常见于甲状腺功能亢进，上述疾病均可选择内分泌科就诊。

(9)腹泻经检查无器质性疾病，或症状加重常与精神紧张、应激状态相关，常见于肠易激综合征，可选择消化内科、心理科或精神科就诊。

## 17. 便秘要看什么科?

便秘与腹泻相反，指大便次数减少，标准为每周小于 3 次，伴粪便干结、排便困难。排便困难包括排便费力、排出困难、直肠肛门堵塞感、排便不尽感、排便费时，以及需手法辅助排便。根据病因和临床表现，便秘通常可分类为以下三种。

(1)器质性便秘：由肠道内外的器质性疾病引起，如肠道肿瘤、炎症性肠病与先天性巨结肠等。

(2)功能性便秘：排除肠道器质病变和药物因素后，多种病理生理机制作用导致肠道动力障碍、分泌紊乱、盆底肌群功能障碍和肠神经功能紊乱等引起的便秘。

(3)药物性便秘：服用某些药物，如抗胆碱能类药物、抗抑郁药导致的便秘，停药后可缓解。

便秘通常与消化系统关系最为紧密，全身性疾病与精神因素也可导致便秘，因此，选择就诊科室建议如下。

（1）急性起病的便秘，伴有腹痛、腹胀、恶心呕吐感，常见于肠梗阻，可选择消化内科或普通外科–胃肠外科就诊。

（2）便秘伴有腹部包块，应注意腹腔内肿瘤、腹膜后或肠道肿瘤、克罗恩病、肠结核可能，有时痉挛的乙状结肠或粪块也会误认为腹腔内包块，此种情况也可选择消化内科就诊，若需手术治疗，选择普通外科就诊。

（3）便秘与腹泻交替，应考虑溃疡性结肠炎、克罗恩病、肠结核或腹腔内结核，可选择消化内科就诊，如伴有长期低热、盗汗、倦怠、消瘦、贫血等并发症状，以肠结核最为多见，也可选择感染科就诊。

（4）因排便疼痛、肛门括约肌痉挛，造成惧怕排便诱使便秘产生，常见于肛周脓肿、肛裂、痔疮等疾病，可选择普通外科–肛肠外科就诊。

（5）便秘伴皮肤紧绷、色素沉着或脱失、或肢端皮肤苍白、紫绀、潮红变化，常有关节挛缩和活动受限等症状，见于系统性硬化症，可选择风湿免疫科就诊。

（6）女性患者，便秘合并月经异常、下腹坠胀感等异常不适，常见于盆腔肿物压迫，如子宫肌瘤等，可选择妇科就诊。

（7）全身性疾病使肠肌松弛、排便无力导致的便秘，应选择原发病相关专科就诊，如：尿毒症患者选择肾内科就诊，糖尿病、甲状腺功能减退患者选择内分泌科就诊，脑血管意外选择神经内科就诊，截瘫选择神经内外科、脊柱外科、康复科就诊。

（8）应用药物引发的便秘，可选择到开具该药物的医疗机构就诊，并向医生咨询药物调整方案。

（9）功能性便秘可选择调整饮食习惯，舒缓精神压力，必要时，可选择营养科、心理科或精神科就诊。

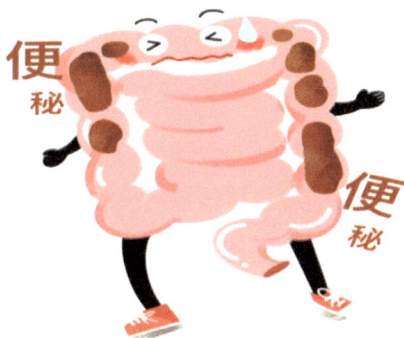

## 18. 便血要看什么科？

便血是指血液从肛门排出，其可仅为血液，或与粪便混合，也可仅黏附于粪便表面或便后擦拭时发现。便出的血液颜色可为鲜红色、暗红色或黑色，造成这一颜色变化的原因与出血部位、出血量和血液在消化道内停留的时间有关。每日出血量为 5~10 毫升时，血液随粪便排出不会改变粪便颜色，称为隐血。便血排出的血液的直接来源以消化道为主，但产生的病因可分为以下几种。

（1）上消化道疾病：如食管静脉曲张、消化性溃疡、胆道疾病、胰腺疾病等。

（2）下消化道疾病：如肠道肿瘤、肠道憩室、肠结核、肠伤寒、克罗恩病、溃疡性结肠炎等。

（4）全身性疾病：如白血病、血友病、尿毒症、流行性出血热等。

出现便血时，选择就诊科室的建议如下。

（1）剧烈呕吐后解血便，常见于食管贲门黏膜撕裂综合征，可选择消化内科就诊。

（2）便血伴慢性反复的上腹部疼痛，有周期性和节律性，常见于消化性溃疡，可选择消化内科就诊；疼痛无规律并伴有消瘦、贫血者，常见于胃癌，可选择消化内科或肿瘤科就诊。

（3）便血伴脾肿大、腹壁可见静脉曲张或腹腔积液，提示肝硬化，可选择消化内科就诊，既往有病毒性肝炎、或血吸虫等疫区活动史者，也可选择感染科就诊，伴肝区疼痛、质地坚硬、表面凹凸不平，常见于肝癌，可选择消化内科或肿瘤科就诊。

（4）便血伴黄疸，伴或不伴上腹部绞痛、发热、寒战，常见于胆道出血，可选择普通外科-肝胆外科就诊，同时伴有皮肤黏膜出血者，也常见于某些感染性疾病，如钩端螺旋体感染，可选择感染科就诊。

（5）便血伴排便习惯改变，粪便为黏液脓血便，表面可有凹痕，部分患者还可摸到腹部包块，多见于肠道肿瘤，可选择肿瘤科、消化内科就诊，如需手术治疗，可选择普通外科就诊。

（6）便血伴腹痛、腹泻、排便次数增加，里急后重感，常见于肠道炎症性疾病，如克罗恩病、溃疡性结肠炎等，可就诊于消化内科，也常见于肠道感染性疾病，如细菌性痢疾、阿米巴痢疾等，可选择感染科或消化内科就诊。

（7）排便时或排便后的鲜红血便，不与粪便混合，可伴便秘、肛门脱垂或疼痛、肛周皮肤潮湿瘙痒、肛周包块等，常见于痔疮、肛裂、肛瘘等疾病，可选择普通外科、肛肠外科就诊。

（8）全身性疾病病史，凝血功能异常致消化道出血的患者应选择原发性疾病相关科室就诊，如：血友病、白血病可选择血液内科就诊，尿毒症选择肾内科就诊，流行性出血热选择感染科就诊。

## 19. 恶心、呕吐要看什么科?

恶心、呕吐是临床常见的症状，恶心是上腹部不适和紧迫想吐的一种主观感受，有时可伴有皮肤苍白、流汗、流涎、心动过缓和血压降低等迷走神经兴奋的症状。恶心可以进一步诱发呕吐，呕吐是指胃或小肠部分内容物，通过胃的强烈收缩，经食管、口腔排出的过程。恶心、呕吐可同时存在，也可仅恶心而无呕吐，或仅呕吐而无恶心。根据恶心、呕吐的发病机制大致可以分为以下几种。

（1）反射性呕吐：消化道神经受刺激所致。

（2）中枢性呕吐：中枢神经系统受刺激所致。

（3）前庭障碍性呕吐：前庭系统受刺激所致。

（4）神经性呕吐：与精神因素有关。

（5）代谢性呕吐：代谢紊乱所致的呕吐。

（6）药物性呕吐：使用某些药物引起的呕吐。

根据恶心、呕吐的原因和伴随症状，选择就诊科室的建议如下。

（1）恶心、呕吐为咽部刺激反射引起，常见于慢性咽炎、吸烟患者，可选择耳鼻喉科就诊。

（2）恶心、呕吐伴腹胀、腹痛、进食后呕吐、或呕吐宿食、伴或不伴停止排气排便，常见于胃炎、消化性溃疡、十二指肠淤滞症、幽门梗阻、肠梗阻等消化系统疾病，可选择消化内科就诊，如需手术治疗，也可选择普通外科-胃肠外科就诊。

（3）恶心、呕吐伴发热、腹痛、腹肌紧张等腹腔内感染症状，常见于阑尾炎、胆道系统感染、胰腺炎、腹膜炎等疾病，可选择普通外科就诊。

（4）恶心、呕吐伴腰肋部疼痛、伴或不伴血尿、尿频、尿急、尿痛的症状，常见于泌尿系统结石或肾盂肾炎等疾病，可选择泌尿外科或肾内科就诊。

（5）女性患者，恶心、呕吐伴有下腹坠胀、月经异常等症状，常见于盆腔炎、妊娠等，可选择妇产科就诊。

（6）恶心、呕吐伴活动后心悸气促、胸骨后憋闷或疼痛，常见于心力衰竭、心肌缺血，可选择心内科就诊。

（7）恶心、呕吐伴头痛、头晕、伴或不伴发热，常见于中枢神经系统疾病，如脑出血、脑栓塞、颅内感染及癫痫等，可选择神经内科就诊。

（8）恶心、呕吐伴视力下降、眼痛、畏光常见于眼部疾病，如青光眼等，可选择眼科就诊，伴听力下降、旋转性眩晕常见于梅尼埃病，可选择耳鼻喉科就诊。

（9）尿毒症、糖尿病酮症酸中毒、甲状腺危象、肾上腺皮质功能不全等疾病均可引起恶心、呕吐感，此类疾病可见前述章节至相关科室就诊，应用抗菌药物、化疗药物等诱发的恶心、呕吐为药物相关不良反应，可至相关药物开具处就诊，调整药物治疗方案。

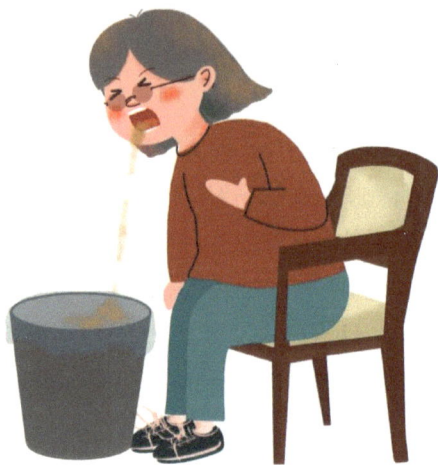

## 20. 黄疸要看什么科?

黄疸是一类皮肤、黏膜、巩膜发黄为表现的症状和体征，又称为"高胆红素血症"。顾名思义，黄疸是血液中胆红素升高所造成的。胆红素由人体血液中血红蛋白经一系列分解代谢产生，跟随血液循环至肝脏，由肝脏进行进一步加工，组成胆汁的一部分。胆红素经胆道系统排至肠道，大部分随粪便排出体外，小部分经肠道吸收再循环，这部分中的小部分也可经肾脏排出。

胆红素的正常值为 1.7~17.1 μmol/L，当其上升到 17.1~34.2 μmol/L 时，临床不易察觉，称其为隐形黄疸，超过 34.2 μmol/L 时可出现临床黄疸。根据胆红素的产生、转化、排出等步骤，分为以下三种类型。

(1)溶血性黄疸：红细胞破坏过多。

(2)肝细胞性黄疸：肝细胞摄取转化功能下降。

(3)胆汁淤积性黄疸：胆道系统梗阻致使胆红素无法排出。

根据黄疸可能的原因及伴随症状，建议选择以下科室就诊：

(1)新生儿生理性黄疸，多为出生后 2~3 天出现，4~6 天达峰，7~10 天消退，除轻微食欲不振，无明显症状。若持续时间长，足月儿大于 2 周，早产儿大于 4 周，或消退后重复出现，考虑为病理性黄疸，可前往新生儿科就诊。

(2)黄疸皮肤黏膜呈浅柠檬色，多无皮肤瘙痒，伴贫血、出血、肝脾肿大等慢性溶血表现，或寒战、高热、头痛、气促、腰背痛、浓茶色尿液等急性溶血表现，多见于溶血性疾病，如海洋性贫血、遗传性球形红细胞增多症、自身免疫性溶血性贫血、阵发性睡眠性血红蛋白尿等血液系统疾病，可选择血液内科就诊。

(3)黄疸皮肤黏膜由浅黄至深黄色，可伴有轻度皮肤瘙痒，伴疲乏、食欲减退、肝脏肿大、部分患者有腹水生成，常见于病毒性肝炎、肝硬化或肝癌，可选择感染科、消化内科、肿瘤科就诊，需手术治疗者，也可选择普通外科-肝胆外科就诊。

(4)黄疸皮肤黏膜呈暗黄色，甚至黄绿色，皮肤瘙痒，心率减缓，尿色深，粪便颜色变浅，常见于胆汁淤积性黄疸，如胆道结石、胆管炎、胆管癌变、胰头癌、壶腹癌等，可选择普通外科-肝胆外科或消化内科就诊。

## 21. 关节痛要看什么科?

关节痛是指关节及关节周围组织的不适感，这一不适感包括轻度的酸痛、刺痛，也包括剧烈的疼痛；累及范围可为单个关节或数个关节；既可为持续性疼痛，也可为间歇性疼痛；疼痛的减轻或加重与活动有相关性，且可能伴有肿胀、发热、僵硬等症状。以关节及其周围组织的炎性反应为主的关节痛，多为急性关节痛；以关节囊肥厚及骨质增生为主的关节痛，多为慢性关节痛。关节痛的大致病因包括急慢性关节损伤、关节感染、自身免疫性和变态反应性疾病、退行性关节病、代谢性疾病、骨关节肿瘤等。

因此，根据关节疼痛特点，伴随症状及既往病史，选择就诊专科的建议如下。

(1)急性的外伤病史造成的关节肿胀、疼痛，伴或不伴出血、关节畸形，建议急诊就诊，如仅局部外伤、症状轻微，仅关节疼痛，无明显出血、关节畸形或骨折征象，可选择骨科就诊。

(2)既往有关节外伤史，或关节长期负重、过度活动等造成关节慢性损伤，导致关节疼痛，可伴有关节肥厚增生，可选择骨科或康复科就诊。

(3)起病急，关节疼痛伴有全身性畏寒、寒战、高热，病变的关节也有明显的红肿热痛，深关节如肩关节和髋关节红肿不明显，主动或被动活动均疼痛剧烈，常见于关节化脓性感染，可选择骨科就诊。

(4)负重大、活动多、肌肉欠发达的，如脊柱、髋关节、膝关节的疼痛，疼痛较轻，但活动后加重，多见于儿童和青壮年，伴乏力、低热、盗汗等症状，常见于结核性关节炎，可选择感染科或骨科就诊。

(5)关节红、肿、热、痛但伴有游走性，即病变关节有转移，病变时间短，可自然消肿，无关节僵直和畸形，常见于风湿性关节炎，可选择风湿免疫科就诊；全身小关节的疼痛，疼痛关节呈对称性，活动受限，晨起关节僵硬，部分患者伴有发热，关节可有畸形，常见于类风湿性关节炎，可选择风湿免疫科就诊。

(6)高嘌呤饮食、饮酒后急性关节疼痛，局部可有红肿，疼痛较为剧烈，常于夜间睡眠中痛醒，病变呈自限性，但常复发，见于痛风性关节炎，可选择风湿免疫科或肾内科就诊。

(7)关节疼痛伴光过敏、皮肤红斑、低热及多器官功能受损，常见于系统性红斑狼疮，可选择风湿免疫科就诊。

(8)关节或邻近骨骼肿物后出现关节疼痛，常见于骨关节肿瘤，可选择骨科就诊。

(9)某些内分泌疾病可引起关节疼痛，如糖尿病性骨病、皮质醇增多性骨病等，可选择内分泌科就诊。

## 22. 腰背痛要看什么科？

腰背痛是指腰部和背部的疼痛不适感。一般泛指上界起自颈部，下界至臀部上缘。这种疼痛可表现为间歇性，也可为持续性，但常常会影响日常活动和生活质量。腰背痛的病因多数由局部病变引起，其局部皮肤、皮下组织、肌肉、韧带、脊椎、肋骨和脊髓的病变均可引起腰背部疼痛，当然，这一疼痛也可以由相邻器官病变波及或引起放射性腰背痛。因此，按照发病部位通常可以分为：脊椎疾病、脊椎旁软组织疾病、脊神经根病变、周围内脏疾病等。

因此，按照腰背痛的伴随症状，既往病史，发病部位，选择就诊专科的建议如下。

（1）有明确外伤史的急性腰背部疼痛，有脊柱受伤可能者，受伤后勿自行移动，尽量等待专业人员现场救护。

（2）腰背部皮肤、皮下疼痛，伴潮红斑及粟粒样皮疹，应考虑带状疱疹，可选择皮肤科或疼痛科就诊；如可触及红肿热痛包块，常见于背部皮肤疖肿，可选择普通外科就诊。

（3）腰背部酸痛、钝痛，以腰椎两旁为明显，休息后缓解，劳累后加重，伸腰或叩击腰部疼痛可有缓解，多考虑腰肌劳损或腰肌纤维炎，可选择康复科、疼痛科就诊。

（4）青壮年搬运重物后突发腰背部疼痛，伴或不伴坐骨神经疼痛，常见于腰椎间盘突出；老年人活动后腰背部疼痛，平卧可缓解，常见于腰椎管狭窄。此二者非专科医务人员较难鉴别，但均可选择脊柱外科、骨科或疼痛科就诊。

（5）腰背痛较为局限，呈隐痛、钝痛或酸痛，伴有低热、盗汗、乏力者，常见于脊柱结核；如腰背痛伴寒战、高热等中毒症状，常见于化脓性脊柱炎。此两者均可选择脊柱外科、骨科、或感染科就诊。

（6）腰背痛较为广泛、伴有脊柱僵硬，常见于强直性脊柱炎；如伴有游走性关节炎，常见于风湿热；如合并对称性小关节疼痛，常见于类风湿性关节炎。上述疾病均可选择风湿免疫科、脊柱外科、骨科就诊。

（7）夜间的腰背部疼痛是脊柱肿瘤的相对特异性表现，部分患者伴有神经功能障碍，如肌力下降，不全瘫等，但因症状不典型，可选择前往脊柱外科或骨科就诊，明确诊断后进一步诊疗。

（8）腰背痛伴尿频、尿急、尿不尽，常见于尿路感染、前列腺肥大、前列腺炎；伴血尿、腹部肿块，常见于肾癌；腰背部疼痛剧烈且伴有血尿者，常见于输尿管或肾脏结石，可选择泌尿外科就诊。

（9）女性患者，下腰背部疼痛伴痛经、月经与白带异常等，常见于卵巢及附件炎症或肿瘤、盆腔炎、宫颈炎等疾病，可选择妇科就诊。

（10）部分患者因心理因素、精神紧张等影响出现腰背痛，常见于慢疲劳综合征、神经衰弱等，可选择心理科或精神科就诊。

## 23. 失眠要看什么科？

失眠是当代人广泛关注的问题，是一种常见的睡眠障碍。失眠指的是尽管有合适的睡眠机会和睡眠环境，个体仍然对睡眠时间和（或）睡眠质量主观上感到不满足，并且这种状况影响到了日间正常的社会功能。失眠的主要表现症状如下。

（1）入睡困难：入睡时间超过 30 分钟。

（2）睡眠维持障碍：夜晚醒来的时间在 2 次及以上。

（3）早醒：比预计起床时间更早醒来。

（4）睡眠质量下降：多梦、易醒、睡眠浅。

（5）总睡眠时间减少：小于 6.5 小时。

（6）影响日间社会功能：疲劳感、情绪与认知障碍、躯体不适感。

需要特别注意的是，失眠属于一种主观体验，部分短睡眠者，即使总睡眠时间减少，既不会感觉睡眠质量下降，也无日间社会功能影响，不应被定义为失眠；反而即便睡眠时间正常，若个人主观仍感觉睡眠质量差、睡眠后未恢复精力、日间活动受到影响，也应该被诊断为失眠。失眠需要一系列的方法来进行评估，患者或家人记录睡眠日记也是必要的一种评估手段，与此同时，选择就诊科室的建议如下。

（1）失眠伴随有持续的担忧、紧张、恐慌感，见于焦虑症；或伴有悲伤、情绪低落、自我价值感下降，见于抑郁症；或伴有闪回的噩梦、警觉，避免创伤相关的事物，见于创伤后应激障碍，此类均属于心理类疾病，可选择心理科或精神科就诊。

（2）失眠伴有睡眠中不自主的肢体运动，导致苏醒，常见于周期性肢体运动障碍；失眠伴有清醒时运动障碍、肌肉僵硬，常见于帕金森病；失眠并伴有进行性的认知功能下降、记忆丢失，常见于阿尔茨海默病，这些疾病均与神经系统有关，可选择神经内科就诊。

（3）失眠伴睡眠后打鼾、呼吸暂停，清醒后口干、头痛，日间嗜睡，常见于睡眠呼吸暂停综合征，可选择耳鼻喉科或呼吸内科就诊。

（4）失眠伴胸痛、端坐呼吸、心悸，部分出现咳嗽、咳粉红色泡沫痰，常见于心脏疾病，如心力衰竭等，可选择心脏内科就诊。

（5）失眠伴心悸、体重减轻、多汗、震颤，常见于甲状腺功能亢进；伴多饮、多食、多尿、消瘦，常见于糖尿病。此二者均可选择内分泌科就诊。

（6）失眠伴胸骨后灼烧，反酸感，常见于胃食管反流病，可选择消化内科就诊。

（7）失眠伴水肿、尿量改变常见于肾脏疾病，可选择肾内科就诊。

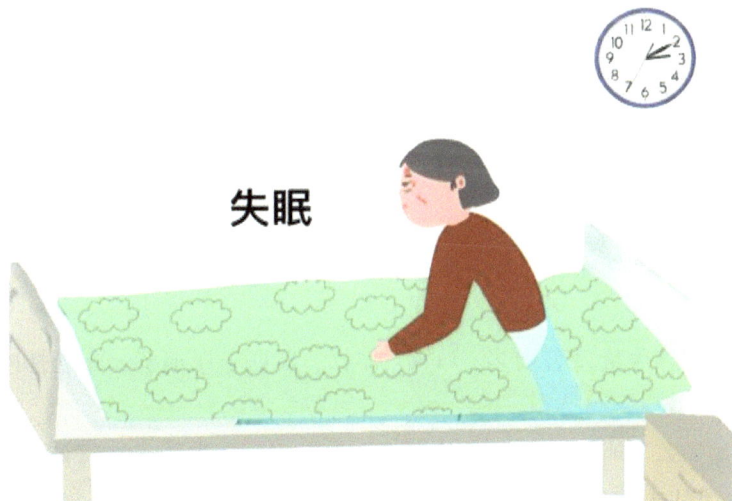

失眠

## 24. 尿频要看什么科?

尿频一般是指单位时间内有尿意的次数及排尿次数较正常明显增多、伴或不伴每次尿量异常。正常成人白天排尿 4~6 次,夜间 0~2 次,每次 200~300 mL。因大量饮水、环境温度寒冷或精神紧张情况下,排尿次数也可增加,但每次尿量不少;或是妊娠期女性,随着子宫增大压迫膀胱,导致排尿次数增加,均属于生理性尿频。正常喝水状态下,若 24 小时排尿次数≥8 次,夜间排尿次数≥2 次,可能伴随有尿不尽感,就要考虑尿频。尿频的病变原因以泌尿系统疾病居多,全身性疾病也可诱发,因此根据伴随症状选择就诊科室的建议如下。

(1)尿频伴尿急、尿痛、尿液浑浊等现象,多见于泌尿系统感染,如尿道炎、膀胱炎,如前述症状存在但较轻,双侧腰背痛明显,常见于肾盂肾炎,或前述症状同时伴有午后低热、乏力、盗汗、消瘦,常见于泌尿系统结核,上述疾病均可选择泌尿外科、肾内科或感染科就诊。

(2)尿频伴排尿困难、尿流变细、夜尿增多,或伴有会阴部不适、睾丸坠胀、性欲减退等症状,多见于前列腺增生、前列腺炎,可选择泌尿外科就诊。

(3)尿频伴有尿流中断,常见于膀胱结石,尿频伴无痛性肉眼血尿,常见于膀胱肿瘤,均可选择泌尿外科就诊。

(4)尿频伴有多饮、多食、体重减轻,常见于糖尿病,可选择内分泌科就诊。

(5)尿频伴外伤病史,常与尿潴留同时存在,常见于脊髓损伤,可选择神经内科就诊。

(6)尿频伴尿量显著增多、口渴、多饮,多见于尿崩症,可选择内分泌科就诊。

(7)尿频若与明确的心理因素相关,如焦虑、紧张等无法缓解,可选择心理科或精神科就诊。

## 25. 少尿无尿要看什么科?

和尿频类似,少尿和无尿同样是临床上常见的尿液异常表现的症状。准确意义上的少尿是指每小时尿量<17 mL，即24小时的尿量<400 mL；尿量进一步减少，24小时尿量<100 mL，12小时完全无尿称之为无尿。尿液是肾脏代谢的产物，因此，少尿和无尿都是肾功能衰竭的信号。根据常见的病因和发病机制，少尿和无尿可以按如下分类。

（1）肾前性少尿或无尿：血容量不足、心脏射血功能下降、或肾脏动脉血管收缩导致的进入肾脏的血液不足，影响到了尿液的生成。

（2）肾性少尿或无尿：急性感染、中毒、内源性代谢产物，如横纹肌溶解及慢性糖尿病肾损伤、高血压肾病、免疫性肾病等造成肾功能损伤，导致尿液生成减少。

（3）肾后性少尿或无尿：尿液排出的通路梗阻造成的少尿或无尿，如尿路结石、输尿管狭窄或受压梗阻、前列腺增生等。

结合前述分类，根据病史、伴随症状，少尿和无尿选择就诊科室的建议如下。

（1）外伤大量失血、烧伤后、高温环境停留过长、大量出汗、剧烈腹泻和呕吐后出现少尿和无尿多为肾前性急性肾衰竭，多伴有口渴、皮肤干燥、眼窝凹陷、脉搏细速、血压下降等表现，需急诊就诊或进行原发疾病治疗。

（2）少尿或无尿伴有胸闷、心悸、气促、不能平卧，常见于各种原因导致的心功能不全，可选择心脏内科就诊，如需手术治疗，可选择心脏外科就诊。

（3）少尿或无尿伴有腰背部绞痛，常见于肾动脉血栓形成或栓塞，也常见于肾、输尿管结石或其他原因导致的尿路梗阻，可选择泌尿外科就诊。

（4）少尿和无尿伴有水肿、高脂血症、低蛋白血症及蛋白尿，常见于肾病综合征；伴血尿、水肿、高血压和蛋白尿，常见于急性肾炎；伴发热、腰痛、尿急尿痛，常见于肾盂肾炎。以上疾病均可选择肾内科就诊。

（5）少尿和无尿伴有皮肤黄染、腹腔积液、乏力、食欲减退，常见于肝肾综合征，可以选择肾内科就诊，但肝脏原发疾病的治疗十分重要。

（6）既往有其余疾病病史患者，如腹腔内肿瘤压迫导致尿路梗阻也可选择原发性疾病专科治疗，如腹腔肿瘤手术治疗可选择普通外科、女性盆腔肿瘤科可选择妇科、腹腔淋巴瘤可选择肿瘤科等。

## 26. 血尿要看什么科？

血尿是泌尿系统最为常见的症状之一，大部分人认为的血尿应该是尿液变成了肉眼可见的淡红色、红色或茶色的液体，这种血尿即称为肉眼血尿。事实上正常尿液中不含或仅有极其微量的红细胞。当离心沉淀后的尿液在显微镜的高倍视野里可见3个以上红细胞时，尽管肉眼观尿液颜色正常，也被归结于血尿的范畴，称为镜下血尿。

要注意，红色的尿液不一定是血尿，也需要仔细鉴别，例如：部分情况下尿液呈酱油色或暗红色，不浑浊，无沉淀，常见于血红蛋白尿；棕红色或葡萄酒色，不浑浊，常见于卟啉尿；进食某些红色蔬菜或服用大黄、利福平等药物也可以解出红色尿。

血尿的诱发病因大多为泌尿系统本身疾病，仅有一小部分为邻近器官病变或全身系统疾病引起。将全程尿液分段观察有助于判断血尿出血部位，如尿道病变多有起始段血尿，膀胱颈部、三角区的病变血尿多出现在终末段，肾脏或输尿管的病变，常常表现为全程的血尿。

出现血尿后，根据伴随症状，选择就诊科室的建议如下。

（1）血尿伴腰部或上腹部疼痛，疼痛较为剧烈，呈阵发性发作，同时伴有恶心、呕吐等症状，既往有房颤、血管粥样硬化病史的患者，常见于肾动脉栓塞，可选择肾内科、泌尿外科或血管外科就诊。

（2）血尿伴肾绞痛、腰背痛叩击痛，多见于肾脏或输尿管结石；血尿伴排尿过程中尿流突然中断，则可能由膀胱结石引起。上述情况均可选择泌尿外科就诊。

（3）血尿伴水肿、高血压、蛋白尿，常见于肾小球肾炎，可选择肾内科就诊。

（4）血尿伴尿液浑浊，常见于丝虫病；血尿伴低热、乏力、盗汗，常见于泌尿系统结核。这类感染性疾病可选择感染科就诊。

（5）血尿伴尿频、尿急、尿痛，常见于膀胱炎或尿道炎，同时伴有畏寒、高热、腰痛，常见于肾盂肾炎，可选择肾内科或泌尿外科就诊。

（6）无痛性肉眼血尿，常见于膀胱肿瘤；血尿伴腰痛、腹部肿块，常见于肾癌。这类泌尿系统肿瘤可选择泌尿外科、肿瘤科或肾内科就诊。

（7）血尿伴出血倾向，如皮肤黏膜瘀斑、出血等，常见于血液系统疾病，可选择血液内科就诊。

（8）女性患者血尿伴小腹坠胀、月经异常等症状，常见于盆腔炎或脓肿、附件炎症，也多见于宫颈恶性变，可选择妇科就诊。

## 27. 皮肤黏膜水肿要看什么科？

人体组织间隙有过多的液体集聚使得组织肿胀称为水肿。正常情况下，皮肤和黏膜组织内的液体处于动态平衡状态，当这种平衡被打破时，就会出现当皮肤黏膜的组织液集聚过多，产生局部或全身性的皮肤黏膜水肿。水肿可以是凹陷性的，即按压后留下压痕，撤除压力后可缓慢恢复；也可以是非凹陷性的，即虽然皮肤肿胀，但按压后不出现明显压痕。

水肿的产生机制可以简单归纳为三类：①毛细血管通透性、渗透压及组织局部的渗透压的改变；②各种原因导致的水钠潴留；③局部的静脉和淋巴回流障碍。水肿的病因包括心源性、肾功能不全、肝源性、营养源性、内分泌性、免疫性疾病、药物作用，以及日常功能性。

根据水肿的肿胀部位、范围、程度及伴随症状，选择就诊专科的建议如下。

(1)水肿从身体低垂部位开始，例如：足踝内侧，行走活动后明显，休息后可消失或减轻，缓慢发展，多为对称性，凹陷性水肿，常伴有活动后心悸、气促、胸闷等，多为心源性水肿，可选择心脏内科就诊，或心胸外科手术治疗。

(2)水肿从身体眼睑、颜面部开始，发展迅速，很快表现为全身水肿，常伴有高血压、尿量减少等表现，常见于肾脏疾病，如肾炎、肾病综合征等，可选择肾内科就诊。

(3)皮肤黏膜水肿较轻，以腹部膨隆，大量腹水为主要表现，也可首先出现踝部水肿，逐渐向上蔓延，但头面部及上肢常无水肿，伴有黄疸、乏力、食欲减退，常见于肝源性疾病所致，如病毒性肝炎肝硬化、低蛋白血症等，可选择消化内科就诊。

(4)面颊及眼睑水肿，为非凹陷性，伴皮肤呈象牙色，干燥粗糙、增厚并脱屑，怕冷、疲乏，常见于甲状腺功能减退引起的黏液性水肿；水肿起于胫前区，可为一侧扩展至双侧，肿胀坚实，加压无凹陷，伴心慌、皮肤潮热、心率增快、消瘦、易怒等症状，常见于甲状腺功能亢进；水肿伴有满月脸、向心性肥胖、多发痤疮、骨质疏松等，常见于库欣综合征。上述疾病可选择内分泌科就诊。

（5）水肿前有体重减轻的表现，水肿从足部开始，蔓延至全身，常见于长期营养消耗性疾病、重度烧伤等，也多见于维生素 $B_1$ 缺乏症，可选择营养科就诊，调整营养摄入。

（6）水肿从手部开始，至前臂，继而面部、颈部受累，为非凹陷性，伴肢端皮肤苍白、紫绀、潮红变化，可有关节挛缩和活动受限等症状，常见于系统性硬化症，可选择风湿免疫科就诊；

（7）接触食物、药物、或其他物体后，短期内出现的局部或全身水肿，可伴有瘙痒、红肿、呼吸困难等，常见于过敏性水肿，若症状轻，可选择皮肤科就诊治疗接触性皮炎；若症状重，发展快，建议尽快选择急诊就诊。

## 28. 老年病门诊主要是看什么病？

老年化是一个渐进的、持续的自然改变过程。按照世界卫生组织的定义，时间年龄 60 周岁以上的人群称为老年人。《中华人民共和国老年人权益保障法》规定，老年人的年龄起点标准是 60 周岁。随着时间的增长，老年人各个器官均会产生一系列的变化，与此同时，一些在任何年龄都可能出现的疾病，在老年人身上有时会产生不同的症状，例如：阑尾炎，年轻人可表现为持续性腹痛；合并腹膜炎，年轻人可表现为压痛、反跳痛、腹肌紧张，老年人可表现为炎症不易局限，但腹痛一般不剧烈，腹肌紧张不明显，全身反应如体温、白细胞变化幅度均低于年轻人。考虑到老年人可能同时患有多种慢性疾病，为了给老年人提供全面、综合、连续性的医疗服务，进行健康教育、生活方式指导和提供心理支持，目前许多医院都开设了老年病门诊，其诊疗范围如下。

（1）心血管疾病：冠心病、高血压、心律失常、心力衰竭等，需长期管理和定期监测。

（2）呼吸系统疾病：慢性阻塞性气道疾病、慢性支气管炎、肺气肿、肺心病等，可提供相应的药物治疗、氧疗及呼吸康复训练等。

（3）代谢性疾病：糖尿病、高脂血症、骨质疏松等代谢性疾病，通过饮食指导、药物治疗和运动处方等综合手段，帮助患者控制病情，降低并发症的发生风险。

（4）神经系统疾病：如脑血管病、阿尔茨海默病、帕金森病等，提供药物治疗、康复训练和心理支持等。

（5）运动系统疾病：如关节炎、颈椎病、腰椎间盘突出等，可以通过药物治疗、物理治疗、手术治疗、康复治疗以及生活方式调整等各种手段，改善老年人生活质量。

（6）泌尿系统疾病：前列腺增生、尿路感染、肾功能不全等，通过药物治疗、导尿等方式，解决患者排尿问题，保护肾功能。

（7）皮肤疾病：老年人皮肤屏障功能减退，易出现老年性皮肤瘙痒、皮肤干燥、皮肤软组织感染问题。可通过健康教育、生活方式调整等方式，预防皮肤疾病的发生。

（8）肿瘤筛查与治疗：提供肿瘤筛查服务，及时发现并处理早期肿瘤。

## 29. 老年人肌肉减少要看什么科？

老年人肌肉减少是一种与年龄增长相关的，包括进行性肌肉质量减少、肌肉力量下降或肌肉功能减退的综合征。这种综合征会导致老年人日常生活能力下降，跌倒风险增加，甚至可能发展为失能和死亡。

根据肌肉质量减少、肌肉力量下降和肌肉功能下降的程度，肌肉减少症可分为轻度、中度和重度。根据病因，肌肉减少可分为原发性和继发性肌肉减少，原发性肌肉减少主要与年龄相关，而继发性肌肉减少则是由其他疾病或因素（如营养不良、慢性炎症、长期卧床等）引起的。

根据既往病史，伴随症状，老年人肌肉减少的就诊建议如下。

（1）对于神经系统疾病引起的肌肉减少，如帕金森病、脑血管疾病等，建议首选神经内科就诊。

（2）代谢性疾病或内分泌疾病引起的肌肉减少，常见于糖尿病、甲状腺功能减退等，建议选择内分泌科就诊。

（3）炎症性或自身免疫性疾病引起的肌肉减少，如风湿性关节炎、系统性红斑狼疮等，可以选择风湿免疫科就诊。

（4）营养摄入过少或营养吸收障碍引起的肌肉减少，可选择营养科就诊。

（5）慢性疾病导致的活动过少，甚至长期卧床，如慢性阻塞性肺病、慢性肾脏病、糖尿病、心血管疾病等，可选择相应专科就诊，也可选择老年病门诊就诊。

（6）恶性肿瘤引起的肌肉消耗和无力，可选择肿瘤科就诊。

## 30. 老年人健忘、迷路看什么科？

随着年龄的增长，多种原因包括正常的老年性衰退及一些潜在的疾病均可致使老年人遭遇健忘、迷路的问题。

老年人健忘指的是记忆力减退，难以回忆新学到的事物或过去的事件，轻度表现为偶尔忘记姓名或约定，重度可表现为无法识别亲人或忘记重大生活事件。

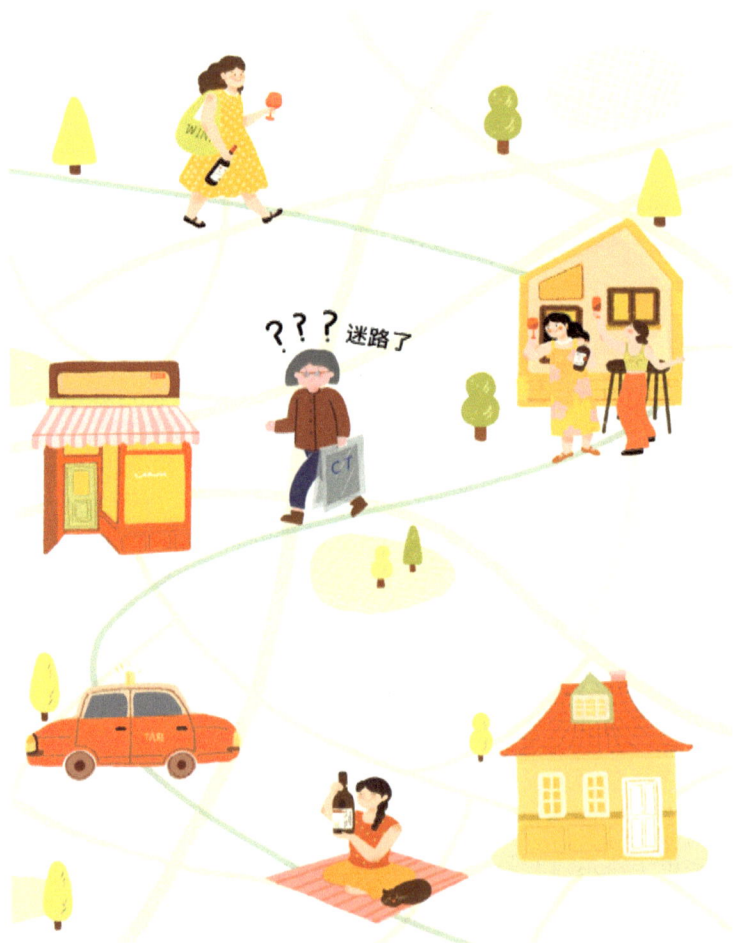

迷路是空间定向能力受损或认知功能下降的表现，在熟悉或不熟悉的地方失去方向感，难以找到回家的路或识别地标。

健忘和迷路的病因包括生理性健忘、轻度认知功能障碍、痴呆等，往往需要综合的评估，包括详细的病史询问、认知功能测试、心理评估及必要的检查。根据伴发症状，选择就诊科室的建议如下。

（1）主要表现为记忆力减退、迷失方向、情绪波动等症状。随着病情的进展，患者可能出现语言障碍、失去生活自理能力等严重症状，最常见于阿尔茨海默病，可选择神经内科就诊。

（2）伴有头痛、头晕、恶心、呕吐等症状。伴或不伴出现肢体无力、感觉异常、语言障碍等局灶性神经功能缺损表现，常见于脑血管性痴呆，如脑梗死、脑出血，可选择神经内科或神经外科就诊。

（3）伴有静止性震颤，通常由一侧上肢远端开始，伴或不伴肌强直、活动迟缓、步态障碍等，常见于帕金森病，选择神经内科就诊。

（4）伴有记忆、语言、和视觉障碍，可有真性视幻觉，部分患者出现舞蹈样动作、晕厥等，常见于路易体痴呆，可选择神经内科就诊。

（5）伴有易激动、神经过敏、心动过速、食欲亢进，常见于甲状腺功能亢进；伴有疲乏、迟缓、行动力减低、心率减缓、厌食等，常见于甲状腺功能减退。均可引起健忘、迷路等精神症状，可选择内分泌科就诊。

（6）伴有呼吸困难、长期慢性肺部感染者，常见于慢性阻塞性肺炎或慢性支气管肺炎导致的慢性脑缺氧，可选择呼吸内科就诊。

（7）伴有舌炎、贫血、皮肤对称性色素沉着等症状，常见于维生素 $B_{12}$ 缺乏症，可选择营养科就诊。

## 31. 老年女性尿失禁要看哪个科？

尿失禁，即尿液不自主地流出体外，无法受到个体意志的控制。尿失禁主要发生机制包括尿道括约肌受损、逼尿肌功能异常、括约肌和逼尿肌功能协同失调、膀胱膨出等。其表现可分为持续性尿失禁、间歇性尿失禁、急迫性尿失禁、压力性尿失禁。老年女性尿失禁特指发生在老年女性群体中的这一症状，是老年医学中常见的泌尿系统问题之一。随着年龄的增长，身体机能的衰退及多种慢性疾病的影响，老年女性尿失禁的发生率逐渐上升，严重影响了患者的生活质量。

根据既往病史，伴发症状，选择就诊专科的建议如下。

（1）伴有阴道、子宫、或其他盆腔器官脱垂，或膀胱膨出者，可选择妇科或泌尿外科就诊。

（2）伴有尿急、尿频、尿痛等症状，伴或不伴血尿或脓尿，常见于泌尿系统感染，如膀胱炎、肾盂肾炎等，可选择泌尿外科就诊。

（3）伴有神经系统疾病病史者，如脑血管意外、帕金森病，这些疾病会影响神经对膀胱和尿道的控制，导致尿失禁，可选择神经内科就诊。

（4）伴有尿频、尿急、夜尿、排尿困难、尿潴留，同时伴有便秘、大便失禁、会阴部感觉减退等症状，常见于神经源性膀胱，可选择泌尿外科就诊。

（5）伴有多饮、多食、多尿、体重减轻者，常见于糖尿病引起的神经损害，导致括约肌失控或逼尿肌与括约肌不协调造成尿失禁，可选择内分泌科就诊。

（6）伴有慢性咳嗽、气促，多见于肺部阻塞性疾病所造成腹腔内压力过高导致的尿失禁，可选择呼吸内科就诊治疗原发疾病。

## 32. 男科门诊是性病门诊吗？

在现代医学体系中，男科门诊与性病门诊虽均涉及男性健康问题，但两者的诊疗范围和服务对象存在显著差异。男科学是研究男性生殖系统结构与功能的一门学科，内容包括男性生殖系统结构与功能、男性生殖与病理、男性不育与节育、男性性功能障碍、男性迟发性性腺功能障碍和男性生殖系统疾病。它涵盖了男性从青春期到老年的各个阶段，涉及生理、心理及社会等多方面的健康问题。男科门诊不仅提供疾病的诊断和治疗，还致力于男性健康教育和预防保健工作。

性病门诊专注于性传播疾病的诊断、治疗。性传播疾病是通过性接触、类似性行为及间接接触传播的一组传染性疾病。常见的性病包括梅毒、淋病、非淋菌性尿道炎（如沙眼衣原体感染）、尖锐湿疣、生殖器疱疹和艾滋病等。性病门诊除了提供疾病的诊断和治疗，还承担着性病预防、宣传教育及高危人群的行为干预等公共卫生职能。

男科门诊和性病门诊在某些方面存在交集，比如都可能涉及尿道炎、前列腺炎等疾病的诊断和治疗，但它们的侧重点有显著的不同。男科门诊更注重男性生殖系统和泌尿系统的全面健康，包括生理功能、心理健康和社会适应能力等方面；而性病门诊则专注于性传播疾病的防控和治疗。在实际医疗服务中，男科门诊和性病门诊可能存在于同一医疗机构内，也可能分属不同的专科医院或科室，患者在选择就诊时，应根据自身症状和需求，选择适合的门诊。

## 33. 足部溃烂看哪个科？

足部溃烂，通常指的是足部皮肤或组织由各种原因导致的破损、糜烂或坏死现象，是一种常见的足部健康问题，不仅给患者带来身体上的痛苦，还可能影响其日常生活和工作。这种溃烂可能是表浅的，仅涉及皮肤表层，也可能是深层的，影响到皮下组织，甚至骨骼。表浅的足部溃烂可仅带来日常生活的不便，愈合率高；但如果病情进展，影响到深层或骨骼的足部溃烂，则可导致局部的严重缺血与感染，可能需要截肢治疗；在合并全身感染或炎症反应情况下，甚至可造成患者的死亡。足部溃烂的形成往往与血液循环障碍、神经受损、感染、外伤等多种因素有关。

根据足部溃烂的诱因、既往病史及伴随症状，选择就诊专科的建议如下。

（1）足部溃烂伴有皮肤色泽苍白或发绀，疼痛剧烈，既往常出现间歇性跛行、静息痛等下肢缺血症状，常见于动脉硬化、血栓闭塞性脉管炎等血管疾病引起；或伴有下肢静脉血管迂曲凸起，局部皮肤萎缩、脱屑、色素沉着或湿疹等，常见于下肢静脉曲张。以上疾病均可选择血管外科就诊。

（2）伴有足部麻木、刺痛、感觉减退等神经症状，以及皮肤苍白、发绀、水肿等血管症状，既往有多饮、多食、多尿及消瘦或明确的糖尿病病史，常见于糖尿病足，是长期高血糖状态，导致神经受损和血管病变，从而引发足部溃烂，可选择内分泌科就诊。

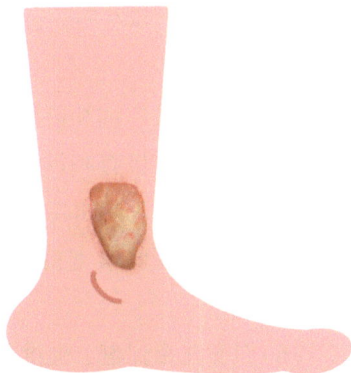

（3）伴有足部瘙痒、脱屑、水疱，或红肿、疼痛、脓液渗出等，常见于真菌、细菌等微生物感染，可选择皮肤科就诊。

（4）由外伤直接导致的足部皮肤和组织破损，伴或不伴骨骼受损，可选择骨科、整形外科就诊。

（5）伴下肢运动障碍、感觉异常等，常见于有脊髓损伤病史的患者，患者无法感知足部的刺激和损伤，从而容易发生足部溃烂，可以考虑就诊康复医学科。

## 34. 全科医学门诊所有病都能看吗？

全科医学，是医学领域的一个重要分支，在现代医学领域中扮演着非常重要的角色，是一种注重整体性、连续性和人文关怀的医学专科。不同于专科门诊专注于某一特定领域的疾病诊断和治疗，而全科医学门诊则更像是一位全面的健康守门人，能够处理多种常见疾病和健康问题。全科医学强调的是"全人"医疗，即在考虑患者的生理、心理、社会和环境因素的基础上，提供全面的医疗关怀。它涵盖了从儿童到老年人的各个年龄段，以及从预防保健到疾病管理的全方位服务。

具体来说，全科医生可以处理的情况如下。

（1）常见病、多发病的预防、诊断和治疗：如呼吸道感染、心血管疾病、消化系统疾病等。

（2）提供健康咨询和健康教育：帮助患者建立健康的生活方式。

（3）进行健康检查和健康风险评估：及时发现潜在的健康问题。

（4）慢性病管理：如高血压、糖尿病、慢性呼吸系统疾病的长期管理。

（5）提供心理健康支持：心理咨询、轻度焦虑、抑郁等心理问题进行初步评估和指导。

（6）妇女儿童保健：提供孕期咨询、儿童生长发育监测等服务。

（7）协调和管理患者的医疗资源：确保患者得到全面、连续和有效的医疗服务。

（8）紧急医疗响应：在紧急情况下，提供初步医疗援助。

　　尽管全科医学门诊服务范围广泛，但仍存在一定局限性。它具备处理多种疾病和健康问题的能力，但对于某些复杂、严重或需要高度专业化及特殊医疗资源的疾病，可能无法提供最佳的诊断和治疗方案。在这种情况下，全科医生需要将患者转诊至疾病相关的专科门诊或专业医疗机构。

# 第 二 章

# 诊中篇

# 第一节　检查/检验须知

## 1. 为什么医生要开检查检验项目？

在医疗实践中，医生开具检查检验项目是诊断和治疗过程中经常见到的一环，即使医生已经初步判断了患者所患疾病，仍然不会省略这一步骤。这引起了部分患者的疑虑，不明白为何在已经有所诊断的情况下，还需要进行额外的检查。为了消除患者的疑虑，下面列举了几个医生开具检查检验项目的关键原因。

（1）确诊疾病：不同疾病可能表现出相同的症状，如呼吸道感染都可能出现咳嗽、发热、鼻塞等。通过呼吸道病原学检查，可以明确具体感染类型，从而指导用药。

（2）评估疾病严重程度：如肿瘤患者进行影像学检查，评估病灶周围组织、淋巴结及全身受累及情况，来进行治疗方案的制定。

（3）监测治疗效果：在治疗过程中，定期进行相关检查检验可以帮助医生了解治疗效果。例如，糖尿病患者需要定期监测血糖水平，以调整胰岛素剂量。

（4）预防并发症：某些检查检验项目可以预防或早期发现并发症，对于长期使用某些药物的患者，如抗凝药物，定期的凝血功能检查可以预防出血风险。

（5）个体化治疗：检查检验可以帮助医生了解患者的个体差异，从而提供个性化的治疗方案。例如，基因检测可以揭示患者对某些药物的代谢能力，指导医生选择更合适的药物和剂量。

## 2.进行 X 线检查需要注意哪些事项?

当 X 线穿过人体不同组织时,各组织对 X 线的吸收程度不同,在胶片或数字成像系统上形成不同密度的影像,其广泛应用于各种疾病的诊断,如骨折、肺炎、肿瘤等。了解常见 X 片检查的注意事项,有助于提高检查的准确性和安全性。

(1)检查前准备。

①去除金属物品:金属物品会在影像上形成阴影,影响诊断结果。

②穿着适当衣物:患者宜穿着宽松、无大纽扣的衣物,女性建议穿着无钢圈内衣,有时可能需要更换医院提供的检查服。

③告知医生相关信息:如有怀孕、过敏史、近期手术或其他特殊情况,应事先告知医生。

(2)检查中配合。

①保持静止,避免成像模糊。

②听从医生的指令,采取正确的体位和姿势,获得有效的图像

③检查过程中,非检查部位可采取适当防护,如使用铅裙来保护生殖器官等。

(3)检查后的注意事项。

①等待报告解读:成像后影像科或专科医生需要仔细阅片,以决定下一步治疗策略。

②关注身体反应:极个别患者可能会出现轻度不适,如恶心、头痛等。这些症状通常很快就会消失,若持续不适,应及时就医。

③妥善保存好相关资料,以备后续复查或转诊需要。

## 3.X 线检查对身体有伤害吗?

X 线是一种电磁辐射,具有一定的能量,拥有比较强的穿透能力。它在穿透人体组织时,会与组织中的原子和分子发生相互作用,从而导致部分能量被

吸收。这种吸收作用正是 X 线成像的基础。在 X 线检查过程中，人体会暴露在一定剂量的 X 线下。医学影像检查的辐射剂量通常以希沃特(Sv)为单位。在正常生活中，自然背景辐射(如宇宙射线、地球辐射)每年对人类的影响约为 0.0024 Sv，以此为对照，最为常见的一次普通的胸部 X 线检查的辐射剂量约为 0.0001 Sv，因此，单次 X 线检查存在的风险是可控的。除此之外，在特定条件下，如孕妇、儿童，或需要频繁进行 X 线检查的患者，如癌症治疗中的放疗，辐射剂量会显著增加，这时风险评估和防护措施就显得尤为重要。为了降低 X 线检查的风险，医疗专业人员会采取一系列的措施，尽可能降低风险。

（1）最小化原则：在不影响诊断效果的情况下，尽量减少 X 线的使用，或满足条件者用超声替代。

（2）保护敏感部位：检查过程中的非检查部位使用防护装置。

（3）设备的维护与调校：应用先进的定位技术，减少辐射量，并维护以保证准确性和安全性。

（4）提高公众认知：通过科普教育，提高公众对 X 射线危害和防护措施的认识。

## 4. 做胸部和腹部 X 线检查需要注意什么?

胸部 X 线片，俗称胸片，主要用于评估：①心血管系统，如心影增大；②呼吸系统如肺部阴影、积气或积液，以及胸廓如肋骨；③胸椎病变等。腹部 X 线，主要显示腹部脏器，可用来探寻腹痛、腹胀、恶心、呕吐的原因，观察腹内是否有高密度物或钙化灶，观察膈下是否有游离气体或肠腔气液平面，明确女性宫内节育器情况，结合造影剂观测消化道肿块或炎症。以下是这两项检查的注意事项。

（1）胸部 X 线检查的注意事项。

①穿着宽松、无金属物品、大纽扣的衣物，女性建议穿着无钢圈内衣。

②女性患者应确保未处于妊娠状态，女性哺乳期、男女性备孕期不适宜进行 X 线检查。

③检查目的决定了患者姿势体位的摆放，检查过程中需配合医生要求。

④拍摄过程中尽量保持身体静止，平静呼吸，如医生要求憋气数秒，应积

极配合,以获取良好成片质量。

⑤拍摄后如有不适,请及时向医生反映,除病情需要,短期内避免高频率做 X 线检查。

(2)腹部 X 线检查的注意事项。

①衣物穿着及身体准备同胸部 X 线检查。

②按医生要求摆好体位,通常会依据检查目的来摆出不同的拍摄体位,如站立位及卧位,拍摄中如有需要,必须听从医生指令,改变拍摄体位。

③需要做消化道造影检查的患者,按医生要求提前服用造影剂,部分患者需要钡剂灌肠,灌注过程中尽量放松,若感到腹胀、腹痛须及时告知操作医生。

④做消化道造影检查的患者,可能会出现腹胀的症状,一般排空造影剂后可好转,如无好转迹象或腹痛、腹胀加重,请及时向医生反映。

## 5. 做 MRI 检查要注意什么?

MRI 是一种利用强磁场和无线电波提供身体内部解剖结构高分辨率图像的医学成像技术,它对于诊断各种疾病,如脑部疾病、肌肉骨骼疾病、内脏器官疾病等具有重要价值。然而,由于其特殊的成像原理和工作环境,进行 MRI 检查时需要患者注意如下重要事项。

(1)去除金属物品:MRI 设备工作时可造成一个强磁场环境,任何金属物品都可能被吸引并飞入磁体中,造成人员或者设备的严重损害。因此,患者在检查前必须去除所有金属物品,包括首饰、硬币、钥匙、手机、磁卡等。此外,一些含有金属成分的衣物,如带有金属拉链或金属纽扣的衣物,也应更换。

(2)告知医生个人信息:在预约 MRI 检查时,患者应详细告知医生自己的病史、用药史和特殊既往史,特别是对于一些体内植入金属器械(如心脏起搏器、人工关节等)的患者,MRI 检查可能是禁忌的。

(3)饮食和药物准备:一般情况下,无须特殊注意,腹部和盆腔的检查,医生可能会要求空腹或服用特定的药物减少肠道蠕动。

(4)保持静止:MRI 检查需要患者保持长时间的静止不动。任何微小的移动都可能导致影像模糊或伪影产生,影响诊断的准确性。

(5)MRI 机器在运行时会产生较大的噪声,检查室内空间相对封闭,患者可以要求使用耳塞或听音乐来减轻不适，如仍难以忍受，应示意操作人员立刻停止检查。

（6）MRI 不涉及辐射，因此没有辐射风险，但在怀孕的前 3 个月，除非绝对必要，否则应避免进行 MRI 检查，极少数患者可能会对使用的对比剂产生过敏反应，若检查后有不适感，应立即就医。

## 6. 做颅脑 CT 检查的注意事项有哪些?

颅脑 CT 是一种利用 X 射线和计算机技术对脑部进行成像的医学检查，它对于快速诊断脑部疾病、损伤、出血和其他异常情况具有不可替代的作用。由于颅脑结构的复杂性和 CT 检查的特殊性，患者在接受检查时需要注意的事项如下。

（1）告知相关信息：在预约 CT 时，患者或家属应配合回答或主动提供给医生详细的病史、过敏史、用药情况等信息。这些信息对于医生评估检查的适宜性和安全性至关重要。

（2）饮食与药物准备：大多数颅脑 CT 检查不需要特殊的饮食准备，但患者仍需遵循医生的指导，特别是在需要观察特定病变或血管情况时。此外，患者应提前告知医生正在服用的药物，特别是可能影响检查结果的药物，如镇静药、抗凝剂等。

（3）服饰准备：患者应选择宽松、舒适的衣物，检查前，必须去除头部和颈部的所有金属饰物，如耳环、项链、发夹等。这些金属物品会在 CT 扫描时产生伪影，干扰医生对图像的解读。

（4）保持静止：尽管检查时间远短于 MRI，但任意移动都可能导致图像模糊或伪影产生。因此，患者应尽量放松身体，避免不必要的移动，同时配合医生指令，如调整呼吸、保持特定姿势等。

（5）关注身体反应：如果患者在检查过程中感到不适，应立即向操作人员示意，如使用了对比剂，应在使用后观察是否有过敏反应，如皮疹、呼吸困难等。如果出现这些症状，应立即就医。

### 7. 做胸腹、盆腔、脊柱、四肢、脊髓等部位 CT 检查的注意事项有哪些?

尽管检查部位有区别,但有部分注意事项属于 CT 检查的通用注意事项,有些属于特殊注意事项。

(1)通用注意事项。

①穿着宽松、舒适的衣物,以便于检查时体位的摆放。

②如有怀孕、哺乳、过敏特别是碘剂过敏或其他特殊情况,请提前与医生沟通。

③所有部位的检查均应去除身上的金属物品,避免金属伪影干扰成像质量。

④检查过程中,配合医生或操作员的指令,如保持特定体位、深吸气或深呼气状态等。

(2)特殊注意事项。

①胸部 CT:需要呼吸训练,学会在短时间内屏气,以获得高质量成像。

②腹部 CT:通常需要空腹 4~6 个小时,避免食物残渣干扰。

③盆腔 CT:检查前多喝水充盈肠道或膀胱,成像后利于观测;如钡剂造影后行 CT 检查,需排空钡剂后再行 CT 检查。

④四肢 CT:避免剧烈运动影响骨骼肌肉状态,可能需采取特定体位。

⑤脊柱、脊髓 CT:保持静止,可能采取仰卧或俯卧位置,以便于脊柱的观察。

### 8. 做 SPECT 检查的注意事项有哪些?

SPECT(单光子发射计算机断层扫描)是一种核医学成像技术,它能够通过将放射性药物(示踪剂)引入体内,使用特殊成像设备,检测体内放射性核素发射出的伽马射线,来评估身体器官的功能和血流情况。这种技术对于诊断多种疾病,尤其是心脏、脑部和肿瘤相关疾病具有重要意义。由于原理的特殊性,进行 SPECT 检查时需要患者注意一系列事项。

(1)在预约 SPECT 检查前,应详细同医生沟通,告知医生个人史、既往史、药物过敏史，特别是对放射性药物或造影剂的过敏反应。这有助于医生整体评估患者状况，并选择合适的放射性药物。

（2）穿着宽松、舒适的服装，避免穿着紧身衣物导致活动受限。与 MRI 检查类似，SPECT 检查也要求患者去除身上的所有金属物品，包括首饰、硬币、钥匙等，金属物品可能会干扰图像的清晰度。

（3）根据检查的类型和部位，医生可能会给出特定的饮食和药物指导。例如，某些心脏 SPECT 检查可能要求患者在检查前进行特定的饮食或停止服用某些药物，患者应严格遵守医生的指导。

（4）SPECT 检查通常需要注射一种在体内特定部位聚集含有放射性核素的药物。因为要等待放射性药物在体内分布并达到稳定状态，检查需要一定的时间，在检查过程中尽量放松身体，避免不必要的移动，减少图像模糊和伪影生成。

（5）完成检查后，患者需要在医院休息一段时间，以确保没有不良反应。检查后通常可以正常饮食和活动，若使用了特定类型的放射性药物，医生可能会给出特定的饮食和活动限制。检查完成后在 24 小时内，避免接触孕妇和儿童，以减少他们对放射性物质的暴露。

## 9. 做钼靶 X 线乳腺检查的注意事项有哪些？

钼靶 X 线乳腺检查是一种重要的乳腺癌筛查工具，它通过低剂量 X 射线技术，能够清晰显示乳腺组织结构，检测到微小的钙化点和肿块，对于早期发现乳腺癌具有显著的诊断价值。为保障检查效果，在进行钼靶 X 线乳腺检查前，需要了解并遵循一些注意事项。

（1）最佳检查时间是女性在月经周期后一周左右，此时，乳腺组织受激素影响较小，处于相对静止状态，有利于发现潜在的异常病变。

（2）患者应选择宽松、易脱的衣物，避免金属部件，避免在乳房区域使用任何化妆品、护肤品或粉末。

（3）告知医生完整的乳腺病史，包括以往的乳腺疾病、手术史、是否有家族史等。除非医生有特殊的要求，否则避免服用可能影响乳腺的药物，饮食方面无特殊限制。

（4）在检查过程中，患者应保持静止不动，尤其是胸部区域，尽量保持平静的呼吸状态。医生在进行钼靶 X 线乳腺检查时，会根据需要调整患者的体位，乳腺也会被压迫以保持稳定，这可能会带来一些不适感，但它是获取高质量图像的必要步骤，患者需忍耐及配合。

（5）钼靶 X 线乳腺检查安全性较高，但个别患者可能会出现轻度不适或过敏反应。若被检者出现任何不适症状，如乳房疼痛、皮肤红肿等，应及时就医并告知医生自己的检查史和症状表现。

## 10. 做甲状腺摄碘–131 试验的注意事项有哪些？

甲状腺摄碘–131 试验是一种常用的甲状腺功能检查方法，通过测量单位时间内甲状腺对放射性碘的吸收量，可以了解甲状腺的功能状态，对于诊断甲状腺疾病具有重要价值。由于该检查涉及放射性物质，患者在接受检查时需要注意一系列事项，以确保检查的安全性和准确性。

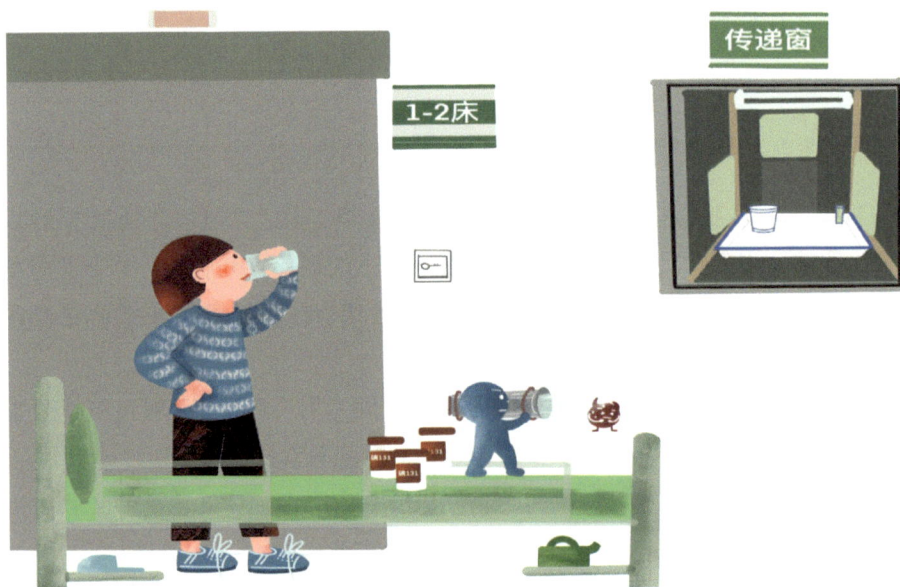

（1）检查前2~4周，患者应避免食用富含碘的食物，如海带、紫菜、海产品等，含碘的药物和抗甲状腺药物、甲状腺激素等药物应遵循医嘱停用一段时间，避免在检查前进行增强CT或其他造影类检查，因其使用的对比剂中含碘，可能对结果产生干扰。

（2）预约检查时，患者应详细告知医生自己的病史、过敏史、用药情况等，以便医生评估检查的适宜性和安全性。

（3）孕妇和哺乳期妇女应避免进行此项检查，因为放射性物质可通过胎盘屏障和由乳汁分泌，能对胎儿或婴儿造成影响。

（4）检查过程中，避免说话、咀嚼等动作，避免触碰颈部，在医生的指导下，调整合适的体位。

（5）检查后1~2周内，患者应避免与孕妇、儿童等敏感人群密切接触，以减少辐射对他人的影响，多饮水，促进碘-131的排泄，并关注自身，若出现不适或过敏症状，及时就医并告知自己的检查史。

## 11. 做超声检查的注意事项有哪些?

超声检查，作为现代医学中常见的无创性检查手段，它通过超声波的反射和传播来显示人体内部的结构和动态，广泛应用于腹部、颈部、妇科、产科、心血管等多个领域，为医生提供重要的诊断依据。由于其对软组织和肌肉显像良好，对骨骼的穿透性较差，现象差，且气体对其干扰性强，为了确保检查的准确性，需在检查前了解一部分注意事项。

（1）检查时应穿着宽松、舒适的衣物，以便在需要时能够方便地暴露检查部位。避免穿着紧身衣物或带有金属装饰的衣物。

（2）通常没有药物的特殊准备。根据检查部位的不同，检查前的饮食结构应遵医嘱进行特定的调整，例如，腹部超声检查肝脏、脾脏、胆囊、胰腺等部位，通常需要空腹以减少胃肠道气体的干扰，而如果是盆腔器官的检查，如妇科或产科超声等，则需要憋尿充盈膀胱，以获得更好的观察效果。

（3）向操作医生提供完整的病史信息，有助于医生了解病情，利于做出更准确的判读。

（4）检查过程中配合医生暴露检查部位，调整呼吸，保持特定姿势等，避免因自身活动导致无法获取清晰、准确的图像。

（5）超声是无创检查，但由于其工作机制，操作医生通常会将超声探头紧压被检处或涂抹耦合剂以利于观测，如有不适或检查后出现皮肤红疹、瘙痒等耦合剂过敏现象，请及时与医生沟通。

## 12. 做心血管超声检查的注意事项有哪些?

心血管超声检查，也被称为超声心动图，是一种无创性的医学检查方法，通过超声波的反射和传播来观察心脏和血管的结构、功能及血流情况。这项检查对于诊断心脏病、血管疾病及评估治疗效果具有重要意义。心血管超声有两种检查方式，最常用的是经胸心脏超声检查，另一种是经食管超声心动图检查，将超声探头送至食管内，更为毗邻心脏，其图像准确度和敏感性均高于经胸心脏超声检查。由于本检查的无创性和即时性，是心脏疾病最常用的检查方式之一，因此，了解其注意事项是十分重要的。

（1）通常心血管超声检查无须特殊饮食准备，但建议患者在检查前保持正常饮食，避免过饱或过饥。如拟行经食管超声检查，医生可能会要求患者空腹。

（2）穿着宽松衣物，经胸心脏超声检查需暴露胸部，女性在夏天时应避免穿连衣裙等类似衣物。

（3）检查前应避免剧烈运动，确保心脏处于相对平静状态，如为药物负荷或运动负荷基础上的检查，请遵循医嘱。

（4）主动告知医生病情和检查目的，配合医生检查体位，保持身心放松，以获取最佳的检查效果。

（5）心血管超声检查是一种相对安全的检查方法，但若极个别患者出现不适或皮肤耦合剂过敏反应，应及时报告医生。

## 13. 介入性超声是什么?

介入性超声（interventional ultrasound，IVUS）也称为超声介入或介入超声学，是将实时超声成像技术与介入穿刺技术相结合，使得临床医生在不开刀的

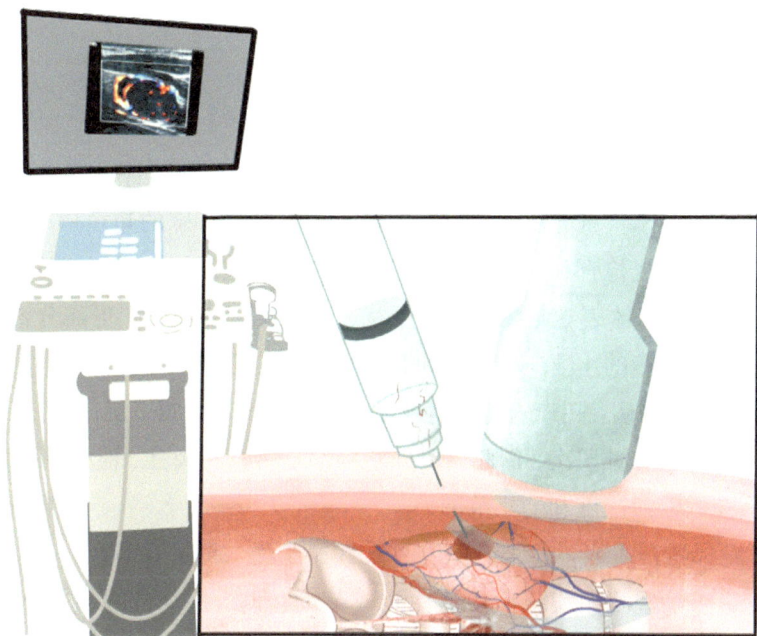

情况下，对患者进行诊断或治疗。简单来说，即将超声技术当成眼睛，而穿刺针或其他介入设备替代手术刀来完成各种操作。介入超声主要的应用包括以下几个方面。

（1）活检：在明确疾病性质时，通过介入超声的技术，将穿刺针送至病灶，如肝、肾、甲状腺、乳腺、肿瘤等，获取标本进行活检，提供客观的诊断依据。

（2）引流：体腔内或深部的囊肿、脓肿等疾病，常规体表切开引流难以到达，通过介入超声技术，穿刺至病灶处引流，减轻症状，常见于卵巢囊肿、胆道引流、胰腺假性囊肿穿刺等。

（3）治疗：对于深部的病灶，超声引导下建立穿刺通道，除了可以引流，还可以通过通道进行注射药物，或射频消融、微波消融的技术进行局部治疗，如慢性疼痛的患者局部药物注射、栓塞的血管局部溶栓、肝癌患者进行射频或微波消融等治疗。

与传统开放治疗相比，超声介入具有自身的优势：创伤小，恢复快；定位准确，显示结构清晰，可避开重要结构，安全性高；实时观测，可以随时根据治疗反应调整策略。这项技术的存在为医生提供更加便捷、高效和安全的诊断和治疗手段，造福更多的患者。

## 14. 超声内镜是检查什么?

超声内镜(endoscopic ultrasonography,EUS),是一种结合了内镜技术和超声成像的先进医学检查方法。通过在内镜的镜头安装特殊的超声探头,使得内镜同时具备了目视检查和超声检查的能力。由于将超声探头直接置放到目标的毗邻位置,减少了体表观测中路径的干扰,可以实现更精准、更高分辨率的实时成像。超声内镜的主要应用范围包括以下几个方面。

(1)消化道疾病:超声内镜可清晰显示包括黏膜、黏膜下层、肌层、浆膜层在内的消化道的管壁层次,借此可以判断局部是否存在炎症、溃疡、肿瘤病变,并评估病变的浸润深度和受累范围。

(2)毗邻器官病变:毗邻消化道的器官如胆囊、胰腺等器官,通过超声内镜,医生可直接观测如胰腺病变的性质或范围、胆道疾病的性质、梗阻情况,判断是结石、炎症、或恶性变。或同时利用前文所述介入超声技术,通过超声引导胆管或胰管的穿刺引流。

(3)周围结构探查:超声内镜还可以对消化道周围的淋巴结和体腔内血管进行检查。通过观察淋巴结的大小、形态和血流情况,医生可以判断是否存在淋巴结转移或淋巴瘤等病变。同时,体腔内血管距离体表较远,超声内镜还可以透过消化道直接检测毗邻血管的通畅性和血流速度,评估是否存在血管狭窄、血栓形成等病变。

## 15. 如何做好泌尿道造影检查?

泌尿道造影检查(urography)是一种利用 X 射线和对比剂来评估泌尿系统结构和功能的医学检查方法。它可以帮助医生诊断泌尿道的疾病,如肾结石、肿瘤、感染、先天性异常等。对比剂的注入有多种方式,包括静脉注入、逆行肾盂造影、顺行肾盂造影、膀胱注入、尿道造影、精囊造影、淋巴造影、肾动脉造影、数字减影血管造影等,因此,提前明确注意事项方能做好泌尿道造影检查。

(1)在检查前 1~2 天,患者通常需要调整饮食,减少高纤维、易产气食物的摄入,减少肠道内气体对造影的干扰,检查前 6~8 小时,依据医生要求,需要一定程度的空腹。

（2）穿着宽松、舒适、易于穿脱的衣物，必要时可能需要暴露身体相关部位。

（3）告知医生自己详细病史，包括过敏史、用药史及相关手术史等。

（4）检查中，注射造影剂或进行成像时，保持静止不动。

（5）配合医生指令，如呼吸控制、体位调整，或是按医生要求在 X 射线机下排尿，以观察尿路情况。

（6）注入造影剂到完成需要的成像可能需要一段等待时间，过程中若有不适，请及时同医生沟通。

（7）检查后，患者应注意自我观察，以防出现对比剂过敏反应。检查后建议多饮水以帮助排出对比剂。

## 16. 肺功能检查是什么？

肺功能检查（pulmonary function test，PFT）是一种通过专业仪器设备来评估和了解呼吸系统功能状态，以用于评估肺部健康状况的医学检查方法。呼吸系统包括鼻腔、咽喉、气管、支气管和肺等器官，是人体进行气体交换的重要系统。肺功能检查能够测量肺部的通气功能、换气功能及呼吸道的通畅程度，对于评价呼吸系统生理功能的质与量、研究疾病的发病机制、诊断呼吸系统疾病、评估疾病严重程度、判断疾病的治疗效果、劳动力的鉴定、胸腹部大手术的耐受性评估都具有重要意义。肺功能检查包括如下内容。

（1）通气功能检查：是最基本的呼吸功能检查项目，通气功能检查主要测量肺部的通气量和通气速度及其影响。

（2）换气功能检查：血中的二氧化碳通过弥散排到肺泡内，呼吸系统吸入外界的氧气进入到肺泡后通过毛细血管进入血液循环，这个过程称为"换气"，也称为"内呼吸"。换气功能检查主要评估肺部气体交换的效率。

（3）小气道功能检查：小气道是指吸气状态下内径≤2 nm 的细支气管，是许多慢性阻塞性肺疾病早期容易受累的部位。小气道功能是评估区域性肺功能的重要组成部分，早期病变临床上无任何症状或体征，需特殊肺功能测定方法测出。

(4)血气分析：即血液气体分析，可了解氧气的供应及酸碱平衡状况，也是侧面反映肺功能。

## 17. 哪些人需要做肺功能检查？

如上节所述，肺功能检查在呼吸系统疾病的诊断、治疗、评价、康复过程中具有重要作用。常见的需要做肺功能检查的人群如下。

(1)有呼吸道症状的患者：如咳嗽、咳痰、喘息、胸闷等。

(2)长期接触粉尘、有害气体等职业暴露人群：煤矿、粉尘车间作业工人等，以监测和预防职业病。

(3)疑似呼吸系统疾病的患者：哮喘、COPD、间质性肺疾病、咳嗽变异性哮喘等。

(4)需要评估呼吸系统功能状态的患者：如手术前评估、康复治疗评估等。

为保障肺功能检查结果准确，检查前应注意以下事项。

(1)主动向医生提供完整的医疗史，包括个人史、工作史、吸烟史、既往肺部疾病史等，以便医生评估是否需要调整检查计划。

(2)若正在使用药物，如支气管扩张剂、抗组胺药等，需提前告知医生以决定是否停用。某些药物可能影响肺功能测试的结果，某些肺功能检查也可能在检查中应用某种药物，如支气管激发试验。

(3)穿着舒适、宽松衣物，避免胸廓受限。

(4)大多数肺功能检查均无禁食要求，但如果检查包括胃食管反流的评估，可能需要空腹，可于预约前询问清楚。

(5)检查前应避免剧烈运动。

(6)检查中配合医务人员的指导，可能需要特定方式呼吸，如深呼吸、快速呼吸等，为确保某些结果准确，部分测试可能会反复进行。

## 18. 肺容量测定参考值有哪些？

肺泡内含气量受胸部与肺回缩或扩张的影响，发生相应的改变，可以形成四种基础肺容积和四种基础肺容量。肺容量与体表面积、性别、年龄有关，其大小对气体交换有影响。肺容量主要测定指标及参考值如下。

（1）潮气容积：是指平静呼吸时，一次呼出或吸入的气体容量。正常成年人的潮气量为 500 mL 左右，受呼吸肌功能影响较大。

（2）补呼气容积：指平静呼气末，再尽力呼气所能呼出的气体量。正常成年人的补呼气量参考值：男性（1609±492）mL、女性（1126±338）mL。

（3）补吸气容积：指平静吸气末，再尽力吸气所能吸入的气体量。正常成年人的补吸气量参考值：男性约 2160 mL、女性约 1400 mL。

（4）深吸气量：指平静呼气末尽最大力量吸气所吸入的气体容量。正常成年人的深吸气量参考值：男性（2617±548）mL、女性（1970±381）mL。

（5）肺活量：指尽力吸气后缓慢而又完全呼出的最大气体容量。正常成年人的肺活量参考值：男性（4217±690）mL、女性（3105±452）mL。

（6）功能残气量：指平静呼气末肺内所含气体容量。正常成年人的功能残气量参考值：男性（3112±611）mL、女性（2348±479）mL。

（7）残气量：指最大呼气末肺内所含气体容量。正常成年人的残气量参考值：男性（1615±397）mL、女性（1245±336）mL。

（8）肺总量：指最大限度吸气后肺内所含气体容量。正常成年人的肺总量参考值：男性约 5020 mL、女性 3460 mL。

## 19. 通气功能测定参考值有哪些?

通气功能又称为动态肺容积，是指单位时间内随着呼吸运动进出肺的气体量和气体流速。通气功能测定是肺功能测定的基本内容，也是临床判断阻塞性通气功能障碍和限制性通气功能障碍的方法之一。通气功能主要测定指标及参考值如下。

（1）每分钟静息通气量：潮气容积与每分钟呼吸频率的乘积，即静息状态下每分钟呼出气的量。正常成年人参考值：男性（6663±200）mL、女性（4217±160）mL。

（2）最大通气量：指 1 分钟内以最快的呼吸频率和最大的呼吸幅度呼吸所得的通气量。正常成年人参考值：男性（104±2.71）L、女性（82.5±2.17）L。

（3）用力肺活量：指尽力最大吸气后，尽力尽快呼气所能呼出的最大气量。通常测定指标为第 1 秒用力呼气容积，即指尽力最大吸气后，第 1 秒内所能呼出的气体容积；以及一秒率，即第1秒用力呼气容积与用力肺活量的比值。正常成年人的参考值：男性(3179±117)mL、女性(2314±48)mL，一秒率>80%；

(4)最大呼气中段量：指根据用力肺活量曲线计算得出的用力呼出25%~75%的平均流量。正常成年人的参考值：男性(3452±1160)mL/s、女性(2836±946)mL/s。

(5)肺泡通气量：指安静状态下每分钟进入呼吸性细支气管及肺泡与气体交换的有效通气量。按正常成年人500 mL的潮气容积计算，去除150 mL的无效容积，每分钟正常呼吸频率按15次计算，则肺泡通气量约为5.25 L/min。

## 20. 做纤维支气管镜检查患者的注意事项有哪些？

纤维支气管镜检查(fiberoptic bronchoscopy)是一种通过将细长、柔软的光导纤维支气管镜插入气管、段支气管、亚段支气管，以直接观察和评估呼吸道内部情况，亦可完成活检、刷检、支气管灌洗和支气管肺泡灌洗的医学检查。为确保检查的顺利进行并降低检查过程中的风险，以下是检查前需要了解的注意事项。

(1)患者应向医生提供完整的医疗史，包括药物使用、过敏史、既往手术史、吸烟史等，受检者需有近期的X线胸片，有出血倾向的患者需要完善血常规、凝血功能检查，年老体弱、心肺功能差的患者需完善心电图和肺功能检查。

(2)检查前应禁食禁饮6~8小时，以减少操作中误吸风险。正在使用抗凝药的患者，须停药达到足够时间后才能进行此项检查。

(3)在检查前，医生会向患者及家属详细解释纤维支气管镜检查的目的、过程、可能的风险和并发症，并要求患者或其家属签署知情同意书。

(4)操作开始时，医生可能会对患者的喉咙进行局部麻醉，以减少不适感，操作开始后，受检者应保持平静，避免移动，配合医生的指示进行呼吸、咳嗽等动作。如有不适、疼痛或有大幅度动作，应及时告知医生。

(5)检查后，患者应观察一段时间，是否出现并发症如出血、胸闷、胸痛等。如有加重或持续不缓解，应及时告知医生。

(6)检查后的一段时间内，患者的饮食应以清淡、易消化为主，避免过硬、过热的食物，以免刺激刚刚检查过的呼吸道。

### 21. 做纤维鼻咽镜检查的注意事项有哪些?

纤维鼻咽镜检查是耳鼻喉科常见的一种检查方法,它通过纤维光导技术,使医生能够直接观察鼻腔和咽喉部的病变情况。这种检查对于诊断鼻咽癌、鼻窦炎、鼻咽异物、慢性咽炎等疾病非常有用。为确保检查的安全性和顺利进行,在进行纤维鼻咽镜检查前,患者需要了解以下注意事项。

(1)和医生细致沟通,详细介绍自身完整医疗史,包括过敏史、手术史、鼻部或咽喉部的疾病史等,有严重心肺功能不全者或呼吸困难者勿急于行此项检查。同时,提供正在使用的药物信息,特别是抗凝药物和鼻喷剂等,以帮助医生评估患者的整体状况。

(2)穿着宽松、舒适的衣物,检查前4小时禁食禁饮,根据医生的要求,可使用生理盐水清洗鼻腔,清除鼻腔分泌物。

(3)检查时,医生可能会应用局麻药物减少不适感,在检查过程中,受检者应按照医生的指示进行呼吸、吞咽等动作。如有不适或疼痛,应及时告知医生,以便医生调整操作或给予相应的处理。

(4)检查过程中,受检者应保持头部和身躯的固定,避免活动引起镜头移位,损伤鼻腔或咽喉部。

(5)检查后,患者应注意观察鼻部症状一段时间,是否有鼻塞、鼻部分泌物增多、鼻出血、咽喉疼痛等异常,如有加重或持续不缓解,应及时就医。

### 22. 做鼻腔内镜检查的注意事项有哪些?

鼻腔内镜也是耳鼻喉科常用的一种检查方法,不同于纤维鼻咽镜,鼻腔内镜通常为硬镜,更侧重于观察鼻腔内部的疾病。鼻内镜可以通过鼻孔进入鼻腔,常用于检查鼻窦炎、鼻息肉、鼻中隔偏曲等疾病。为确保检查的顺利进行和降低检查过程中的不适,需了解并遵循如下相关注意事项。

(1)若感到焦虑或紧张,注意保持放松心态,积极同医生沟通,了解检查过程,并告知医生自己的病史,包括过敏史、鼻部手术史、慢性鼻部疾病等,有严重心肺功能不全者或高血压控制不满意者勿急于行此项检查。同时,提供正在使用的药物信息，特别是抗凝药物和鼻喷剂等，以帮助医生评估患者的整体状况并制定个性化的检查方案。

（2）穿着宽松、舒适的衣物，检查前4小时禁食禁饮，根据医生的要求，可使用生理盐水清洗鼻腔，清除鼻腔分泌物。

（3）检查时，医生可能会应用局麻药物减少不适感，在患者放松的状态下，医生会将鼻腔内镜通过鼻腔插入，观察鼻腔内部情况，必要时进行活检、取样或治疗操作。

（4）在检查过程中，患者应保持稳定，避免突然移动头部或身体、尽量抑制咳嗽冲动，以免导致镜头移位或损伤鼻腔。

（5）检查后，患者应注意观察鼻部症状一段时间，是否有鼻塞、鼻出血、鼻腔疼痛等异常。在检查后的几天内，患者应避免用力擤鼻，以免导致鼻腔出血或损伤。如医生开具药物，应按时按量使用，以促进恢复。

## 23. 做喉镜检查的注意事项有哪些？

喉镜是耳鼻喉科直接观察喉部的形态和功能，对于诊断喉部疾病，如喉炎、声带结节、喉癌等具有重要作用的一种检查方法。其可分为间接喉镜和直接喉镜。为保障受检者在检查过程中的安全与舒适，需要了解并遵循如下相关注意事项。

（1）和医生细致沟通，详细介绍自身完整医疗史，包括过敏史、手术史、咽喉部的疾病史等，有严重心肺功能不全者或呼吸困难者勿急于行此项检查。提供正在使用的药物信息，特别是抗凝药物和呼吸系统用药。

（2）由于咽反射的存在，检查过程中存在恶心、呕吐的可能，为了防止误吸，检查前应禁食禁饮4小时。为保障检查清晰度，检查前可进行口腔清洁，如漱口、刷牙等。

（3）检查过程中，患者应配合医生的指示进行呼吸、吞咽等动作。如有不适或疼痛，应及时告知医生。

（4）检查过程中，患者应保持稳定，避免突然移动头部或身体，如有明显恶心、呕吐感，难以耐受，请及时示意告知医生，以免导致镜头移位或损伤喉部。

（5）检查前医生可能会应用表面麻醉药，检查后避免立即进食、喝水，以防呛咳。

（6）检查后注意观察是否出现喉部疼痛、出血等。如有异常，应及时告知医生。检查后的几天内，患者应避免用力咳嗽，以免导致喉部出血或损伤。饮食应以清淡、易消化为主，避免过硬、过热的食物，如医生开具药物，应按时按量使用，以促进恢复。

### 24. 做胃、十二指肠纤维内镜检查的注意事项有哪些?

电子胃镜检查是通过纤维软管进入食管、胃腔、十二指肠进行直观检查，以确定病变部位及性质，对于诊断和治疗上消化道炎症、溃疡、肿瘤、息肉、憩室、异物等有独特的优势。做胃、十二指肠纤维内镜检查的注意事项如下。

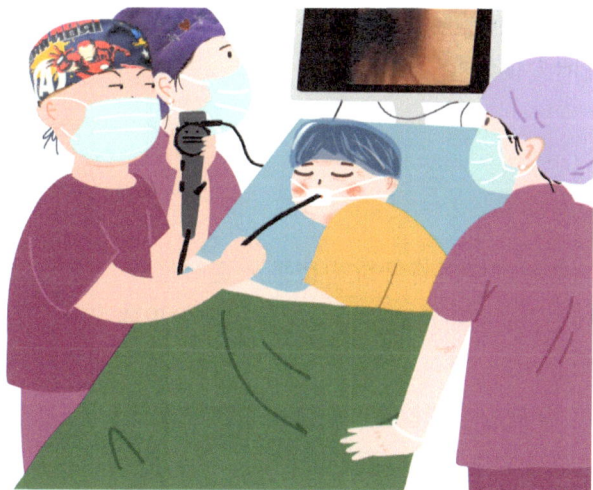

（1）检查前：完善心电图检查，如果患有青光眼、高血压、糖尿病、甲亢、心脑血管等其他疾病的，应在检查前与检查医生说明，长期服用抗凝活血药物（如阿司匹林、华法林）等须提前告知医生，检查前一周避免吸烟，如果近期有感冒咳嗽、急性上呼吸道感染、痰多等症状应暂缓检查。

（2）检查前一日：可进食粥、面条、米粉等容易消化的半流质食物，禁食含粗纤维类食物，晚上9点后不能再进食，晚上12点后禁止饮水，检查当日晨起后不能进食、饮水，直至检查结束。

（3）检查当日：高血压患者请按时口服降压药物，糖尿病患者则应暂停口服降糖药。如有松动的牙齿或习惯性下颌脱臼的情况，须提前告知医生，有假牙者须取下活动性假牙。无痛胃镜检查须有成人家属陪同，检查后专人监护，直至患者完全清醒。

（4）检查过程中：需要放松身体，取左侧卧位，双腿 90° 屈曲，放松腹肌，头部略向后仰，咬好牙垫，普通胃镜要配合医生的要求进行吞咽、深呼吸等动作，避免过度紧张或焦虑，以免影响检查结果。

（5）检查完毕后：未做治疗检查的患者，在检查完两小时后可进食清淡易消化食物，隔日可恢复正常饮食。息肉切除术后的患者须卧床休息，减少活动，遵医嘱禁食禁饮，禁食禁饮时间达到后方可进无渣流质，3~5 天后过渡半流质直至普食。无痛检查后 24 小时内禁止开车、骑车、高空作业等。领取检查报告后，应及时前往消化内科门诊就诊。

（6）定期复查：即使检查结果正常，也需要定期进行胃、十二指肠纤维内镜检查，以便及时发现病变。

## 25. 做纤维结肠镜检查的注意事项有哪些？

纤维结肠镜是通过肛门将纤维内镜插入逆行检查直肠、乙状结肠、结肠、回盲部等黏膜状态，是诊断及治疗消化系统疾病的重要手段。做纤维结肠镜检查的注意事项如下。

（1）检查前：常规心电图检查，高血压患者检查当天早晨照常服用降压药；糖尿病患者检查当天早上须暂停服用降糖药。如有服用阿司匹林、华法林、波立维、利血平、三七等抗凝活血类药物的患者，须提前告知医生。女性患者怀孕、月经期间暂不宜进行肠镜检查，如近期有感冒、咳嗽或急性上呼吸道感染应暂缓检查。年老患者检查当日可适当输液。

（2）肠道准备：保持大便通畅，检查前 1 天进食易消化食物，忌食瓜果类、含核、带颜色的食物，检查前一天晚上 6 点用餐后不再进食，直至检查结束，并在检查前 2 小时禁饮。检查前 4 小时须遵医嘱服用泻药促进肠道排空，尽量 1 小时将药物和水饮完，最长不要超过 2 小时。适当活动，促进肠蠕动，半小时开始排便，排便 5~7 次，直至最后排出大便呈清水或淡黄色。对习惯性便秘的患者，须在检查前 2~3 天遵医嘱加服缓泻剂或开塞露塞肛或肥皂液灌肠，排除干结的宿便。

(3)检查中：取左侧卧位，调节呼吸使腹部处于放松状态，使肛门括约肌松弛，如有不适及时告知医生。

(4)检查后：可能会出现轻微腹胀、腹痛、肛门坠胀感等现象，属于正常现象，多数人能耐受。检查完 2~3 小时后可进食流质或半流质食物，每次进食量维持在 6~7 分饱，取活组织做病理检查的患者 2 小时后可进温凉水，4 小时后进食温凉流质饮食，1~2 日应进食稀饭、面条等少渣食物，3 天内勿剧烈活动。要继续观察身体有无不适，有无便血发生。如出血量较多、腹痛严重，应及时就医。无痛检查后 24 小时内禁止开车、骑车、高空作业等。

## 26. 做直肠、乙状结肠镜检查的注意事项有哪些?

乙状结肠镜检查是通过肛门将肠镜插入至乙状结肠，直接观察直肠及乙状结肠肠壁黏膜的形态，是否存在炎症、息肉、肿瘤等情况，并可实施活检术，对预防及早期发现直肠和乙状结肠癌有着重要的意义。做直肠、乙状结肠镜检查的注意事项如下。

(1)肠道准备：在检查前 2~3 天，患者需要进食流质或少渣半流质饮食，检查前一天晚上 9 点，一盒聚乙二醇(合 12 包)兑 1000 mL 水服用，半个小时之内喝完。检查当天上午 5 点，两盒聚乙二醇(24 包)兑 2000 mL 水服用，40 分钟之内喝完，检查当天上午 6 点，二甲硅油兑 100 mL 水服用。腹泻大便至清水样或黄水样即肠道准备已完成。

(2)检查前：常规心电图检查，高血压患者检查当天早晨照常服用降压药；糖尿病患者检查当天早上须暂停服用降糖药。告知医生病史，有严重心脏病、心肺功能不全、严重高血压、急性腹泻、严重溃疡性结肠炎、结肠克隆氏病、腹膜炎、妊娠、精神病、腹部曾经多次手术且有明显肠粘连者都禁止做此项检查。

(3)检查中：取左侧卧位，屈膝，暴露肛门，使肛门括约肌松弛，调节呼吸使腹部处于放松状态，积极配合医生，如有不适及时告知医生。

(4)检查后：可能会出现轻微腹胀、腹痛、肛门坠胀感等现象，属于正常现象，多数人能耐受。检查完 2~3 小时后可进食流质或半流质食物，取活组织做病理检查的患者 2 小时后可进温凉水，4 小时后进食温凉流质饮食，1~2 日应进食稀饭、面条等少渣食物，3 天内勿剧烈活动。如出血量较多、腹痛、腹胀严重，应及时就医。日后需要注意饮食调整，避免进食刺激性食物和饮料，遵医嘱按时服用药物和定期随诊复查。

## 27. 做腹腔镜检查的注意事项有哪些?

腹腔镜检查是通过微创的方法检查患者腹腔和盆腔内是否有可疑病变。一般在全麻下进行，医生先建人工气腹，保证手术和检查空间，然后经皮插入腹腔镜，通过腹腔镜直接观察腹腔的多个器官，如肠道、肝脾、胆囊、子宫附件、肠系膜等是否存在病变，医生再根据腹腔的情况进行诊断和治疗。做腹腔镜检查的注意事项如下。

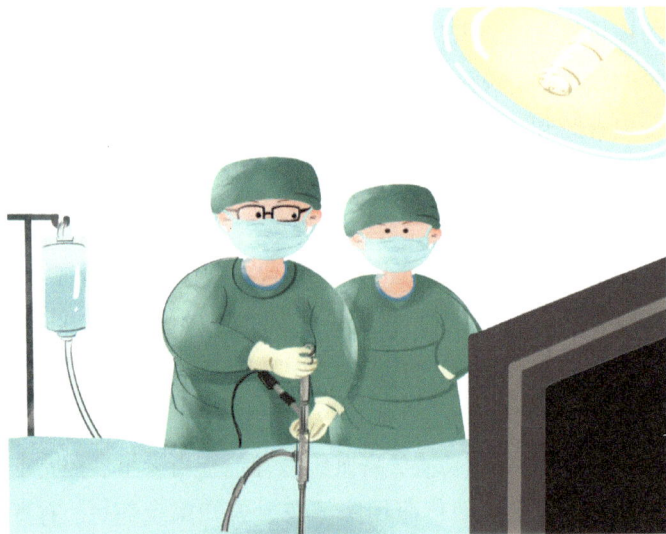

(1)检查前：前一周内避免性生活，注意休息，保持良好的心情。告知医生病史，完善全面体格检查，做心电图、胸部 X 线等检查，手术前 12 小时内禁食、6 小时内禁水。手术当日早上清洁灌肠，排空小便，进入手术室前，取下活动义齿。

（2）检查后：①术后 6 小时内，去枕平卧位，头偏侧向一侧；②6 小时完全清醒后即可进食无糖无奶、少量流食，如稀米汤、面汤等，肛门排气后进食软食，尽早下床轻度活动，暂时不能下床的患者也应早期在床上活动；③手术切口保持清洁、干燥，可用 0.5% ~ 1% 的碘伏消毒切口处预防感染，直至拆线；④缝合腹部切口前虽已排气，腹腔仍可能残留二氧化碳气体而引起肩痛和上腹部不适感，通常并不严重，等二氧化碳自行完全吸收，无须特殊处理；⑤一般术后 24 小时内切口疼痛最为明显，可分散注意力，摆舒适体位缓解疼痛，必要时，遵医嘱可使用止痛药，术后 1~2 天可出现腹胀，可以饮用温开水和咀嚼口香糖缓解；⑥手术后 1~2 周内避免剧烈运动或体力劳动，逐步恢复正常活动，手术后一个月内禁止性生活；⑦注意饮食营养丰富，多吃些新鲜的水果和蔬菜，促进新陈代谢和排便；⑧注意观察阴道出血及腹痛情况，有无发热、伤口疼痛等感染症状，如有异常及时就诊。

（3）定期随访：患者在检查后需要定期进行随访，以便医生及时了解恢复情况，如有需要可以及时采取相应的措施。

## 28. 做膀胱镜检查的注意事项有哪些?

膀胱镜检查是通过将膀胱镜从尿道外口顺延尿道插入膀胱，最直观、确切地观察评估膀胱和尿道内病变的情况，是泌尿外科一种常见的重要检查手段。做膀胱镜检查的注意事项如下。

（1）检查前：①如果 6 个月内做过该检查，须携带检查结果告知医生，完善血常规、肝肾功能、凝血功能、尿常规、心电图等检查，告知医生病史；②检查前一天晚上需要清洗干净会阴部，注意休息，不要熬夜，避免食用油腻、刺激性食物及咖啡、浓茶等饮品。膀胱镜检查涉及敏感部位，患者要提前调整好心态，保持良好放松情绪；③做膀胱镜检查前多喝水，冲洗膀胱，避免影响膀胱镜观察膀胱内的情况，检查前需要排空膀胱，避免剧烈运动，局部麻醉不需要空腹，若全身麻醉需要空腹。

（2）检查中：检查中积极配合医生，避免移动身体、做抵抗动作，以免扩张尿道时引起损伤。尽量放松盆底肌肉，不收缩尿道括约肌，更利于入镜。若在某些特殊情况下，采用腰麻甚至全麻，应住院进行检查。如果使用脊髓麻醉药，尽量不要蜷缩侧躺，以免加重不适感。

（3）检查后：需要在医院观察有无尿道膀胱损伤、腰痛等并发症至少30分钟，在家人的陪同下离开，若有异常应及时告知医生。患者检查后出现血尿、尿频、尿急、尿痛情况，为术后常见现象，一般2~3天可自行消失，部分患者可达一周，其间要多饮水，严重者可遵医嘱使用镇痛、抗炎、止血等药物治疗，出现发热、鲜红尿液或肾区胀痛及腹部不适等应及时到医院就诊。多饮水，预防尿路感染，饮食方面以清淡为主，忌吃辛辣刺激的食物，1个月内要避免重体力劳动及增加腹压的运动，两周内禁止性生活。

（4）定期复查：建议术后1周左右复查小便常规，如有异常须及时返院就诊。

## 29. 做子宫内腔镜检查的注意事项有哪些?

子宫内腔镜是经阴道自然腔道对子宫腔及子宫颈管各类病变进行诊断与微创整复手术的治疗方法。宫腔镜检查宫内病变并对可疑病变直视下活检是诊断异常子宫出血的金标准。做子宫内腔镜检查的注意事项如下。

（1）检查时机：宫腔镜检查应在早卵泡期实施，即月经干净后3~7天，因为这时子宫内膜较薄且不易出血，分泌物少，子宫腔视野开阔，宫腔病变易于观察。

（2）术前准备：①月经后或术前3天禁止性生活；②术前须完善相关检查以排除手术禁忌证，包括血常规、阴道分泌物、心电图、凝血功能和传染病筛查等，根据病情需要酌情进行盆腔超声等影像学检查；③宫颈的准备：由于手术时镜子和器械需要经过宫颈进入子宫腔，但是非妊娠状态的宫颈口狭窄、坚韧、难以扩张，不利于手术操作，所以在术前会使用宫颈扩张药物塞至阴道后穹窿，帮助宫颈口松弛扩张，为宫腔镜检查顺利进行做好充分准备；④术前适当憋尿，便于术中B超检查。

（3）术后注意事项：①术后两周内禁止性生活，注意会阴清洁，必要时使用抗菌药物预防感染；②术后数日有微热，一周内有少量出血，此时无须处理，如有大出血等异常情况应及时就医；③宫腔镜电切术后2个月内可有少量阴道出血，第3个月月经恢复正常，如有异常请及时就医；④术后休息一周，避免剧烈运动和重体力劳动。保持清淡易消化的饮食，避免油腻、辛辣、刺激的食物。

（4）定期复查：发现异常情况及时处理。

### 30. 做阴道镜检查的注意事项有哪些?

阴道镜检查是介于肉眼和低倍显微镜之间的一种检查方法，它是借助于10~40倍放大的光学仪器，在强光源下直接观察子宫颈有无病变，临床上将其作为早期诊断子宫颈癌及癌前病变的重要辅助方法之一。阴道镜检查操作简便、无创、无交叉感染，可重复检查，能提供可靠的活检部位。做阴道镜检查时的注意事项如下。

(1)禁忌证：①下生殖道及盆腔炎症急性期；②下生殖道有活动性出血；③其他不适宜进行活检的情况，如早孕、先兆流产、凝血功能异常等。

(2)检查前准备：①检查时间为月经干净3天后至下次月经来潮前7天；②遵医嘱行常规阴道分泌物滴虫、霉菌及清洁度检查；③术前进行常规妇科检查，若有炎症须治疗后再行阴道镜检查；④检查前24~48小时禁止行阴道冲洗及阴道、宫颈手术及治疗，前3天禁止性生活；⑤检查之前先排空尿液。

(3)检查后注意事项：①活检后24小时须自行取出填塞纱布，出血量多于月经量，且为鲜红色液体，须及时就医；②保持外阴清洁卫生，术后2周内禁止性生活及盆浴，以免引起病菌感染；③适当休息，避免剧烈活动或重体力劳动，清淡饮食，避免辛辣、刺激和油腻的食物，遵医嘱口服消炎或止血药物。

(4)检查后：及时取病理结果，尽快将结果告知医生并定期行阴道镜或妇科检查。

### 31. 做心电图检查的注意事项有哪些?

心电图是心脏兴奋的发生、传播及恢复过程的客观指标，它是心脏检查中最重要、最常用、安全准确的检查方法。做心电图可以发现是否有心律失常，如期前收缩、心动过速、心房颤动、房室传导阻滞等异常情况。心电图的变化对各类心脏疾病的诊断、疗效评价、预后评估提供了重要的依据和参考。做心电图检查时要注意以下几点。

(1)检查前注意事项：①避免空腹检查，空腹可能会导致低血糖，从而使心率加快，同时也须避免饱食、浓茶咖啡、烟酒、生冷等刺激的食物；②检查前避免剧烈运动，须安静休息 10 分钟以上；③如正在服用洋地黄类、钾盐、钙类及抗心律不齐等药物或装有心脏起搏器，应提前告知医生，以免误诊。

（2）检查中：①检查时需要裸露胸部，最好穿着宽松的衣服，女性体检者避免穿连衣裙、连体裤袜，不要涂抹油膏或乳液，以免干扰心电电极的贴附，去除金属物品，如手表、手镯等，以免干扰电信号的记录；②检查时平躺，露出手腕、脚踝、胸部，双手自然放在身体两侧，不随意移动身体或翻身，检查过程中深呼吸，身心放松，从而提高心电图的清晰度；③幼儿检查须在安静时进行，若哭闹，可先行镇静治疗，以免影响检查结果。

总之，做心电图检查时需要保持安静、放松，遵循医生的指示，以便得到准确的心电图结果。同时，如果有任何疑虑或不适，应及时向医生咨询。

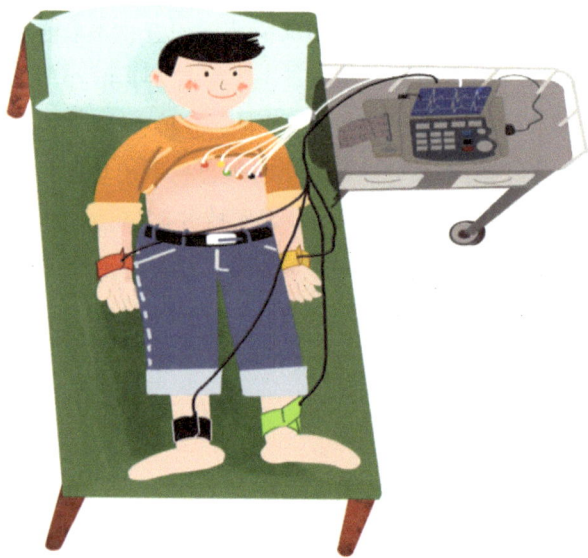

### 32. 做心电图运动试验的注意事项有哪些?

心电图运动试验（ECG exercise test）是心脏负荷试验的初始形式，通过运动增加心脏负荷，增加心肌耗氧量，观察心电图的改变，间接了解心肌有无缺血的一种方法。目前主要包括两种试验方式：运动平板运动试验和踏车运动试验。目前采用最多的是运动平板试验，它是目前的器械运动中引起心肌氧耗量最高方式，并能人为地控制进程与运动耐量。运动平板运动试验是让受检者迎着转动的平板就地踏步，调整踏步速度和倾斜度使运动强度逐步升级，当心率达到按年龄预计的最大心率或者85%~90%的最大心率为负荷目标。做EET时有以下几点注意事项。

（1）禁忌证：

绝对禁忌证：①未控制的不稳定型心绞痛或急性心梗初期；②未控制的严重心律失常（伴有明显症状或血流动力学障碍）；③左心功能不全或失代偿性心力衰竭；④严重主动脉瓣狭窄，急性深静脉血栓伴有或无急性肺栓塞；⑤伴有其他心血管疾病，如急性心肌炎、心包炎、心内膜炎、急性主动脉夹层。

相对禁忌证：①中度狭窄的心脏瓣膜病；②室壁瘤；③高度房室传导阻滞；④肥厚型心肌或引起流出道梗阻的其他心脏病；⑤未纠正的严重贫血，未纠正的电解质紊乱或显著的甲状腺功能亢进等；⑥重症高血压（收缩压>200 mmHg和（或）舒张压>100~110 mmHg）；⑦不能耐受充分运动的生理和心理障碍。

（2）检查前：①检查前1天禁烟酒、禁饮用含咖啡因的饮料，充分休息；②检查当日吃早餐，餐后至少2小时进行；③近2周内患感冒或其他感染者不宜参与；④尽可能停用对心脏有影响的药物（具体需咨询医生），短效硝酸酯类药停用4~6小时、长效硝酸酯类药至少停用2天、β受体拮抗药停用3天、洋地黄类药停用7~10天，以及三环类抗抑郁药、排钾类利尿药等须遵医嘱停用，高血压患者正常服药；⑤穿着运动装备，为避免干扰，胸毛浓密者应提前剃去胸毛，另外，关闭手机等可能干扰检查的通信设备；⑥检查前1周避免过度劳累，12小时内禁止剧烈运动或重体力劳动。

（3）检查中：①消除紧张情绪，放松心情；②运动过程中观察血压、心率，有无心前区疼痛等不适，当受检者出现下列情况，则必须立即终止试验：中重度心绞痛、持续性心动过速、无诊断意义的Q波导联上出现ST段抬高>1 mm、低灌注体征（面色苍白、发绀、虚弱或头晕）、神经系统症状（共济失调、眩晕）、收缩压较基础水平降低>10 mmHg并伴心肌缺血症状。

（4）检查后：试验结束后，受检者休息20分钟方可离开。

## 33. 做脑电图检查的注意事项有哪些?

脑电图是通过相应电子仪器,从头皮上将脑部的自发性生物电位加以放大记录而获得的图形。脑电图检查可以反映出大脑功能的状态,对于神经系统疾病的诊断具有重要价值。视频脑电图是一项无痛、无创伤性的脑功能检查,是目前诊断癫痫的金标准。为了确保图像的准确性,做脑电图检查时应注意以下几点。

(1)检查前:①遵照医嘱,检查前3天停用安定类、抗癫痫等药物,不能停药者要说明药名、剂量和用法,以便医生参考,癫痫患者随身携带抗癫痫药物;②检查前一日晚上清洁头部,检查时头皮大量汗液也会干扰脑电波,实在不能避免时应擦干再检查,检查时为避免产生静电干扰,建议穿纯棉、宽松的衣服;③检查前一日不要饮用浓茶及咖啡,要晚睡早起,保证第二天检查时能自然入睡,检查前正常进食,以免低血糖;④检查当天如有发热,不宜进行检查;⑤检查时关闭手机及其他无线电上网设备;⑥对于儿童或不能配合的患者,必要时遵医嘱给予水合氯醛口服或灌肠,使患儿入睡。

(2)检查中:①检查时遵从医生指令做动作,在安装电极开始记录之后,勿拉扯电极片,尽量避免大幅度活动,减少记录伪差,尽量在视频监测范围内活动,避免遮挡自身面部及四肢,家属应避免在视频监测范围内遮挡患者;②患者及家属应共同保持安静、有序的监测环境,保持心情放松。

(3)检查后:检查后休息15~20分钟,观察自身检查后有无不适感再离开。

## 34. 做肌电图检查的注意事项有哪些?

肌电图可通过描述神经肌肉单位活动的生物电流,来判断神经肌肉所处的功能状态,确定神经和肌肉损害的部位、性质和范围,为神经和肌肉病变提供更多有关损害的电生理损害类型、程度、预后等方面的信息。做肌电图检查时应注意以下几点。

(1)检查前:①在做肌电图检测前1天要洗澡、洗头(勿擦发胶、头油等),切勿在身体上涂抹任何东西,穿宽松衣物,注意保暖,提前取下首饰,检查前适量进食；②检查前 1 天咨询和停用对中枢神经系统有影响的药物(如安眠药、镇痛药、兴奋药等)；③关闭手机等移动通信电子设备，避免干扰，对于要做视觉诱发电位的患者，如有近视或远视，请佩戴相关眼镜；④如果是儿童进行听觉诱发电位检查，请在检查前半小时，遵医嘱使用镇静药物；⑤若有晕针反应及时告知医生，若服用新斯的明药物，遵医嘱停药 24 小时。

(2)检查中：①消除紧张情绪，放松身体，配合医生指令，插针的时候会有痛感，部分患者会出现头晕、恶心、面色苍白等晕针现象，停止检查后好转；②检查中会进行电刺激，患者会有检查部位的麻木感、酸胀感、疼痛感，一般可以耐受，若有不适感及时告知医生，切勿随意乱动，避免断针导致检查不准确。

(3)检查后：①检查后静坐休息 10 分钟，24 小时内刺针部位不要接触水，合理休息，避免劳累，注意保暖；②该检查易造成肌纤维损害，引起肌酶一过性增高，但对人体多无明显影响，一般 48 小时后恢复正常；③检查后若有麻木、酸胀、疼痛等不适，一般可自行缓解，可进行局部热敷。

## 35. 做眼电图检查有哪些注意事项?

眼电图检查是一种评估视网膜功能和眼球运动的电生理医学检查方法。它通过测量眼球在明暗适应过程中的电位变化，来评估视网膜色素上皮和光感受器细胞之间的电信号。这种检查对于诊断某些眼病，如视网膜剥离、视网膜色素变性、夜盲症等具有重要价值。以下是做眼电图检查过程中需要了解的注意事项。

(1)检查前：进行眼电图检查前，患者需要保持眼部清洁，避免使用眼部化妆品。在检查室内适应一段时间，以减少环境光线变化对检查结果的影响；配合医生在检查前进行的病史询问和眼部检查；仰卧位，头部固定在一个舒适的位置上，以保持眼球稳定。医生或技术人员会在患者的内、外眦角的皮肤上放置记录眼球转动时产生的电位变化电极。

(2)检查中：检查中会有不同强度和颜色的光线刺激眼睛，以观察视网膜对光线的反应。受检者应保持放松配合，保持眼球稳定，避免频繁眨眼或移动头部。眼电图检查通常需要一段时间来完成数据的采集和分析。患者应保持耐心，等待检查记录完成。

（3）检查后：患者可能会感到轻微的眼部不适，这是正常现象。如果出现持续的不适，应及时告知医生。

### 36. 做耳蜗电图检查的注意事项有哪些？

耳蜗电图是一种用于评估耳蜗功能的电生理检查方法。通过测量耳蜗对声音刺激产生的电反应，耳蜗电图可以帮助医生确定受检者听力损失的类型和程度、评估听力恢复的可能性及指导助听器和人工耳蜗的选配。在进行检查前，了解检查流程及一些注意事项可以帮助患者更好地准备，确保检查的顺利进行。做耳蜗电图检查的注意事项如下。

（1）检查前：在做本项检查前，应配合医生的病史询问和耳部基本检查，如正在使用影响听力的药物，也应在检查前告诉医生；应避免长时间处于噪声环境中，以减少对听力的暂时性影响。保持耳部清洁，避免使用耳部化妆品或耳塞，以免干扰检查结果。

（2）检查中：受检者通常采取侧卧位或坐位，头部转向一侧，使待检查的耳朵朝上或朝向检查者；检查者会在患者的耳部周围和（或）外耳道内放置多个接收耳蜗电信号的电极。检查过程中，检查者会使用设备向受检者的耳朵发送不同频率和强度的声音刺激；当受检者的耳蜗受到声音刺激时，会产生相应的电信号，电极将信号传导记录下来后供后续分析；检查过程中，患者应保持放松，配合医生放置电极和进行声音刺激。保持耳部稳定，避免频繁移动头部或触摸电极。检查通常会需要一段时间。如有不适或疼痛，应及时告知医生。

（3）检查后：可能会有轻微的耳部不适或压力感，如持续或加剧，及时与医生联系。检查后短时间内避免让水进入耳道，以防止感染。

### 37. 做脑干听觉诱发电位检查的注意事项有哪些？

脑干听觉诱发电位检查是一种评估听觉通路功能的电生理测试，记录并评估由声刺激引起的神经冲动在脑干听觉传导通路上的电活动，它可以检测从耳蜗神经到脑干的神经传导。这项检查对于诊断前庭神经元炎、脑干病变、多发性硬化等疾病具有重要价值，脑干轻微受损而临床无症状和体征时，脑干听觉诱发电位就已经出现异常改变。在进行脑干听觉诱发电位检查前，了解一些注意事项可以帮助患者更好地准备，确保检查的顺利进行。

（1）检查前：在进行脑干听觉诱发电位检查前，患者应遵循医生的指导，如停用可能影响检查结果的药物等；向医生提供完整的医疗史，包括药物使用、过敏史、既往手术史等；穿着宽松舒适的衣物，检查前应避免摄入咖啡因和尼古丁，必要时可能还需要禁食禁饮；受检者保持耳部清洁，避免佩戴耳环等饰品，保持外耳道清洁，无耵聍阻塞，保持放松或自然睡眠状态，以避免肌电和脑电干扰，检查过程中避免说话和咳嗽，幼儿无法配合时，可考虑使用镇静药。

（2）检查中：检查者会在受检者的头部放置多个电极，使用耳机或扬声器给予患者短声或短音刺激，同时记录听觉神经和脑干产生的电活动。如有不适或疼痛，应及时告知医生。

（3）检查后：受检者可能会有轻微疲劳感，建议适当休息。如有头痛、眩晕等不良反应，应及时告知医生。

## 38. 做活体组织检查的注意事项有哪些?

活体组织检查，通常称为活检，是一种医学诊断程序。通过取得身体组织的小块样本进行病理学检查，以明确疾病的性质、类型和严重程度，帮助诊断疾病。活检对于确定肿瘤的性质（良性或恶性）、感染的存在及某些慢性疾病的诊断至关重要。常见的活检方式包括细针穿刺活检、内镜活检、空洞针活检、骨髓穿刺活检和切片活检等。医生通常会根据患者病灶的部位选取不同的活检方式。不同的活检方式其需要注意的事项也会有所区别，以下是较为通用的注意事项。

（1）检查前：受检者应详细告知医生自己的病史，包括个人史、过敏史、手术史、相关疾病史等。完善相关检查，如血常规、凝血功能、心电图等，以便于医生整体评估并制定合适的方案。根据活检的操作方式可能会有不同的饮食准备，简单的局部麻醉下的活检可无须特殊准备，需要静脉麻醉或全身麻醉的活检需要禁食禁饮一段时间。某些药物，如抗凝药物或对结果有所影响的药物，应遵循医生的指导是否停用。

（2）检查中：如为全身麻醉，受检者无须特殊配合；如为局部麻醉，受检者应配合医生保持合适的体位，避免剧烈活动。如有不适或疼痛，应及时告知医生，以便医生调整操作或给予相应的处理。

（3）检查后：活检完成后，应注意观察一段时间，是否有出血、感染等并发症的出现。活检后的伤口保持清洁干燥，遵循医嘱进行伤口护理，如有开具药物，应按时按量服用。

## 39. 活体组织检查会加速癌症扩散吗？

活体组织检查通常是从未明确病灶中取得检查样本，因此，病灶除了感染、炎症，很大可能为恶性肿瘤，也就是癌症。由于活体组织检查本身是一种创伤性检查，因此在操作中存在肿瘤细胞在手术切口或穿刺通道处种植的可能性，这种现象被称为"手术切口转移"或"针道转移"。由于前述可能性的存在，癌症扩散的风险确实存在，但是这种风险在现代医学条件下，通过如下的技术，已经被极大地降低。

（1）采用套管穿刺针技术等器材，保护活检通道，最大可能避免"针道转移"。

（2）操作前进行详细的影像学检查，以明确肿瘤的位置、大小和与周围组织的关系，从而制定个性化的活检方案。

（3）操作过程中，遵循严格的无瘤技术，尽量避免直接接触和挤压肿瘤组织，从而减少癌细胞扩散的可能性。

（4）即使发生针道转移或手术切口转移，也并不意味着癌症一定会加速扩散，人体的免疫系统会对这些散落的癌细胞进行识别和清除，后续的手术及辅助放、化疗也会起到消灭这些癌细胞的作用。

梅奥诊所在 2015 年的一项研究表明，接受了超声内镜引导下细针穿刺活检的患者，他们的中位生存时间达到了 22 个月，未接受的患者仅为 15 个月。该研究团队得出结论，活检不会引起癌症扩散。同时，活检可以帮助医生对患者进行个体化的药物治疗，从而获得更好的治疗结果。

## 40. 做淋巴结活体组织检查的注意事项有哪些?

淋巴结活体组织检查,通常称为淋巴结活检,是通过不同方式获取淋巴结组织样本进行病理学检查的医学程序。这种检查对于明确淋巴结肿大的原因,如感染、自身免疫疾病或癌症(尤其是淋巴瘤和转移性癌症)有着非常重要的意义。淋巴结获取的方式包括细针穿刺、空心针穿刺、开放切取活检等。虽然获取的方式不同,但有许多注意事项比较固定,需要在受检前有所了解。

(1)检查前:患者应详细告知医生自己的病史,包括过敏史、手术史、相关疾病史等。同时,提供正在使用的药物信息,以帮助医生评估患者的整体状况,遵循医生的指导,如停用可能影响检查结果的药物、调整饮食等。患者应完善相关检验检查,如血常规、凝血功能等,若需要进行全身麻醉,还须进行心电图、胸片等相关术前评估。同医生沟通检查的目的、必要性、可能的结果等有助于平缓焦虑心情,签署同意书,视情况决定是否安排亲友陪同。

(2)检查中:照医生的指示保持合适的体位,避免大幅度动作,如有不适或疼痛,应及时告知医生暂停操作,避免剧烈活动导致自身损伤。

(3)活检后:注意观察伤口情况,是否有出血、感染等发生。遵循医生的指导进行伤口护理。如有开具药物,应按时按量服用。追踪活检结果,及时复诊获取进一步的诊疗建议。

## 41. 如何看病理检查报告?

病理报告是医生在对患者组织或细胞样本进行病理学检查后所撰写的正式文件,它提供了关于样本性质的详细信息,为疾病的诊断、治疗方案的确立和预后的评估提供了相当重要的指导。通常来说,病理报告包含了大量的专业术语和复杂信息,对于非专业人士来说可能难以理解。但与此同时,学会初步阅读病理报告,有助于更好地了解病情,配合医生制定合适的治疗方案。需要注意的是,病理报告具有专业性,涉及大量医学术语和专业知识,阅读时如有不理解词汇或描述,需要及时和医生沟通。以下是如何阅读和理解病理报告的一些基本步骤。

（1）确认患者信息：首先核对报告上的患者姓名、性别、年龄、门诊号或住院号等信息是否与患者本人相符。

（2）临床信息：核对患者病史、症状及医生的初步诊断。

（3）标本的宏观描述：标本来源和部位，确保报告的准确性。标本大小、形态等描述，有助于了解样本的基本情况。标本的宏观表现，如颜色、质地、切面情况等，有助于对疾病的初步认识。

（4）标本的微观描述：这是病理报告的核心内容。主要描述了组织细胞的形态、结构等特征。在阅读时，应注意医生对细胞形态、排列、核分裂等特征的描述，医生会据此给出病理诊断，包括疾病类型、分级、分期等信息。

（5）建议部分：可能包括进一步的检查、治疗建议或随访计划。

## 42. 做腰椎穿刺的注意事项有哪些？

腰椎穿刺术，简称腰穿，是一种常见的医学诊断和治疗的方法。通过在腰椎间隙插入细针穿刺进入蛛网膜下腔，取出脑脊液进行化验或注入药物治疗。这项检查对于诊断中枢神经系统疾病，如脑膜炎、脑炎、蛛网膜下腔出血、脱髓鞘疾病等具有重要意义，也可以测定颅内压力和了解蛛网膜下腔是否阻塞。然而，腰椎穿刺是一项有创检查，需要严格的操作规范和注意事项来确保患者的安全。

（1）检查前：在检查前应配合医生的沟通，正确描述自己的病史，包括过敏史、手术史、相关疾病史等。同时，提供正在使用的药物信息，特别是抗凝药物等。怀疑有颅内压增高的受检者需要先做眼底检查，处于休克、濒危或局部皮肤有感染、穿刺点附近脊柱有结核、颅后窝有占位性病变者均为穿刺禁忌证。腰椎穿刺为局部麻醉下操作，一般对饮食无特殊要求，考虑到有恶心、呕吐导致窒息或误吸可能，可在受检前禁食禁饮一段时间。操作前医生会和患者或家属沟通，告知风险并签署操作同意书，因操作后无法即刻恢复自如活动，建议安排亲友陪同。

（2）检查中：操作过程中遵循医生的指示，保持适当体位，保持身体平稳，平静呼吸，避免因移动导致穿刺针偏离目标或损伤周围组织。

（3）检查后：检查完成后，应去枕平卧4~6小时，以防低颅压性头痛。注意观察是否出现头痛、恶心、呕吐等症状，出现后及时告知医生。

### 43. 骨髓穿刺检查的注意事项有哪些？

骨髓穿刺检查是采集骨髓液的一种医学诊断程序。通过穿刺骨髓腔取出少量骨髓液或骨髓组织进行化验，以用于血细胞形态学检查，也可用于造血干细胞培养、诊断骨髓疾病、明确某些感染或恶性肿瘤等疾病。与腰椎穿刺相同，骨髓穿刺也是一种有创性检查，在进行骨髓穿刺前，了解并遵循一些注意事项对于确保检查的顺利进行和患者的安全至关重要。

（1）检查前：如同所有的有创检查，骨髓穿刺检查前应详细告知医生自己的病史，包括过敏史、手术史、相关疾病史等。同时，提供正在使用的药物信息，尤其是抗凝药物；检查前应完善凝血功能检查，尤其是有出血倾向的患者，特别注意，血友病患者应禁止此项检查；该项检查前一般不需要特殊的饮食调整，但受检者应保持正常的饮食，避免因饥饿或过度饱食而影响检查的进行；同医生沟通，了解检查的目的、检查的必要性和检查的风险，签署知情同意书，并安排亲友陪同。

（2）检查中：检查过程中配合医生的指示保持合适的体位，依据穿刺部位的不同，体位也会有所变化，一般是侧卧位或仰卧位。穿刺过程中保持静止不动，如有不适或疼痛，应告知医生后再行移动或避让。

（3）检查后：穿刺后保持穿刺创面干燥清洁，注意观察是否有出血或渗血，如有异常，及时告知医生处理。

### 44. 做 24 小时动态血压监测检查的注意事项有哪些？

24 小时动态血压监测是通过佩戴特制的血压计，在患者日常生活状态下，按照设定的时间间隔，自动测量 24 小时血压，并记录数据的检查方法。这种检查是常规血压测量的重要补充手段，尤其是对于单纯性诊所高血压（白大衣高血压）、隐蔽性高血压、顽固性难治性高血压、发作性高血压或低血压的患者，在诊断高血压、评估治疗效果及研究血压的昼夜节律变化中非常重要。为了确保检查结果的准确性和可靠性，患者在接受 24 小时动态血压监测时需要注意一些事项。

尽管 24 小时动态血压监测是一种无创检查，但由于血压计随身佩戴时间长，患者在检查期间可能会感到不适或不便。因此，患者应提前做好身心准备，保持良好的心态，积极配合检查的完成。

(1)检查前：患者应详细告知医生自己的病史。同时，提供正在使用的药物信息，特别是降压药物和其他可能影响血压的药物，以帮助医生评估是否需要停用这些药物。

(4)检查中：在检查期间应穿着宽松、舒适的衣物，避免穿着紧身衣或影响血压测量的衣物；应保持原本的生活节奏和饮食习惯，这样有助于更真实地反映患者的血压状况，尽量避免剧烈运动或重体力劳动，以免影响血压测量的准确性。佩戴血压计期间应避免自行调节或拆卸设备，以免影响血压测量的准确性或造成设备损坏。如有任何不适或问题，应及时联系医生或检查人员。

(3)检查后：检查结束后患者应按照操作人员的指示及时归还血压计和其他相关设备，并按照医生的要求及时获取检查结果并复诊。

## 45. 做心导管检查的注意事项有哪些?

心导管检查是一种有创性的，介入性诊断程序，通过将细长的不透 X 线的导管送至心脏和周围血管，了解心脏血流动力学变化，以评估心脏结构和功能。这种检查对于诊断心脏病、评估瓣膜病变、先天性心脏病及指导心脏手术和介入治疗具有重要作用。由于心导管检查具有一定的创伤性和风险性，患者在接受检查前需要了解并注意如下事项，以确保检查的安全和顺利进行。

(1)检查前：详细告知医生自身病史，包括手术史、过敏史、相关疾病史等，同时，提供正在使用的药物信息，特别是抗凝药物、抗血小板药物和心脏相关药物，明确是否需要停用，重新应用时间等情况；了解检查的目的、检查的必要性、检查的风险和可替代方案，签署知情同意书；完善相关检查，如血常规、凝血功能、肝肾功能等必要的常规化验及相关的影像学检查；穿着宽松、舒适的衣物，摘下首饰、清空口袋，一般需要禁食 6~8 小时。

(2)检查中：检查过程中配合医生的操作，如保持呼吸平稳、放松身体，尽量保持静止，避免移动导致损伤，如在检查过程中出现心悸、胸闷、呼吸困难等不适症状或需要移动，应及时告知医生。

（3）检查后：需要观察一段时间，是否有胸闷胸痛、呼吸困难，穿刺点是否有出血或血肿等，如有异常，应及时通知医生处理，术后短时间内避免剧烈运动或重体力劳动。

## 46. 做骨密度测定的注意事项有哪些？

骨密度检查是一种评估骨骼健康状况的医学检查方法，通过测量骨骼中矿物质的含量，尤其是钙的含量，来判断骨骼是否强健、诊断骨质疏松、预测骨折风险和监测治疗效果。这一检查对于中老年人，尤其是女性更年期后的人群尤为重要。为了确保骨密度检查结果的准确性和可靠性，受检者在检查前、检查中及检查后都需要注意如下事项。

（1）检查前：受检者应详细告知医生自己的病史、用药史、过敏史等相关信息。特别是正在使用影响骨代谢的药物（如利尿药、激素类药物）的受检者，应提前咨询医生是否需要停药或调整用药。受检者在检查当天应穿着宽松、舒适的衣服，并避免穿戴带有金属扣子、拉链或饰品的衣物，以免影响检查结果。检查前 24 小时内，受检者应避免剧烈运动和大量饮酒，避免摄入高钙食物或钙补充剂，这些因素都可能影响骨骼的矿物质含量。同时，应保持正常的饮食，避免过度节食或暴饮暴食。

（2）检查中：在骨密度检查过程中，受检者根据检查者的需要保持正确的体位并静止，尽量避免说话和移动身体，以确保检查结果的准确性。如有不适或需要调整，应及时告知医生。

（3）检查后：根据骨密度检查结果，医生可能会给出一些如调整饮食、增加运动、补充钙剂等建议。受检者应认真遵循医生的建议，以改善骨骼健康状况。

## 47. 做碳 13 呼气试验的注意事项有哪些？

幽门螺杆菌已被证实与消化道溃疡、胃癌等密切相关，碳 13 呼气试验是一种非侵入性的无创医学检测方法，通过测量呼出的气体中碳 13 同位素的比例来评估幽门螺杆菌的存在。由于该方法简便、快捷且准确性高,因此在临床上得到了广泛应用。为了确保检测结果的准确性和可靠性,受检者在接受碳13呼气试验时需要注意如下事项。

(1)检查前:某些药物可能会影响碳13呼气试验的结果,如抗菌药物、抑酸药等。因此,受检者应在检查前咨询医生,是否需要停用一段时间这些药物。如有需要,应在医生指导下调整用药方案。检查前通常要求受检者在检查前保持空腹状态,以确保避免胃内食物残留影响检查结果,同时还应避免吸烟和饮酒,这些行为也可能影响测试结果。

(2)检查中:在进行碳13呼气试验时,受检者需要按照医生的指示进行呼吸操作。首先深吸一口气,然后屏住呼吸约10秒左右,最后确保嘴唇紧密贴合检测装置的吹气口,用力呼出气体至检测装置中,呼气过程中避免漏气。受检者应尽量配合医生的操作,以确保检查结果的准确性;在检查过程中,受检者应保持安静状态,避免说话或进行其他可能影响呼吸的活动。

(3)检查后:根据碳13呼气试验的结果,医生可能会给出相应的诊断和治疗建议,应严格遵循医嘱,积极配合治疗。

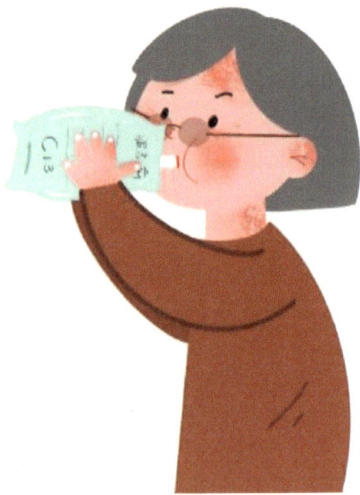

## 48. 化验前能喝酒吗?

化验一般是指实验室检查,通过对血液、尿液及其他体液等样本的化验分析,可以帮助医生评估患者的身体状况,从而制定适合个体的治疗方案。然而,在进行化验前,患者需要注意一些事项,以确保化验结果的准确性。其中,一个常见的问题就是:做化验前能喝酒吗?

要解答这个问题,我们需要了解酒精会起到什么作用。事实上,酒精是一种可以影响人体内多种生化指标的物质,具体如下。

（1）肝功能指标：肝脏是酒精的主要代谢场所，长期大量饮酒可能导致酒精性脂肪肝、肝硬化，即使是化验前短期饮酒也会导致转氨酶数值上升，影响肝功能判断。

（2）血糖指标：酒精可抑制肝脏的糖原分解和糖异生作用，导致血糖降低，特别是对于糖尿病患者来说，饮酒可造成血糖波动大，影响血糖控制。

（3）血脂指标：长期饮酒会导致血脂代谢紊乱，使甘油三酯、胆固醇等血脂指标升高。化验前饮酒也会产生这种紊乱现象，使医生对血脂状况的判断产生误差。

（4）电解质水平：酒精具有利尿作用，可能会导致血液中电解质的浓度产生改变。

（5）血液凝固功能：酒精可能影响血小板功能和凝血因子的活性，从而影响凝血功能化验的结果。

化验前饮酒会对化验结果产生不良影响，因此患者应尽量避免。

## 49. 化验前需要停药吗？

化验是医学检查中非常常见的一项内容，它可以帮助医生评估患者的身体状况，为疾病的诊断和治疗提供重要依据。然而，在进行化验前，患者常常会面临一个问题：是否需要停药？这个问题并非一概而论，而是需要根据患者的具体情况和所服药物来决定。

首先，毋庸置疑，药物的使用会对人体的生理状态产生影响，不同的药物产生的影响各不相同，例如，降糖药物可降低血糖值，而激素类药物如地塞米松可升高血糖，这类药物均可显著影响化验结果，因此，化验前可以考虑暂停这类药物的使用。

其次，不同的化验项目对药物的敏感性不同。例如，肝功能测试可能需要患者在测试前停止服用某些可能影响肝脏功能的药物。但对肝脏影响不大的药物则可以不用停止使用。

再次，每种药物在体内代谢的速度不同，这决定了需要停药的时间，与此同时，一些非处方药如维生素 C 等也可能会对尿液化验结果产生影响。

最后，有些需要长期维持的药物，如高血压患者的降压药，冠状动脉粥样硬化性心脏病患者的抗凝药，尽管对化验结果有一定的影响，但为了维持患者的健康，也不建议停药。因此，在进行化验前，患者应详细告知医生自己的疾病和所服用的所有药物，以便医生做出准确的判断和建议。

## 50. 如何看化验结果?

化验结果提供了量化的数据，为疾病的诊断和鉴别提供了客观依据。化验结果的解读是医学诊断过程中的关键步骤，它可以帮助医生了解患者的病理生理状态，指导治疗方案的制定，以及评估治疗效果。对于大多数患者而言，化验单上通常充满了专业术语和复杂的数值，对于普通患者来说可能难以理解。以下是如何初步阅读和理解化验结果的一些方法。

(1)核对化验单基本信息：包括姓名、性别、年龄、住院号或门诊号等，确定化验单显示的是自身的检验结果。

(2)了解化验单的具体检验项目：如血常规、尿常规、肝肾功能、凝血功能等，并了解每个化验项目的参考范围，通常在化验单上均有标注，这是基于大量正常人群的统计数据得出的参考值。

(3)关注关键指标：对于非专业人士而言，在查看化验单时，可选择关注关键指标，如肝病患者可关注转氨酶和胆红素等指标，糖尿病患者可重点关注血糖和糖化血红蛋白。

(4)对比实际化验结果和参考范围：如果在参考范围之内，通常意味着不需要特殊关注，如果超出参考范围，通常需要进一步判别。

(5)咨询医生以获取专业建议：异常的化验结果并不意味着疾病的产生，许多因素都可影响化验结果，如高度应激时血糖也会升高，却并不代表患有糖尿病，需要结合临床症状综合判断，最佳的方式还是咨询医生以获取专业建议。

## 51. 做诊断性刮宫检查的注意事项有哪些?

诊断性刮宫术是一种较为常见的诊断方式，简称为诊刮，是刮取子宫内膜和内膜病灶行活组织检查，做出病理学诊断。做诊刮时要注意以下几点。

（1）诊刮的适应证与禁忌证。

适应证：①判断月经失调的类型；②检查不孕症的原因，了解卵巢功能，是否排卵；③异常的子宫出血（绝经后异常出血）；④疑有子宫内膜结核者；⑤其他不明原因子宫异常出血者。

禁忌证：①患有滴虫阴道炎、外阴阴道假丝酵母菌病或其他阴道炎、急性宫颈炎、急性子宫内膜炎、盆腔炎等；②可疑妊娠；③患有急性或严重的全身性疾病；④术前两次体温 37.5 ℃以上。

（2）诊刮的时间。①不孕症或排卵障碍性异常子宫出血者：在月经前1~2 天或者月经来潮 24 小时内进行诊刮，用来判断是否有排卵；②怀疑黄体功能异常者：在月经的第 5 天刮宫；③不规则出血者：可以选择随时进行刮宫；④怀疑合并有子宫内膜结核者：应该在月经前 1 周或者月经来潮 12 小时内诊刮。

（3）诊刮后的注意事项。①术后勿立即活动，休息 1 小时后，若无腹痛和阴道流血等情况再离开；②注意休息，避免剧烈运动及重体力活；③清淡饮食，补充蛋白质，可适当多吃鱼类、肉类、蛋类、豆制品等食物，避免油腻、辛辣刺激、生冷的食物；④保持外阴清洁卫生，并定期更换卫生巾和内裤，避免细菌感染；⑤术后 1 个月内禁止同房及盆浴，遵医嘱口服抗菌药物预防感染；⑥若出现发热、腹痛或大量阴道出血等问题，应及时就医。

## 52. 做阴道脱落细胞检查的注意事项有哪些？

一方面，因为阴道上皮细胞受卵巢激素，尤其是雌激素的影响出现周期性改变，所以，该检查有助于卵巢功能鉴定；另一方面，由于阴道穹窿内获取的细胞有可能来源于阴道本身、宫颈管、子宫腔及输卵管，故阴道脱落细胞检查有助于女性生殖道癌瘤的早期诊断。阴道脱落细胞的检查主要包括宫颈刮片检查和阴道涂片检查。阴道脱落细胞检查是临床防癌普查和内分泌检查简便且经济实用的辅助诊断方法。但一次涂片仅能反映当时的卵巢功能，故必须定期连续观察，才能正确掌握其动态变化。

（1）检查前：①检查安排在非月经期进行；②检查前 24 小时，阴道内禁止任何刺激，如同房、阴道检查、灌洗及局部上药等，若正在口服避孕药，需要提前告知医生，该药可使子宫颈内膜腺体呈现类似腺癌细胞的变化；③检查前避免阴道冲洗和盆浴，阴道冲洗和盆浴会清除阴道内的细胞，影响检查结果，如有炎症，应先进行治疗再进行检查，炎症会影响阴道脱落细胞的形态，影响结果的准确性；④检查时避免情绪紧张和剧烈运动，情绪紧张和剧烈运动会导致体内激素水平变化，影响阴道脱落细胞的形态。

（2）检查后：①检查结果出现异常时，应及时就医；②保持外阴清洁，避免感染，如出现阴道瘙痒、疼痛、分泌物异常等症状，应及时就医，不要自行用药，以免延误病情。

## 53. 如何静脉采血留取血液化验标本？

静脉血液标本是临床医学检验实验室检测的重要标本，占总标本量的75%以上，检测结果为疾病诊疗提供了参考依据。静脉血液标本采集的每一个环节都可能影响到标本质量，操作不当可能引起实验室检测结果错误，导致临床诊疗决策错误，甚至危及患者安全。

（1）采血前准备。

①评估患者：患者空腹要求至少禁食8小时，以12～14小时为宜，但不宜超过16小时，宜安排在上午7：00—9：00采血，空腹期间可少量饮水；采血前24小时，不宜剧烈运动，采血当天避免情绪激动，采血前宜静息至少5分钟。

②采血体位：门诊患者采用坐位采血，病房患者采用卧位采血。准备试管：根据化验项目选取适宜的真空采血管。核对真空采血管上患者信息，不同采血管的顺序：血培养瓶—柠檬酸钠抗凝管—血清采血管（含有促凝剂、分离胶）—肝素抗凝管—EDTA抗凝管—葡萄糖酵解抑制管。穿刺部位：首选手臂肘前区静脉，其次为正中静脉、头静脉及贵要静脉。

（2）采血步骤。

①扎止血带：止血带绑扎位置为采血部位上方5～7.5 cm的位置，采集第一管血后随即松开止血带，使用时间不宜超过1分钟。

②皮肤消毒：以穿刺点为圆心，以圆形方式自内向外进行消毒，消毒范围为直径5 cm，消毒2次。消毒剂发挥作用须与皮肤保持接触至少30秒，待自然干燥后穿刺。

③静脉穿刺：以左手固定患者前臂，右手拇指和食指持针穿刺，沿静脉走向使针头与皮肤成30°，快速进入皮肤，然后呈5°向前刺破静脉壁进入静脉腔。见回血后将瓶塞穿刺针直接刺穿真空采血管盖中央的橡胶中，让血液在负压作用下自然流入试管内。抗凝血须立即轻柔颠倒混匀摇晃5~8次。再次核对患者信息。

（3）采血过程中的注意事项。

①采血完毕后应先拔下真空采血管，后拔采血针端。

②拔出采血针后，在穿刺部位覆盖无菌棉签，按压穿刺点5分钟，直至出血停止。

③不得随意将不同真空管内的血液相互转移、混合。

④如患者在采血过程中出现晕厥，宜立即停止采血，拔出采血针止血，将患者置于平卧位，松开衣领；如疑似患者为空腹采血低血糖可予以口服糖水，观察患者意识恢复情况及脉搏、呼吸、血压等生命体征，如生命体征不稳定宜立即呼叫急救人员。

⑤预防标本溶血：消毒后穿刺部位自然干燥，不可穿过血肿部位采血，如使用注射器采血，宜确保针头牢固地安装在注射器上以防出现泡沫；使用注射器时避免过度用力抽拉针栓，轻柔颠倒混匀含有添加剂的标本。

### 54. 如何正确采集末梢血化验标本？

末梢采血又称皮肤穿刺采血法，临床通常在手指或足跟特定部位穿刺，采集毛细血管血液（即末梢血）进行检验。采集末梢血时，应注意以下几点。

（1）采血前准备。

①评估患者：评估患者是否存在对乳胶、酒精过敏情况；常规禁食8~12小时，但对于婴幼儿，既要保证血标本采集的质量，又不能让患儿禁食过久，母乳喂养者需要禁食2~3小时；配方奶喂养者则禁食3~4小时；受试者已经添加辅食，一般禁食5~6小时。

②采血部位选择：常见穿刺部位为手指和足跟，手指采血选择中指或无名指指尖的两侧，足跟采血选择足跟内侧或外侧。早产儿、新生儿及6个月以内不适于指尖采血的婴儿选择足跟采血，8个月以上较大婴幼儿、儿童和成人均

选择指尖采血。

③按摩与热敷：采血前按摩采血部位，若循环欠佳可适当热敷，促进血液循环。

（2）采血步骤。

①皮肤消毒：用75%乙醇消毒，消毒后应自然待干使消毒剂挥发，用左手拇指和食指紧捏穿刺部位两侧，保证待穿刺部位皮肤紧绷将无菌采血针从指端内侧迅速刺入2~3 mm。用无菌干棉球擦去第一滴血，按需要依次进行采集。采血完毕，用无菌干棉球压住伤口。

②采集后应封闭抗凝管帽，上下颠倒混匀防止血液标本的凝固。

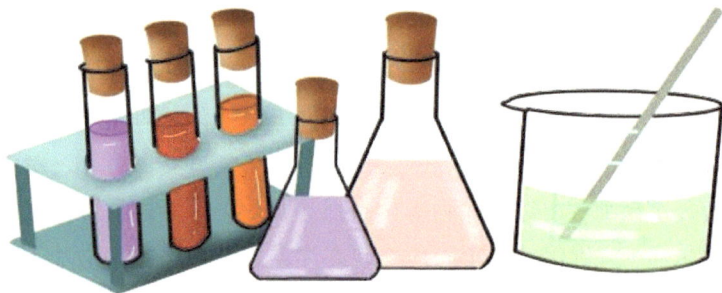

（3）采血过程常见问题。

①禁止在水肿、损伤或感染的部位穿刺，避免在新生儿足弓区域、足跟的后弯和大脚趾以外的脚趾及手指部位穿刺。

②一定要等乙醇挥发干燥后采血，避免血液接触乙醇导致溶血，影响检查结果，同时，乙醇未干时，流出的血液四处扩散不易采集。

③血液不易流出者，可在针刺口近心端稍加压力，切忌用力挤压，以免混入大量组织液。

④若患者脱水或其他原因导致外周循环不佳，可能无法通过皮肤穿刺采集到合格的血标本，不建议进行末梢采血操作。

⑤操作时避免反复穿刺或采血时间过长，造成受试者心理恐惧，在操作过程中观察患者是否有面色苍白、心慌气短等症状，如出现晕针晕血现象应立即将受试者平卧，必要时口服葡萄糖，观察心率及血压，有晕针晕血史的受试者，宜选择平卧采血。

⑥发生血肿应及时处理,在肿胀部位及时冷敷,冷敷时及时观察局部皮肤变化避免发生冻伤。

### 55. 如何正确留取大便化验标本?

粪便是食物在体内消化后的最终产物。粪便检验可以了解消化道有无炎症、出血、寄生虫感染和恶性肿瘤等情况。根据粪便的性状和组成,可以间接判断消化系统的功能状况。检查粪便有无致病菌,还可以防治肠道传染病。粪便检验通常采用自然排便标本,采集时需要注意以下几点。

(1)操作步骤。

①容器:采用清洁、干燥、无吸水性的有盖容器,以内层涂脂的硬纸盒为好。

②留取部位:应用干净便勺选取含有黏液、脓血等异常部分的粪便,外观无明显异常应在粪便表面不同部位及粪便深处多部位取材。

③留取量:一般留取指头大小(约 5 g)新鲜标本即可,血吸虫毛蚴孵化需要留取不少于 30 g 的新鲜标本。

④及时送检:采集后须及时送检,一般应在采集后 1 小时内完成检测。

⑤防止污染:不得混有尿液、水及其他化学、生物成分,若无粪便排出而又必须检查时,可经肛门指诊或采便管拭取标本,灌肠或服用油类泻剂的粪便,常因过稀且含有油滴等不适合做检查。

(2)注意事项。

①留取大便应避开女性月经期、痔疮出血期。

②不能从纸巾或宝宝纸尿裤等吸水性强的物体上挑取大便。

③因检查目的的不同,大便标本的采集方法也不尽相同,特殊的粪便送检时应注意:检查痢疾、阿米巴滋养体时,应从脓血和稀软部分取材,寒冷季节标本须保温并立即送检;检查血吸虫卵时,留取的 30 g 粪便,须尽快处理;蛲虫检查须晚 12 时或清晨排便前,用透明薄膜拭子自肛门周围皱襞处拭取并立即镜检;做隐血试验时,应于试验前 3 日禁食肉类、含动物血的食物,并禁服铁剂及维生素 C;做细菌学检查时,标本应采集于灭菌有盖的容器内,立即送检。

## 56. 如何正确留取小便化验标本？

尿液作为人体代谢产物，其成分变化可反映人体健康状况。尿标本的留取尿液的组成和性质不仅与泌尿系统疾病直接相关，而且还受机体各系统功能状态的影响，反映了机体的实际状况。临床上常采集尿标本做物理、化学、细菌学等检查，以了解病情、协助诊疗。留取尿标本时，应注意以下几点。

（1）留取步骤。

①留取前准备：留取尿液标本前3天，体检者应禁服维生素C、溴化物、碘化物等药物，如有必须服用的药物应及时告知医生。一些药物本身或其代谢产物可能会干扰尿液中某些成分的检测，比如：维生素C可影响尿液中葡萄糖、隐血、胆红素、亚硝酸盐等物质的检出；含碘造影剂有可能使尿蛋白出现假阳性等。受检者应避免情绪紧张及剧烈运动，人在紧张或剧烈运动时，交感神经兴奋，也会干扰尿液中某些激素类项目的检测结果。

②尿道口清洁：收集尿液前要注意清洗下体。男性要翻转包皮，用肥皂水清洗尿道口，再用清水冲洗干净；女性要清洗外阴，收集尿液时，要将阴唇分开，防止阴道分泌物污染。

③容器：采用专用一次性清洁容器。

④标本留取时间：在应用抗菌药物之前或停用抗菌药物7天之后留取尿标本，最好留取晨尿，并且是清晨起床后未进早餐和做运动之前的第一次尿，弃掉前段尿液。

⑤标本量：根据各医院所用容器及化验项目不同而稍有差别，一般不少于10 mL。

⑥尽早送检：尿标本留取后应标明留取时间并及时送检，最迟不能超过留尿后2小时，否则可能发生红细胞溶解现象。

⑦避光：留取的尿标本应避免强光照射，以免尿胆红素、尿胆原等物质因光照分解或氧化而影响化验结果。

⑧防止污染：避免阴道分泌物、经血、精液、粪便等污染。

（2）注意事项。

①女患者月经期不宜留取尿标本，不可将粪便等混入尿液中。

②昏迷或尿潴留患者可通过导尿术留取尿标本。

③留取 24 小时尿标本应做好交接班；留取尿培养标本，应严格无菌操作，在抗菌药物应用前采集；尿袋里收集的尿液不宜作为标本送检，应确保尿液在膀胱内已停留至少 4 小时，否则阳性率低。

## 57. 如何正确留取痰液化验标本？

痰液是气管、支气管和肺泡所产生的分泌物，健康人很少分泌。但当呼吸道出现病变，黏膜受到刺激时，就会使痰液分泌增多。如伴随呼吸系统疾病或其他系统疾病伴有呼吸道症状时，痰液会增多，其透明度和性状也会有所改变。正确留取痰液标本，可为临床检验、诊断和治疗提供重要依据。临床上常用的痰标本有三种：常规痰标本、痰培养标本和 24 小时痰标本。要留取合格的痰标本，应注意以下几点。

（1）留取步骤

①应在使用抗菌药物前留取标本，若在留取前已使用抗菌药物应提前告知医生。

②采用专用无菌痰杯，未吐痰前不宜打开瓶盖以免污染。

③留取痰标本前用清水漱口或刷牙后再留痰，清除口腔内的污物和细菌，特别注意留取痰涂片时，嘱患者清晨起床后用清水反复漱口；留取痰培养时，嘱患者清晨起床后用灭菌水反复漱口。

④咳痰时嘱患者深呼吸 3~4 次，最后一次吸气后憋住，身体前倾，呼气时用力咳嗽，尽量咳出深处的痰，痰量不少于 3 mL，吐入无菌痰杯内，咳痰后立即盖好杯盖，一般 2 小时之内送检，婴幼儿可用弯压舌板向后压舌或用消毒棉签刺激喉部，引发咳嗽反应，使其咳出肺部和气管分泌物，用无菌棉签采集。

⑤标本留取后进行初步目筛，若为黄色、灰色、铁锈色、血性、脓性、稠厚，呈现团块状的标本，则提示初步合格；若为无色透明、稀薄、混有明显食物残渣等，则为不合格标本，提示须再次采集标本。

（2）注意事项。

对于痰液量较少或无痰的患者，采用高渗盐水雾化吸入诱导排痰或采用空心掌，依照由下而上、由外而内的方法叩击背部 3~5 分钟进行肺部物理治疗，让附着在气管上的痰液松动,再嘱患者深吸气后咳出下呼吸道痰。对咳嗽无力或昏迷气管切开的患者,可在无菌操作下使用专用痰液收集器吸出气管深部痰液。标本采集后应及时送检。做结核分枝杆菌检查的痰液如不能及时送检,应放入 4 ℃冰箱。不要留取口腔中的唾液。

## 58. 如何正确留取精液化验标本?

精液为一种乳白色液体,是由睾丸、附睾、前列腺及精囊的分泌物所组成,并混有一部分尿道腺体的分泌物。精液由精子和精浆组成,精子是男性的生殖细胞,精浆是运送精子的载体,也是营养精子、激发精子活力的重要物质。精液检查是对男性生育能力估价的重要依据。因精子生成数目变化范围较大,且精液分析受多种因素的影响,不能仅凭一次的精液检查结果作出判断,一般应间隔 1~3 周复查 1 次,复查 2~3 次方可作出诊断。采集精液时应注意以下几点。

(1)精液采集方法。

①手淫法:最理想,采精者可直接在实验室内进行,也可以让采集者在一个安静的房间由本人手淫将精液射入灭菌干燥容器内。

②体外排精法:由于易漏掉精子密度最高的前段精液,故不主张采用,仅适用于手淫或电按摩采集法不能采精的患者。

(2)采集步骤。

做精液检查之前应避免过量抽烟、饮酒、过度劳累等。采集精液前建议禁欲 2~7 天。采集精液前应排净尿液,洗手并清洁外阴,避免杂质及微生物影响。如要进行精液的细菌培养,应先消毒尿道口,将精液收集在无菌容器内。取精液并射入干净的、广口的容器内,核对取精杯上的信息。精液采集后立即于 20~37 ℃条件下保温,尽量在 30 分钟内送检。

(3)注意事项。

不能用乳胶或塑料制品的避孕套采集,因避孕套内含有的滑石粉可影响精子活力甚至杀死精子;尽量不要用体外射精方式取精,在同房时中断性交,用体外射精的方法收集精液,经常会导致最先射出的那部分精液丢失,没有取到杯子里,而这部分精液往往是精子浓度最高的,导致结果误差;不能将精液暴露于过冷或过热的环境中，标本采集可以在设有采精房的场所或环境舒适的地方。

## 59. 如何正确留取前列腺液化验标本？

前列腺液是精液的重要组成部分，占精液的 15%~30%。前列腺液的成分比较复杂，主要有纤溶酶、β-葡萄糖腺苷酶、酸性磷酸酶、蛋白质、葡萄糖，以及钠、钾、锌、钙等，还有少量上皮细胞和白细胞。前列腺液检查主要用于前列腺的炎症、结石、结核和肿瘤的辅助诊断，也可用于性传播疾病的诊断等。

（1）取前列腺液传统按摩法：先嘱患者排空膀胱，尽量不要在检查前 30 分钟内排尿，采用胸膝位，然后医生用戴指套的手指涂上凡士林或石蜡油，缓慢插入者肛门内，在距肛门缘 4~5 cm 处，利用手指的掌面，隔着直肠的前壁，可以摸到前方的前列腺，按摩既要有一定的力量，还要保持轻柔、均匀，不能粗暴，否则会损伤直肠壁，也可能损伤前列腺造成出血和疼痛。另外，手指按摩时要有一定的方向顺序，由左右两侧叶前列腺开始，由外上方向内下方的顺序进行，每侧按摩 3~5 次，再沿前列腺中央自上向下的方向进行挤压，反复 3 次，前列腺液便会顺着尿道向外滴出。

（2）改进前列腺按摩法：在原手法基础上，用另一手拇食指捏住阴茎根部往阴茎口挤压，便可挤出液体。

如果前列腺按摩后未出现前列腺液，嘱患者直立上身，深呼气后会出现前列腺液。所有患者留取从尿道外口流出的前列腺液于玻片上，然后用纸巾擦拭干净残留在尿道外口的前列腺液，挤压尿道球部会有不断流出的前列腺液，也可以分段取前列腺液到玻片上。

## 60. 如何正确留取白带化验标本？

白带化验是一种用于检查女性生殖系统健康的重要例行检查，主要是通过阴道 pH、阴道清洁度、阴道微生物检查、胺试验、线索细胞 5 项常规检查来确定阴道分泌物的成分和性质。对女性生殖系统炎症、感染、激素水平及性传播疾病进行初步诊断。有助于早期发现和处理妇科健康问题，提高治疗的成功率。正确留取白带化验标本的步骤如下。

（1）标本采集前：2~3天内禁止盆浴、性生活、局部用药及阴道冲洗、阴道检查等，注意饮食清淡，避免辛辣、刺激食物，穿着要宽松方便检查，要避开经期及经期前后3天。

（2）采集过程中：取白带的过程简易、安全、无痛苦，患者需排空小便后脱掉一边裤子，两腿分开，身子平躺妇检床上，放松心情，积极配合医生。一般由妇产科医生采集白带标本，采集标本用具须洁净干燥，不含其他化学物质或润滑剂。对于未婚且没有性生活的女性，一般仅用棉拭子取阴道口分泌物即可，对于已婚有性生活的女性则需要用窥阴器打开阴道，使用棉拭子或刮片在阴道侧壁、后穹窿、宫颈管口等处刷取分泌物，刮片或棉拭子进入阴道不超过三分之一，轻轻地在阴道壁旋转1~2圈，取到分泌物后，轻轻拔出放入无菌的试管里，试管内放点盐水固定后置于阴凉处储存，避免污染，在2小时之内送检。检查滴虫时，应注意标本保温送检。

（3）检查后：需要保持休息，先勿洗涤阴道，以免影响检查结果，同时如果出现不适症状应及时就医。

在日常生活中，女性需要多注意个人卫生，多穿透气较好的衣服，避免紧身衣物，勤洗勤换内裤，定期清洗外阴部位，以免滋生大量细菌。患者在治疗期间也需要定期复查，了解身体的变化情况。

## 61. 如何正确测餐前空腹血糖?

空腹血糖又叫基础血糖，它能够间接地体现出在没有应激因素的情况下，机体自身基础胰岛素分泌的水平，有助于了解体内的代谢情况、降糖药的疗效，是诊断糖尿病及判断糖尿病病情发展和控制程度的重要依据。通过测量空腹血糖，也可以筛查血糖升高但尚未达到糖尿病诊断标准的临界人群，及早进行干预可以预防或延缓糖尿病的发生。一般正常的空腹全血血糖范围为3.9~6.1 mmol/L（70~110 mg/dL）。对于糖尿病患者来说，空腹血糖控制目标在4.4~7 mmol/L为宜。

（1）如何正确测餐前空腹血糖。

①空腹状态：空腹状态通常是指在餐后隔夜8~10小时没有摄入任何食物

的状态,可少量喝水(200 mL以内),最好在清晨6:00—8:00取血,尽量不要超过9:00,取血前一天晚上的降糖药物正常使用,测量前不能使用降糖药物,测量完后再按照要求使用降糖药物,采血前保证充足睡眠、不熬夜、不运动、情绪放松,前一天避免进食过多及摄入高糖、油腻食物和饮料。

(2)测试方法。

①静脉抽血检测空腹血糖:这种检测方式需要在医院由护士来操作,将抽取的静脉血送至检验科进行检测。

②指尖采取毛细血管血液检测血糖:患者可在医院或在家自己操作。需要准备一个血糖仪和配套的试纸。确保试纸清洁、干燥且在有效期内,将血糖试纸插入血糖仪中,在开始测量之前,先用肥皂洗手,确保手部清洁。使用75%乙醇(酒精)棉片或消毒液对血糖仪的采血部位进行消毒,等到酒精自然晾干后再检测血糖,使用血糖仪的针头在手指部位取血。不要用力挤压采血部位,将针头插入指尖,然后将血液滴在血糖试纸上。等待仪器显示血糖数值后,记录测试结果。采血针、血糖试纸等用具不要重复使用。

## 62. 如何正确测餐后两小时血糖?

餐后2小时血糖是一种简化的葡萄糖耐量试验,可以在一定程度体现胰岛素分泌的情况和机体对胰岛素的敏感程度,为筛选空腹血糖正常的糖尿病患者的最常用方法。同时能反映糖尿病患者饮食及降糖药使用是否合适,为高血糖患者日常管理和药物使用提供更准确的指导。正常情况下,餐后2个小时正常值<7.8 mmol/L,对于糖尿病患者。餐后2小时血糖应控制在10 mmol/L为宜,如果的血糖达到11.1 mmol/L,可以判断为糖尿病。

(1)如何正确测量餐后两小时血糖。

①测量时间:餐后2小时血糖是指从第一口饭开始计时,吃饭时间不超过30分钟,2小时后及时测量血糖。

②注意事项:餐后2小时内不要加餐,避免进食过量、高糖、高脂等易造成血糖波动的食物及饮料,在测量前要停止运动,静止休息15分钟以上,避免剧烈运动、情绪波动等因素,测量部位要保持温暖。如果是正在治疗的糖尿病患者,照常使用降糖药物。

（2）测量方法。

①毛细血管测量：准备配套的血糖仪、试纸、酒精棉和采血针，将试纸插入血糖仪中，使用酒精棉对手指进行消毒。轻轻擦干，等待酒精完全挥发，用采血针扎破手指，轻轻挤出血液。挤出第 1 滴血用棉签轻轻擦拭，取第 2 滴血，确保足够的血量后将血滴在血糖仪的试纸上，等待血糖仪读出结果，如果担心血糖不准，也可以测 2 次或 3 次取平均值。记录测量的血糖值。

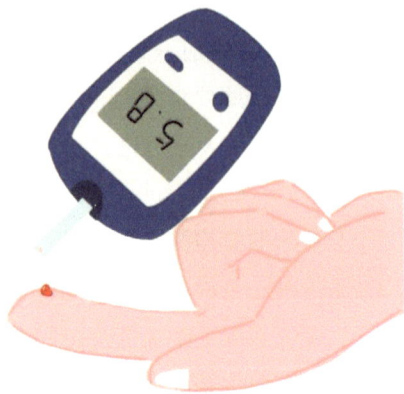

②静脉抽血测量：餐后 2 小时在医院里抽静脉血，可以抽取肘部、手背的浅静脉，抽取 1.5~2 mL 的静脉血后，倒入专门的葡萄糖试管中，摇匀后送去检测，整个过程大约 2 个小时，该方法测量结果精确度较高。

## 63. 糖耐量试验里的注意事项有哪些?

糖耐量试验是用于评估人体对葡萄糖耐受能力的试验，通常用于诊断糖尿病和前驱糖尿病。

（1）糖耐量试验里"糖"的不同吃法。

在糖耐量试验中，因饮食、运动、年龄、性别、体重和身体状况等也可能会影响糖耐量试验的结果，为了确保结果的可靠性，可能会采用不同的试验方法和标准。

口服葡萄糖耐量试验是口服一定量的葡萄糖后间隔一定的时间测量血糖的试验，是诊断糖尿病的金标准。对于已诊断为糖尿病又想评估其血糖及胰岛素功能的患者，由于葡萄糖会刺激胰腺并导致其损伤，一般选择 100 g 面粉做成的馒头（150 g 左右）来代替葡萄糖水，保护患者的胰岛功能。不能耐受葡萄糖水的受试者也可选择馒头餐，但口服葡萄糖耐量试验在定量方面更为精确。

（2）注意事项。

①检查前：试验前 3 天保持正常饮食，不需要控制饮食，每天进食碳水化

合物（即米、面食）应>250~300 g，不然结果可能出现"假阳性"，试验前一天受试者应避免剧烈运动，不熬夜，保持情绪稳定放松，晚上9点钟开始应禁食至少8小时，可少量饮水。检查须在当天早上7：00—9：00点内进行。试验前3~7天，根据医生建议需要停止服用可能对血糖有影响的药物，如糖皮质激素、避孕药、普萘洛尔等，以免影响结果。

②检查时：清晨受试者在空腹状态下抽取静脉血液样本，测量血糖和胰岛素水平。然后将75 g的葡萄糖溶解在300 mL的温水中，受试者在5分钟内喝完。服糖后1小时、2小时和3小时，分别抽取静脉血液样本，测量血糖和胰岛素水平。受试者在试验期间应避免剧烈运动，尽量保持静坐状态，心情平静。不饮浓茶、咖啡等刺激性饮品，不吸烟，严格按照实验要求的时间节点进行采血，以确保结果的准确，若试验期间出现面色苍白、恶心、头晕等症状应及时告知医生。

## 64. 什么是脑脊液检查?

脑脊液属于液体的一种，无色透明，充盈于大脑的各个部位，如各个脑室、脊髓中央管。主要产生于脑室脉络丛中的脑脊液，其性质与淋巴液相似，具有一定的黏性。它的作用也很多：脑脊液对脊髓发育所需的营养物质能起到充足的补给作用；同时也能带走大脑中的代谢物，平衡和控制酸碱度。

脑脊液检查是指通过腰椎穿刺取得脑脊液样本，然后进行一系列实验室检查，以评估脑脊液的成分和性状。

脑脊液检查的临床意义：有助于对感染、炎症、肿瘤等中枢系统疾病的诊断。通过检查脑脊液的成分、颜色、透明度、压力等指标，可以了解大脑和脊髓的健康状况。

检查脑脊液有几个步骤：腰椎穿刺，脑脊液取样，化验。腰椎穿刺需要在医生的操作下进行，一般在腰部第3~4或第4~5腰椎间隙做穿刺，以免损伤神经根。脑脊液样本收集后，会被送往实验室进行各项检查，如蛋白质、糖、氯化物、细胞计数、病原体检测等。

## 65. 什么是关节腔积液检查？

关节腔积液检查是指通过抽取关节腔内的液体样本，进行实验室检查，以评估关节的健康状况和诊断关节疾病。关节腔积液是指在正常情况下起润滑缓冲作用的存在在关节腔内的液体。但在某些情况下，如炎症、感染、创伤或关节炎等，关节腔内的液体量会增加，需要进行检查以明确诊断。

关节穿刺、化验等是关节腔积液检查的方式。关节穿刺是在医生的操作下，通过特定的针头和注射器抽取关节腔内的液体样本。抽取的液体样本将被送往实验室进行进一步的检查，如细胞计数、生化分析、免疫学检测、病原体检测等。

通过关节腔积液检查，医生可以了解关节液的成分、炎症反应程度、病原体的种类等信息，从而对关节炎、关节感染等疾病进行诊断和治疗。同时，关节腔积液检查也有助于评估患者的病情和预后，指导治疗方案的制定和调整。

## 66. 为何抽血化验有空腹要求或限定时间？

抽血化验的项目大多要求空腹，真正能体现人体状态的是在空腹状态下进行的人体采集的血液标本。我国卫生行业《静脉血液标本采集指南》中有规定，空腹要求至少禁食 8 小时，以 12~14 小时为宜，但不宜超过 16 小时。也就是前一天吃完晚饭后便不再进食，可以喝适量的水，喝水喝到不觉得口渴为宜，过量喝水稀释血液，影响化验结果。

（1）保证检查结果的准确性和可比性：有些检查项目的参考范围是根据健康人空腹抽血，经过科学统计分析后计算得出的检测结果。如果抽血时没有空腹，就会使结果的判读缺乏可比性和准确性，从而对参考面造成影响。

（2）避免饮食成分对检查结果的影响：人体在进食后立即对血液中的某些成分进行改变，如血糖升高、尿酸升高、甘油三酯增高等。此外，食物中的一些物质可能会干扰检测结果，如高脂肪食物会影响血脂水平检测。

（3）避免生理性波动对检查结果的影响：人体的一些生理性波动可能会影响血液检测结果，如餐后血液中蛋白质、脂质等物质会发生变化。空腹可以减少这些因素的影响，使检测结果更准确。

## 67. 有晕血(晕针)史的患者采血怎么办?

(1)提前告知医护人员:患者在进行采血前,应该告知医护人员自己的晕血(晕针)史。使医务人员能够采取必要的措施,防止发生晕血(晕针)。

(2)避免饥饿或疲劳时采血:患者应该避免在饥饿或疲劳时进行采血,因为这时身体较为虚弱,容易发生晕血(晕针)。

(3)心理疏导:医护人员应该对患者进行心理疏导,减轻其紧张情绪,避免因过度紧张而引起晕血(晕针)。

(4)家属陪同:有晕血(晕针)史的患者应该在家属的陪同下进行采血,以便在发生晕血(晕针)时得到及时处理。

(5)采取必要的预防措施:医护人员可以在采血前给患者服用一些药物或采取其他必要的预防措施,以降低晕血(晕针)的发生率。

(6)采血时应该注意:医护人员在采血时应该技术熟练、操作迅速,尽量减少患者的疼痛和不适感,避免因采血而引起的过度紧张和不适。

(7)发生晕血(晕针)时的处理:如果患者发生晕血(晕针),医护人员应该立即停止采血,让患者平躺并抬高双腿,给予吸氧等紧急处理措施。情况严重的,应立即送往急诊救治。

## 68. 抽血后针眼处出现淤血或鼓包是什么原因?

(1)静脉采血操作不当:静脉穿刺不成功,致使血管被针刺破,血液渗入皮下组织而造成皮下瘀血,尤其是老年人血管弹性差,穿刺时会出现回血不畅或回血缓慢的现象,这样很容易导致穿刺不畅而引起皮下血肿。

(2)按压方法不当:在护士正确的操作指导下,仍会出现按压不当的现象,如很多患者都喜欢抽血后将手肘弯曲以达到按压止血的目,但殊不知在屈肘的时候,实际上棉签并没有按压住两个穿刺点,且按压力度不够又不均匀,因此很容易导致皮下淤血的出现。

(3)按压时间过短:采血后建议按压时间为5分钟,但大部分人都操之过急达不到按压的要求,血流在针眼处并没有凝固,于是就有了瘀血的现象。

(4)凝血功能异常：若患者本身凝血功能不佳，则有可能造成血管在抽血后出现淤血。

(5)持续性出血的情况：持续出血可能引起鼓包，然后出现淤血，此外，持续按压针眼也会阻碍血小板聚集，甚至有加快出血、损伤皮肤的可能。对于已形成的血肿或瘀青，应避免抬重物，冷敷此侧手臂，3天后再进行治疗，对局部淤血有缓解作用，出血减少。3天后，患者可用温热毛巾热敷于针眼部位，以加快血液循环，促使吸收淤血。

### 69.细菌培养报告为什么要等4天才能拿到，结果对患者有用吗？

细菌培养是医学实验室中常见的一种检测方法，通过对患者体内或环境中的细菌进行培养、分离和鉴定，可以帮助医生识别和量化感染性疾病中的细菌，从而指导临床治疗和预防。然而这个过程通常需要4天。许多患者和家属在漫长的等待检查报告时，常常会对报告的时间长度感到困惑：为什么要等4天才能得到结果？这个结果对患者有用吗？以下是对这两个问题的解答。

(1)细菌培养报告的时间是由多个因素决定的。一般来说，细菌培养需要经过以下几个步骤：①标本的采集和接种，这一步骤通常需要1天左右；②细菌的培养和繁殖，需要根据细菌的生长速度和种类来确定，一般需要1~2天的时间；③细菌的分离和纯化，通常需要1天左右；④细菌的鉴定和药敏试验，需要耗费1~2天的时间。这些步骤的时间长度都是相对固定的，也无法省略，因此整个细菌培养过程通常需要4天左右的时间才能得到结果。

(2)细菌培养结果的作用：首先，它可以确定感染病原体的种类，不同细菌的感染可能临床表现症状有类似之处，只有通过细菌培养才能确定感染源；其次，可以确定感染病原体的数量，从而判断感染的严重程度和预后；再次，通过药敏试验，确定敏感抗菌药物，指导临床用药，避免抗菌药物的滥用和耐药性的产生；最后，细菌培养数据对于监测和控制传染病的流行具有重要价值。

## 70.肿瘤标志物检测有什么作用?

肿瘤标志物是一类在肿瘤发生、发展过程中,由肿瘤细胞合成、释放或机体对肿瘤反应而产生或者升高的物质。这些物质可以是蛋白质、糖类、酶、激素或其他小分子化合物。它们的存在或浓度的变化可以在一定程度上反映肿瘤的存在、生长、转移和恶性程度。肿瘤标志物检测则是通过特定的实验方法,对这些物质进行定性或定量的分析。常见的检测方法包括免疫学方法(如酶联免疫吸附法、放射免疫分析法)、生物化学方法(如色谱法、质谱法),以及分子生物学方法(如聚合酶链式反应、基因测序)等。

肿瘤标志物存在如下作用。

(1)肿瘤筛查:在疾病普查中,肿瘤标志物可以作为筛查工具之一,如有升高,提示应进行进一步的检查。

(2)辅助诊断:作为影像学诊断和病理学诊断之外的诊断依据,提高诊断的准确性。

(3)疗效评估:在肿瘤的治疗过程中,监测肿瘤标志物的动态变化,可以作为肿瘤治疗的评价标准之一。

(4)预后判断:作为预后评估的指标之一,帮助预测患者的复发风险和生存期。

(5)复发监测:对于已经治愈的患者,定期监测肿瘤标志物的指标可以及时发现复发的征象,早期采取措施介入。

尽管肿瘤标志物在肿瘤的治疗中起到了重要的作用,但是并非所有的肿瘤均会产生肿瘤标志物,有些非肿瘤疾病也会引起肿瘤标志物升高,因此,对于升高的患者,建议及时就医并遵循医嘱进行相关检查和治疗。

# 第二节 常见治疗须知

## 1. 老年人静脉输液的注意事项有哪些?

(1)病情评估:老年患者机体功能衰退、耐受性较差,静脉输液前应根据患者的各项身体机能的实际情况进行详细的病情评估,根据其耐受度适当调控输液速度,对于有高血压、心脏病等患者输液速度应控制滴速为 30~40 滴/min 为宜。

(2)血管的选择:尽量要选择暴露位置及活动受限范围较小的手指或手背部位的静脉,进针速度宜慢且进针力度不可过大,穿刺见回血即可,不必推进以免刺破血管,避免选择硬化、靠近关节或有瘢痕部位的血管进行穿刺。

(3)止血带的护理:扎止血带应在穿刺位置 8~10 cm 的距离固定,尽量减少止血带的拉扯对血管影响,降低穿刺针头刺破血管的发生率。

(4)加强巡视:静脉输液时应加强巡视,做到每 10~15 min 巡视一次。

(5)拔针后的护理:拔针后应延长按压止血时间,一般按压 5~6 min 为宜,拔针时将棉签与血管平行按压在血管上,确切压住血管上的针眼从而有效地防止皮下出血。

(6)健康教育:在操作前、操作后及输液过程中进行相关知识的宣教,告知输液过程中的注意事项、不良反应,以及进行健康饮食、生活方式的指导等。

## 2. 老年人做皮试的注意事项有哪些?

(1)既往药物过敏史:皮试有诱发过敏反应甚至过敏性休克的可能,应详细询问患者既往药物过敏史,如过敏发生的时间、使用药物名称及过敏症状等。

(2)近期用药史:对于长期使用药物的老年患者,有些药物可抑制皮肤变态反应,导致假阴性结果,在病情允许时应当在皮试前停用可能造成干扰皮试结果的药物。

(3)停用相关药物:全身应用一代抗组胺药物,须停药 2~3 天;全身应用二代抗组胺药物,停药 3~7 天;全身较长时间应用糖皮质激素,停药至少 7 天;使用抗抑郁药、抗精神病药,停药至少 7 天;有严重过敏反应高危因素的患者应停用影响过敏反应抢救的药物至少 24 小时。

(4)做好健康宣教工作:向患者解释皮试重要性,对于本身存在皮肤问题、疾病状态的老年患者,临床上做皮试容易出现假阳性或假阴性的结果,因此既往药物皮试结果并不能代表患者对此类药物是否存在绝对过敏状态,应考虑在选用此类药物前再次进行皮试。告知患者皮试操作后应在观察区休息等待结果,避免抓挠、摩擦或污染皮试区域及错过结果最佳观察时间。

## 3. 老年人肌内注射后有硬结怎么办?

肌内注射后出现硬结是一种常见的现象,老年患者体质瘦弱,局部血液循环不畅,注射药物进入体内毛细血管网受阻,药物没有完全被吸收,注射部位反复穿刺,容易出现硬结。处理这种情况,可以采取以下几种方法。

(1)热敷:使用温热的毛巾敷在硬结处,每天数次,每次 10~15 min,热敷可以帮助促进血液循环,加快药物吸收,缓解硬结。

(2)穴位按摩:在热敷后,可以轻轻地对硬结部位进行穴位按摩,以促进药物吸收和血液循环,注意动作要轻柔,避免过于用力导致疼痛或损伤。

(3)部位选择:避免反复在同一部位重复注射,直至该侧硬结完全消散,需要注射刺激性较强的药物时,一般选择深部肌内注射,避开脂肪层。

(4)药物治疗：如果硬结伴随严重疼痛或持续时间较长，最佳治疗方案是外敷新鲜土豆片+地塞米松、舒康博透明贴、活血散等药物。

## 4.老年人保留灌肠患者的注意事项有哪些?

习惯性便秘或伴有慢性排便困难好发于老年人，保留灌肠是一种常用的治疗方法，可以帮助缓解便秘等症状。在对老年人进行保留灌肠时，考虑到他们的生理特点和可能存在的多种慢性疾病，需要特别注意以下几点。

(1)评估适应证和禁忌证：在进行保留灌肠之前，需要仔细评估患者的健康状况，确认没有禁忌证，如重度炎症性肠病、肠梗阻、严重的直肠或肠道出血等。

(2)选择合适的灌肠液：应选择对患者刺激性小、容易被肠道吸收的灌肠液。对于老年患者来说，温和的盐水或者矿物油灌肠液通常更为适合。

(3)温度适宜：灌肠液的温度应接近患者肛温，过热或过冷的液体都可能对肛门及肠道造成不必要的刺激或不适。

(4)操作要轻柔：在进行灌肠操作时，动作要轻柔，以避免造成肛门或肠道的损伤。特别是对于老年患者而言，由于其肠道脆弱需要更加小心谨慎。

(5)采取循序渐进治疗原则：灌肠药物的滴速、剂量和插入肛门的导管深度应根据患者的实际病情和耐受程度进行调整，做到由小到大、由快到慢、由浅入深地进行操作。

(6)监测患者反应：在整个灌肠过程中，需要密切监测患者的反应，注意是否出现任何不适、疼痛或其他不良反应。

(7)进行人性化关怀：在进行灌肠操作时，应充分保护患者的隐私和尊严，避免给患者造成心理负担，体现人性化关怀。

(8)注意水分和电解质平衡：特别是在使用渗透性灌肠液时，要注意可能导致的水分和电解质失衡问题，必要时进行调整。

(9)避免频繁使用：长期或频繁地使用保留灌肠可能会导致肠道功能依赖性，影响自然排便反射，因此应谨慎使用。

(10)健康宣教：老年患者肛周肌肉较松弛，药液保留不住常出现溢出现象，应嘱咐患者常做提肛运动，锻炼肛门括约肌及盆底肌肉，使药液能在体内停留更长时间。

## 5. 老年人导尿的注意事项有哪些?

导尿是一种常见的医疗操作,可以帮助不能自主排尿的患者排空膀胱。由于老年人自身基础疾病较多,加上生理功能和体内激素的改变,尿道黏膜较松弛,且尿路感染发生率高,所以在为老年患者进行导尿操作时,需要特别注意以下几点。

(1)无菌操作:导尿操作必须严格遵守无菌操作原则,以防止细菌感染。操作者应该洗手、戴手套,并使用无菌的导尿套装。

(2)正确选择导尿管:根据患者的性别、年龄和身体条件选择合适的导尿管。老年患者的尿道可能因各种原因而有所变化,所以选择合适大小的导尿管尤为重要。

(3)使用润滑剂:使用适量的水溶性润滑剂可以减少导尿管插入时的疼痛和不适,同时也能减少尿道黏膜的损伤。

(4)温柔操作:插入和拔出导尿管时应温柔操作,避免粗暴行为可能导致的尿道损伤或出血。

(5)注意尿液的观察:导尿后应观察尿液的颜色、清晰度和量,这些信息对评估患者的健康状况非常重要。

(6)避免反复导尿:频繁进行导尿会增加尿道损伤和感染的风险。如果需要长期导尿,应考虑使用留置导尿管。

(7)预防尿路感染:老年人尿路感染的风险较高,定期更换集尿袋(每间隔5~7 天更换一次);定期更换导尿管(当尿液 pH≥6.8 时,须 2 周更换一次;pH<6.7 时,须 4 周更换一次)。

(8)专业评估:对患者导尿管留置指征进行及时评估,在达到拔管指征时尽早拔管,减少导尿管留置时间。

(9)患者舒适度:在整个操作过程中,应注意维持患者的舒适度和尊严,避免造成不必要的精神压力。

(10)紧急情况处理:如果在导尿过程中遇到任何问题,如尿道出血、剧烈疼痛或无法插入导尿管,应立即停止操作并做相应处理。

(11)健康宣教:向患者解释导尿的重要性;妥善固定导尿管,保持集尿袋低于膀胱位置，防止管道扭曲打结及尿液反流引起尿路逆行感染；避免强行拔除导尿管引起尿道损伤；鼓励患者多饮水，以获得生理冲洗膀胱的目的，降低尿路感染发生风险；保持良好的卫生习惯等。

### 6.老年人伤口换药的注意事项有哪些?

老年人的皮肤随着年龄增长变得更薄弱，愈合速度也相对较慢，因此在对老年人伤口进行换药时需要特别注意以下几点，以促进伤口愈合并减少感染风险。

(1)温和地清洁伤口：在换药前，应该温和地清洁伤口及其周围的皮肤，使用适量的温水或生理盐水，避免使用可能刺激伤口的化学清洁剂。

(2)避免皮肤损伤：老年人的皮肤更薄弱，在移除旧敷料时要特别注意，避免对周围的皮肤造成任何损伤。

(3)评估伤口：每次换药时，都应该仔细评估伤口的愈合情况，注意伤口的大小、深度、有无感染迹象(如红肿、发热、恶臭等)。

(4)选择合适的敷料：根据伤口的性质、渗液量、类型和愈合阶段需求选择规格适合的干性或湿性敷料。

(5)确保敷料松紧适宜：敷料不应过紧，以免影响血液循环，也不应过松，以免移位或不足以保护伤口。

(6)防止感染：使用无菌技术操作，减少感染的风险。如伤口已有感染迹象，应及时做相应处理。

(7)保持伤口周围皮肤的清洁和干燥：在换药间隔期间，保持伤口周围皮肤的清洁和干燥，避免敷料受潮。

(8)营养干预：伤口愈合过程需要充分的营养支持，保证优质蛋白的摄入有利于血管、皮肤组织细胞的修复，加速伤口的愈合。在换药护理期间应对患者进行饮食健康宣教和综合营养干预。

(9)心理干预：持续的紧张、焦虑等负性情绪容易引起神经性内分泌紊乱，进而影响免疫功能，并直接或者间接地影响伤口愈合。应对患者做好心理干预治疗，消除和减轻负面心理压力，保持良好的心理状态。

(10)疼痛管理：如果换药过程中老年人感到疼痛，应该采取措施减轻疼痛，如使用止痛药物或采取其他非药物疼痛管理方式。

## 7. 老年人中医针灸的注意事项有哪些?

针灸作为一种传统的中医疗法，可以刺激穴位、缓解疼痛、调节气血运行和改善不适症状，越来越被更多的老年人所接受和认可。老年人使用中医针灸时需要注意以下几个方面，以确保安全和疗效。

（1）体质评估：在施行针灸之前，应对老年人的整体健康状况进行全面评估，包括体质、既往疾病史、当前用药情况等，以避免不适应证或潜在的风险。

（2）针灸点的选择：老年人的皮肤更薄弱，血管脆性增加，因此在选择针灸点时要特别小心，避免选用容易引起出血或其他并发症的部位。

（3）操作温和：施针时应更加温和，避免深针或过分刺激，以减少针灸不适感。

（4）治疗时间的调整：老年人的恢复能力相对较弱，因此治疗时间和频率可能需要相应调整，以避免过度疲劳或其他不良反应。

（5）监测反应：治疗期间和治疗后要密切观察老年人的反应，尤其是对初次接受针灸治疗的老年人，任何不适都应立即停止治疗并采取相应措施。

（6）特殊病例考虑：对于患有心脏病、高血压、糖尿病等慢性疾病的老年人，针灸前应咨询相关专业医生，确保针灸治疗不会与其病情或药物治疗产生不良交互作用。

（7）综合治疗：针灸治疗应与老年人的整体治疗计划相结合，考虑到他们的营养、休息、物理疗法等多方面的需求。

（8）精神和情绪：针灸过程需要保持稳定的情绪和良好的精神状态，不可在患者烦躁、空腹或是疲劳状态下施针，以免出现晕针等不适。患者在针灸留针过程中适当地闭目养神可以增强针灸的疗效。

（9）健康宣教：对老年患者及其家属进行适当的宣教，说明针灸治疗的预期效果、可能存在的风险和需要注意的事项，确保他们对治疗有正确的理解和期待。

## 8. 老年人做运动康复的注意事项有哪些?

老年人是代谢疾病的多发群体，除了饮食、药物治疗，运动康复也能起到良好的治疗效果，还能延缓甚至逆转老年衰弱发展进程。老年人在进行运动康复时，考虑到他们的身体条件和潜在的健康问题，需要遵循以下注意事项，以确保安全和提高康复效果。

（1）全面评估：在开始任何运动康复计划之前，老年人应该先进行全面评估，包括心脏状况、骨骼肌肉状况、慢性疾病等，以确定适合他们的运动类型和强度。

（2）制定个性化方案：根据老年人的健康状况、身体能力和康复目标，制定个性化的运动方案，应考虑到他们的喜好和生活方式，以增加持续参与的可能性。

（3）渐进式训练：运动强度适宜，应从低到高逐渐增加，避免一开始就进行高强度或高风险的活动。这有助于减少受伤的风险，同时逐步提高身体的适应性。

（4）多样化活动：包括各种类型的运动，如有氧运动、抗阻运动、平衡运动和协调训练等，可以帮助提高整体的身体机能，同时减少厌倦感。

（5）充足休息：保证足够的休息时间，避免过度训练。老年人的恢复速度通常较慢，因此需要更多时间来恢复体力和避免过劳。

（6）持续监测：在运动康复过程中，定期评估老年人的状态和反应，必要时调整运动方案，避免出现不适症状，如呼吸困难、胸痛、过度疲劳等。

（7）环境安全：确保运动器材适合、运动环境安全，无滑倒、绊倒及摔伤的风险。

（8）营养的补充与恢复：保持良好的饮食习惯，为身体提供足够的能量和营养，同时注意补充水分和电解质，特别是在运动期间和结束后的营养补给。

（9）心理支持：鼓励老年人保持积极的态度和对康复过程的积极参与，心理支持和鼓励对于提高他们的参与度和康复效果至关重要。

## 9. 老年人做门诊放疗的注意事项有哪些?

老年肿瘤患者一般身体素质偏差,生理状况改变复杂多样化,在不宜手术治疗的情况下,放疗是多数老年肿瘤患者的主要治疗方案之一。在进行门诊放疗时,需要注意以下几点,以确保治疗的有效性和降低不良反应的发生。

(1)全面评估:在开始放疗前,应了解患者的家族遗传病史、过往病史、药物过敏史等基本情况,并对患者进行全面的身体状况评估,包括心脏、肺功能和其他重要器官的功能,以确保患者能够承受放疗的不良反应。

(2)营养支撑:保持良好的营养状况对于抵御放疗可能带来的不良反应非常重要,根据患者的具体情况调整饮食,增加蛋白质和热量的摄入,以帮助修复正常组织和支持免疫系统。

(3)皮肤护理:放疗可能会导致治疗区域的皮肤发红、干燥脱屑或痛痒感的症状,建议使用温和无刺激性的皮肤护理产品,不得暴晒于阳光下、不可抓挠皮肤,避免将热水袋、冰袋或任何刺激性物质直接应用于放疗区域。

(4)口腔护理:如果放疗区域包括头颈部,需要特别注意口腔卫生,可以使用牙线配合生理盐水清洗口腔,保持口腔清洁卫生,避免口腔炎的发生。

(5)活动和休息:合理安排日常活动和休息,避免过度劳累。放疗期间可能会感到更加疲倦,因此需要确保充足的休息。

(6)心理支持:放疗对于老年患者来说是个极大的考验,应多多鼓励患者,加强心理疏导,消除其负面情绪,提高自信心,积极配合治疗,保持良好的心态。

(7)定期复查:在放疗期间患者需要定期复查以监测治疗效果,一旦发现不良反应产生可尽早得到处理。

(8)健康宣教:向患者及家属解释坚持定期放疗的重要性;注意饮食清淡,遵循少食多餐原则,作息规律,放松心态,养成良好的生活习惯等。

## 10. 老年人做高压氧治疗的注意事项有哪些?

高压氧在许多疾病的治疗和预防保健中发挥了非常重要的作用。由于高压氧治疗环境的复杂性和特殊性，老年患者在进行高压氧治疗时，需要注意以下几点。

(1)健康状况评估：详细评估患者的整体健康状况，了解患者的病情和既往史，包括心脏、肺功能及是否存在耳部疾病等，进舱治疗前确保患者血压正常等无不适症状，保证治疗的安全性。

(2)听力检查：高压氧治疗会改变气压，可能会引发头痛、耳痛、中耳气压伤等严重并发症，在治疗前有必要进行听力检查。若患者有中耳炎等问题，应先处理耳部疾病再行高压氧治疗。

(3)遵守规定指导：在接受高压氧治疗前后，严格遵守规定指导，包括不吸烟、避免使用某些药物等。

(4)穿着要求：在治疗期间，严禁携带金属物品、易燃易碎物品、油脂类物品等进舱，患者需要穿着100%棉质的衣物，避免静电和火灾风险。

(5)呼吸道感染的防护：老年患者容易患有呼吸道感染，高压氧治疗期间需要注意防护，保持呼吸道通畅，避免感染加重。

(6)饮食护理：老年患者饮食应清淡易消化，营养丰富均衡，进舱前不宜过饱进食，治疗期间不宜多吃产气类食物。治疗前后，保持良好的营养和适量的水分摄入有助于提高治疗效果和减少不良反应。

(7)了解潜在风险：虽然高压氧治疗相对安全，但存在复杂性和特殊性，有一定的潜在风险，如中耳损伤、氧中毒、视力变化等。应与患者充分沟通，了解这些潜在风险。

(8)密切监测反应：在治疗过程中，应密切监测患者反应。若患者感到耳痛、头痛、恶心等不适，应立即告知工作人员。

(9)健康宣教：告知患者高压氧治疗的意义和流程，要求定期复查以便评估治疗效果和及时发现潜在的并发症；进舱前需要排空大小便，老年患者必要时可穿上纸尿裤应急；治疗期间尽量保持呼吸节奏平稳，以免过度吸氧引起氧中毒；给予患者适当的鼓励和关怀，消除其疑虑、不安等不良情绪；对于行动不便的老年患者要注意进出舱安全，防止跌倒、坠床等不良事件发生；保证患者充足休息，避免过度劳累，远离噪声环境等。

### 11. 老年人做腹膜透析的注意事项有哪些?

针对老年腹膜透析治疗群体,治疗时需要综合考虑多种因素,不仅要掌握其临床病情发展变化,还需要针对不同的病情特点采取合理、有效的治疗措施。

(1)个体化治疗计划:考虑到老年患者可能存在的多种慢性疾病和不同程度的身体机能下降,应根据患者的具体情况制定个体化的腹膜透析治疗计划。

(2)透析液选择:不同类型的透析液可能对老年患者的心脏负担和残余肾功能有不同影响,应根据患者的具体情况选择合适的透析液。

(3)导管管理:教会患者正确固定导管,防止牵拉导管反复刺激出口从而影响出口的愈合;定期消毒出口,保持出口处清洁干燥,以防感染。

(4)透析口的护理:保持透析口的清洁卫生至关重要,以预防感染。应每日检查透析口周围的皮肤,注意是否有红肿、疼痛或分泌物增多等迹象。

(5)营养和水分管理:老年腹膜透析患者需要特别注意营养和水分的管理,根据病情制订个性化的膳食计划,保证充足的营养摄入,注意水分及出入量管理。

(6)药物管理:老年患者常常需要服用多种药物,进行腹膜透析期间,应根据患者具体病情和治疗需要做好药物管理。

(7)并发症的监测和预防:腹膜透析可能会增加某些并发症的风险,如腹膜炎、腹水、心血管疾病等,应密切监测老年患者的体征和病情变化。

(8)心理和社会支持:患者在进行腹膜透析治疗期间需要心理和社会层面的支持,采取针对性的心理疏导,安抚患者情绪,鼓励家庭成员的参与和支持。

(9)定期复查和评估:整个治疗过程需要定期进行复查和评估,包括腹膜透析效果、肾功能、心脏功能等,以便动态调整治疗计划。

### 12. 老年人做血液透析的注意事项有哪些?

随着人口老龄化加剧和医疗水平提高,老年血液透析患者逐年增多,他们大多数身体机能减退,常合并多种疾病。老年患者进行血液透析时需要注意以下事项。

(1)透析前评估:在开始透析治疗前,应对老年患者进行全面的健康评估,包括心脏状况、血管状况、肾功能及其他任何慢性疾病的管理。这有助于制定个性化的透析方案。

(2)血管通路的选择与护理:老年患者的血管更脆弱,选择和维护一个良好的血管通路对于长期透析患者来说至关重要,需要定期检查通路的通畅性,预防感染。

(3)治疗参数的调整:老年患者需要动态调整透析时间、频率和强度,应根据患者的具体情况和耐受性来设定适合的治疗参数。

(4)营养和水分管理:需要遵循特定的饮食和水分摄入指南。保持良好的营养状态对于改善透析效果和降低并发症风险非常重要。

(5)药物管理:老年患者常常需要服用多种药物,进行血液透析期间,需要监控药物的效果和不良反应,必要时调整药物的剂量和类型。

(6)社会及心理支持:透析治疗可能对患者的心理状态产生影响,尤其是老年患者,良好的家庭及社会支持对改善老年患者的生活质量具有至关重要的作用。

(7)并发症的预防和管理:老年透析患者更容易发生并发症,如心血管事件、透析相关感染等,应密切监测患者的状况并采取相应措施。

(8)定期复查和评估:定期进行血液透析效果的评估,包括透析剂量的监测、血液检测和心脏功能评估等,以确保治疗方案的适宜性并调整治疗计划。

(9)教育与训练:应重视对老年患者的健康教育,使其了解血液透析治疗的长期性及重要性,在满足实用性和可操作性的前提下提供多元化知识教育和训练方式,鼓励他们以积极的心态应对疾病。

## 13. 老年人拔牙的注意事项有哪些?

老年患者拔牙时需要格外小心,他们可能面临更多的健康挑战和并发症发生风险。帮助老年患者减少拔牙时并发症发生需要注意以下几点。

(1)全面的健康评估:在拔牙前,应对患者进行全面的健康评估,了解既往病史、患者口腔健康状况,评估拔牙前血常规、凝血功能和心脏功能等,根据患者具体情况制定个性化治疗方案。

（2）药物使用情况：了解患者现服药物史。老年患者可能正在服用一种或多种药物，如抗凝血、抗血小板药物等，这些药物可能会影响手术过程及术后的伤口愈合，术前须在医生指导下暂停服用。

（3）术后处理：患者在拔牙完成当天不可刷牙漱口，以免血凝块被冲洗掉而影响伤口愈合，若出现少量渗血情况可咬紧棉球半小时后吐出，切忌舔舐伤口，术后2小时后可进食软食，且食物不宜过热。

（4）术后感染的风险：老年患者免疫力低下更容易发生术后感染，拔牙后应根据个人情况按照医嘱使用消炎药。

（5）疼痛管理：拔牙的疼痛极易让老年患者产生恐惧心理，可以给予患者麻醉处理，拔牙后适当使用止痛药物。老年患者在使用药物时应特别小心，避免潜在的药物相互作用。

（6）营养和水分：拔牙后需要暂时调整饮食，选择易于老年患者咀嚼和吞咽的食物，同时确保充足的水分摄入，以支持术后恢复过程。

（7）骨密度考量：老年患者可能存在骨质疏松的情况，将会影响牙齿拔除后的骨愈合，可能需要采取特殊措施来促进愈合。

（8）口腔护理：拔牙后的口腔护理对于预防感染和促进愈合至关重要，拔牙后第二天起可以轻轻含漱温盐水，有助于保持口腔清洁卫生。

（9）定期复查：拔牙后应进行定期复查，以确保恢复顺利并及时发现并处理任何潜在问题。

（10）及时沟通：如果拔牙后出现异常症状，如过度出血、持续疼痛或感染迹象，应尽快联系医生处理。

## 14. 老年人补牙的注意事项有哪些?

味觉异常、唾液分泌减少、口腔黏膜萎缩、牙齿部分或全部脱落是老年人的常见口腔疾病，会损害口腔功能，影响其正常进食、发音、外观面容等。在为老年患者进行牙齿修补或种植修复时，需要考虑到高龄相关的健康问题和口腔特点的几个注意事项。

（1）身体健康评估：老年患者可能存在多种慢性疾病，如糖尿病、心脏病、高血压等，这些疾病的治疗和管理可能会影响牙齿修补种植修复的过程和恢复，需要进行综合评估并制定个体化治疗方案。

（2）药物使用评估：评估老年患者正在服用的药物，是否会影响口腔健康（如引起口干）或影响牙齿修复材料的选择。服用激素、抗凝药物的患者须在医师指导下停药。

（3）全面口腔检查：在进行牙齿治疗前，应进行全面的口腔检查，评估牙齿的健康状况，以及是否患有牙周病、舍格伦综合征等问题，需要及时处理。

（4）材料选择：根据老年患者口腔的具体情况，选择适合的修补种植材料十分重要。对于咀嚼力较弱或牙齿磨损较严重的老年人，选择耐用度高且对牙齿剩余结构影响较小的材料尤为关键。

（5）加强沟通交流：在治疗过程中，确保老年患者的舒适度，应跟患者多多进行沟通交流，及时询问有无不适感，鼓励患者，消除缓解其紧张焦虑心情。

（6）术后健康指导：治疗后需要特别注意口腔卫生和遵循医生的指导，如督促患者戒烟戒酒、避免在治疗区域咀嚼过硬食物等；保持口腔清洁卫生，早晚刷牙，指导患者正确的刷牙方式，必要时使用特殊口腔清洁工具。

（7）定期复查：治疗后需要定期回访进行复查，给予专业性的指导，做好个案的随访管理，以便评估治疗效果和及时处理并发症。

## 15. 老年人做富血小板血浆关节腔内注射的注意事项有哪些?

富血小板血浆关节腔内注射是一种治疗关节疾病，通过注射患者自身的血小板富集血浆来促进关节内的自我修复和减少炎症。老年患者在接受此类治疗时需要一个综合考虑的治疗计划，应注意以下几点。

（1）全面评估：在治疗前应对患者进行全面的健康评估，包括关节疾病的严重程度、慢性病史（如糖尿病、高血压、心血管疾病）、当前用药情况等，以确定富血小板血浆治疗的适应证和可能存在的风险。

（2）了解风险和期望：向患者明确说明富血小板血浆治疗可能带来的效果和潜在风险，包括但不限于注射部位的疼痛、肿胀或感染，确保患者对治疗有合理的期望。

（3）药物相互作用和不良反应：考虑老年患者可能正在服用多种药物，如抗凝血药等，这些药物可能会影响治疗的安全性或效果，应在医生指导下暂时调整患者的药物方案。

（4）治疗后的管理：提供详细的治疗后护理指导，包括如何处理注射部位的疼痛、活动限制的建议及何时恢复正常活动。

（5）监测和跟进：在治疗后，应安排跟进访问，以评估治疗效果和及时发现可能的并发症。老年患者需要更加密切地监测，以确保最佳的治疗结果。

（6）个体化治疗计划：基于老年患者的具体健康状况和治疗反应，个体化地调整治疗计划，可能需要根据患者的反应和需要调整富血小板血浆的剂量或治疗频率。

（7）营养和生活方式的调整：鼓励老年患者采取健康的生活方式和饮食习惯，如适量的锻炼方式和均衡的饮食，这些都有助于改善治疗效果和促进长期健康。

（8）心理支持：为老年患者提供心理支持，帮助他们处理与慢性关节疾病相关的焦虑和抑郁情绪，提供专业的心理咨询服务。

## 16. 老年人做雾化的注意事项有哪些?

老年人的身体机能及自身免疫功能不断下降，是呼吸道疾病的高危人群。对于体质虚弱、无力咳痰及哮喘的老年患者来说，雾化吸入疗法是最常见的有效的呼吸道给药方式之一，但他们对药物的反应可能更为敏感，以及可能有潜在的健康问题，影响治疗的效果和安全性，所以在进行雾化治疗时需要注意以下几点。

（1）专业评估指导：应根据患者的具体情况进行专业的评估指导，确保雾化治疗的必要性，并且选择合适的药物和剂量。

（2）药物选择：老年患者可能同时存在多种疾病在服用多类药物，应详细了解患者的用药史。雾化使用的药物需要考虑到药物相互之间的作用影响，避免产生不良反应。

（3）治疗操作指导：根据患者年龄选取合适的雾化器，并详细指导患者如何正确使用，包括采取适宜的体位、有效的药物吸入方式，根据个人情况治疗后决定是否需要翻身拍背排痰等。

（4）观察反应：老年患者耐受力较弱，在雾化治疗期间和治疗后应密切观察患者的反应，是否存在呼吸困难、心跳加速、眩晕等不适，并及时处理。

（5）口腔卫生：某些雾化药物可能会对口腔黏膜造成刺激或增加口腔感染的风险，治疗结束后应指导患者温开水漱口，做好口腔清洁护理。

（6）设备清洁与维护：每次使用后做好雾化器的清洁和消毒，良好的维护可以防止感染。

（7）避免过度使用：应在专业人士指导下使用雾化治疗，避免过度使用或自行调整剂量，以免引起不良反应或降低治疗效果。

（8）跟进和复查：老年患者在进行雾化治疗期间，应定期跟进和复查，评估治疗效果和调整治疗计划。

（9）做好健康宣教：使患者认识疾病及了解雾化治疗的重要性，提高患者治疗依从性；鼓励患者调整健康的生活方式，如戒烟戒酒、低盐低脂清淡易消化饮食、作息规律、适宜运动锻炼、避免接触污染的环境和过敏原等。

## 第三节　住院/手术须知

### 1. 如何办理住院手续?

　　患者门诊就诊,医生初步诊断病情,并认为患者需要住院进一步治疗。医生开具住院通知单,患者或家属携带门诊病历、身份证、医保卡、住院通知单、银行卡等前往住院处办理住院手续。办理入院手续时,患者或家属需要填写一些基本信息,如姓名、性别、年龄、联系方式等。医保患者在入院时出示医保卡,以便按照医保政策结算费用。在住院处,工作人员开具押金收据,须妥善保管,出院结账时需要用到。办理完住院手续后,患者或家属需要前往病房护士站办理入住床位。

　　需要注意的是,不同医院的住院手续流程可能会略有不同。为了保障自己的权益和安全,在办理住院手续时,应仔细核对各项信息,确保准确无误。

　　办理住院流程:门诊看诊—医生诊断—开具住院通知单—携带相关证件—办理住院手续—妥善保管收据—前往病房办理床位入住。

### 2. 什么是三级查房?

　　查房是指医护人员在病房对患者实施病情评估、制定并调整诊疗方案、观察诊疗效果等医疗活动,其核心是检查患者,了解、分析、预测与患者疾病相关的信息,包括患者生理、心理、家庭和社会信息,旨在制定与调整诊疗方案,观察诊疗效果,开展医患沟通等医疗活动。

三级查房制度是十八项医疗质量安全核心制度之一，是指患者住院期间，由不同级别的医师以查房的形式实施患者评估、制定与调整诊疗方案、观察诊疗效果等医疗活动的制度。三级查房主要是对每一位住院患者必须有三种不同级别的医师开展查房活动。所谓三种级别，即具有高级、中级和初级三个不同层次或资质的医师，包括科主任/主任医师（副主任医师）—主治医师—住院医师。三级医师查房周期一般为最高级别的医师每周至少查房 2 次，中间级别的医师每周至少查房 3 次，住院医师工作日每天至少查房 2 次、非工作日每天至少查房 1 次。可以一个医师完成查房，也可以几个医师共同查房。

通过三级查房，医院可以确保患者得到全面、连续和高质量的医疗服务。不仅有助于及时发现和解决患者的问题，提高治疗效果，还能促进医生之间的交流和合作，提升整个医院的医疗水平。

## 3. 为什么住院要分护理等级？

住院患者分护理等级是一项重要的医疗管理措施，它旨在确保患者在住院期间得到与其病情和需求相符合的护理服务。具体来说，护理等级通常包括特级护理、一级护理、二级护理和三级护理。特级护理主要针对病情危重、需要随时观察和抢救的患者；一级护理针对病情较重、需要卧床休息的患者；二级护理针对病情稳定或处于康复期的患者；三级护理则主要针对病情较轻、生活能够自理的患者。

不同的患者病情严重程度各异，需要的关注度和护理措施也不同。护理等级通常根据患者的病情、自理能力、治疗需求等因素来设定。通过区分护理等级，可以更好地满足患者的护理需求，确保患者在住院期间得到全面、细致和个性化的护理服务，保障患者权益。

区分护理等级有助于提高护理工作的效率。通过明确不同护理等级的任务和责任，护理人员可以更加有针对性地开展工作，同时，这也有助于激发护理人员的积极性和责任感，提高整体护理质量。

## 4. 住院患者为什么不能擅自离开医院?

住院期间患者不能擅自离开医院，主要是出于医疗安全、病情管理和治疗效果的考虑。

首先，医疗安全是最重要的因素。医院是一个专门为患者提供治疗和护理的地方，有专业的医生和护士进行 24 小时的监护和救治。如果患者擅自离开医院，可能会遇到各种健康风险，比如病情恶化、药物反应、并发症等。此外，离开医院还可能增加感染疾病或受伤的风险。其次，病情全程管理也是不能擅自离开医院的原因之一。住院患者需要接受连续的观察和治疗，医生会根据病情的变化调整治疗方案。如果患者擅自离开医院，可能会错过重要的治疗时机，导致病情恶化或耽误治疗。

此外，医生还需要根据患者的病情变化进行及时的调整，如果患者不在医院，医生无法及时获取病情信息，无法做出正确的决策。

最后，从治疗效果方面考虑患者也是不能擅自离开医院。住院患者需要接受系统的治疗，包括药物治疗、手术、康复等，这些治疗需要一定的时间和连续性。如果患者擅自离开医院，可能会中断治疗过程，导致治疗效果不佳或治疗失败。这不仅会延长患者的住院时间，还可能增加治疗费用和身体负担。

住院患者在住院期间积极配合医生的治疗方案，遵守医院的规章，确保自身的健康和安全。如果有特殊情况需要离开医院，应该提前向医生或护士说明情况，并得到他们的同意和指导。

## 5. 什么情况下需要请会诊?

会诊是指出于诊疗需要，由本科室以外或本机构以外的医务人员协助提出诊疗意见或提供诊疗服务的活动。会诊包括急诊会诊、科内会诊、科间会诊、全院会诊、院外会诊等。主要用于解决诊断或治疗中的复杂问题。当遇到以下情况时，可能需要请会诊。

(1)疑难危重病例或出现严重并发症病例，需要有关科室协助诊治时。

(2)重大手术前，因病情复杂，涉及各专科知识，需要提供咨询或者协助时。

(3)非本专科病症,需要转科治疗时。

(4)患者入院后完善相关检验、检查及相关疾病排查后仍未明确诊断时。

(5)实施新开展的技术项目、技术操作时。

(6)患者及家属对诊断、治疗过程提出异议时。

(7)突发公共卫生事件、重大医疗纠纷或某些特殊患者。

通过会诊对疑难杂症病例进行多学科的讨论,得出最优的诊疗方案,使疑难危重患者得到更及时、准确的诊断治疗和更高效的医疗服务,同时也是提高医务人员临床诊治水平的重要途径,充分发挥医院团队协作诊疗的整体功能,保障医疗质量和安全。

## 6. 什么情况需要去重症监护室?

重症监护室(ICU)是医院专门为病情极其严重、生命垂危的患者提供的特殊病房。那么,什么情况下需要将患者转入重症监护室呢?

(1)生命体征不平稳的患者:心跳、呼吸、血压等生命体征出现异常,且不平稳。

(2)重大创伤者:严重外伤,如多发伤、脊髓损伤、重度颅脑损伤等。

(3)重大手术后:复杂手术、联合手术、器官移植手术等创伤大、出血多的手术后患者。

(4)出现严重呼吸系统疾病的患者:如严重哮喘、急性呼吸窘迫综合征(ARDS)、重症肺炎等,需要机械通气或其他高级呼吸支持。

(5)出现严重心血管系统疾病的患者:如严重的心肌梗死、心律失常、心力衰竭等。

(6)出现严重神经系统疾病的患者:如脑出血、严重脑损伤、癫痫持续状态等。

(7)内科急重症者:糖尿病引起酮症酸中毒或高渗性昏迷、重症胰腺炎、严重消化道出血、肝衰竭肝性脑病等。

(8)严重感染、多器官功能衰竭或脓毒症:需要密切监测生命体征、各器官功能。

(9)存在疾病高危因素:如慢性疾病急性加重等。

（10）心跳呼吸骤停复苏成功后的患者：需要密切监测和治疗，以确保生命体征的稳定。

这些情况下，患者的病情往往较为严重且复杂，需要转入重症监护室进行更加密切监测和全面治疗及护理，尽可能地稳定的病情，降低并发症的风险，提高危重患者的治愈率。同时，患者和家属需要耐心等待，并积极配合医护人员的工作，以达到更好的治疗效果，共同努力帮助患者尽快康复。

## 7. 家属给老年人陪护需要注意什么？

患者生病住院期间，往往需要家属陪护，尤其是老年高龄患者，更需要家属尽心照顾。在医院陪护听起来简单，其实做起来非常辛苦，既要照顾好老年人的生活起居，又要关注老年人的心理动态，还要密切配合医护人员做好相关工作。为了给老年患者创造一个更为舒适、安全的住院环境，今天我们就来聊聊做老年患者陪护需要注意些什么，如何当个好陪护。

（1）尊重老年人的意愿和隐私：老年人在生活中有自己的习惯和喜好，尊重他们的意愿和隐私，不要强行干涉。

（2）协助医护人员做好病情观察，及时反馈：家属在医院陪护时，应按医护人员的指导及提示观察病情，发现异常及时报告；必要时还可在护士指导下，准确记录每日出入量；家属还要密切关注老年人的身体状况，包括饮食、睡眠、活动等方面。

（3）协助做好基本日常生活及安全防护：家属陪护时，应细心、耐心地协助老年人洗脸、漱口、刷牙、大小便、保持衣物整洁等。同时一定要注意老年人的安全，尤其是对于不太配合的老年患者更要在医护人员指导下做好预见性防护。早晚如厕高峰及夜间起夜时，防止老年人跌倒摔跤；在医院陪护期间，不能私自给患者增减药物；不要私自使用热水袋、暖宝宝；在患者禁食、禁水时，不擅自给患者吃东西、喝水。

（4）与老年人建立良好的沟通：了解老年人的需求和想法，帮助他们解决问题。尊重他们的意见和选择，不要强行代替他们做决定。

（5）与医护人员配合，做好心理护理：家属多与老年人进行沟通交流并及时反馈信息给医护人员。给予老年人足够的心理支持，缓解焦虑，鼓励他们保持积极的心态，消除消极情绪，积极配合各项医疗护理工作，以便提高治疗效果，早日康复。

### 8.什么情况下老年人要请护工？

老年人需要请护工的情况有很多，以下是一些常见的情况。

(1)生活自理能力下降：老年人因为身体原因，可能出现生活自理能力下降的情况，如不能独立洗澡、穿衣、吃饭等，这时就需要请护工帮助。

(2)疾病护理：老年人可能患有一些慢性疾病，如高血压、糖尿病、阿尔茨海默病等，这些疾病需要长期护理，护工可以帮助老年人按时服药、监测健康状况等。

(3)康复护理：老年人出现意外或者手术后需要进行康复，护工可以协助老年人进行康复训练，帮助老年人恢复身体功能。

(4)照顾失智老人：失智老人需要特别的照顾和关爱，护工可以帮助失智老人做日常生活，避免意外发生。

(5)陪伴老人：老年人常常感到孤独和无助，护工可以给老人提供陪伴和关怀，减轻老人的心理压力。

总的来说，如果老年人需要额外的照顾和护理，而家人或亲友无法提供足够的支持和帮助，那么请护工可能是一个合适的选择。护工可以提供专业的照料和护理，帮助老年人保持健康、舒适和安全的生活。

### 9.家属探望住院患者的注意事项有哪些？

(1)了解探视时间和规定：不同医院的探视时间和规定可能有所不同，家属应该提前了解并遵守相关规定，在规定的时间探视。

(2)穿着合适：探视时应穿着整洁、舒适的衣服，避免穿着过于暴露或不雅观的服装。

(3)带上必要的证件：家属前往医院探视患者时，应带上相关证件，以便确认身份。

(4)注意卫生：探视患者前，应先洗手或用消毒液消毒手部，避免将病菌带给患者。

（5）不要影响到其他患者：家属在探视患者时，应尽量避免打扰其他患者，不要带来嘈杂的声音或强烈的气味。

（6）不要给患者带来不适：探视患者时，应尽量避免讨论病情或其他令患者感到不适的话题，尽可能保持轻松愉快的氛围。

（7）尊重医护人员的意见：探视时，如果医生或者护士认为患者需要休息或者避免刺激，探视人员应积极配合。

（8）避免过度探视：虽然家属想要关心患者，但是过度探视可能会影响患者的休息和恢复，应该合理安排探视时间和次数。

（9）保持乐观心态：家属在探视患者时，应该保持乐观的心态，鼓励患者积极面对治疗，给予患者精神上的支持。

总之，家属在探望住院患者时，应以患者的需要和感受为中心，遵守医院规定，注意个人卫生和避免过度打扰，给予患者关心和支持，尊重医护人员的意见。

## 10. 老年人卧床饮食要注意什么?

卧床的老年人由于肠胃蠕动慢、消化功能减弱，易出现营养不良。因此，良好的饮食习惯非常重要，进食时要注意以下几点。

（1）尽量不平躺：仰卧位易致胃食管反流，从而引发窒息，因此吃饭时和饭后 2 小时内，应将患者体位保持在坐立或半卧状态，身体与床的夹角在 60°以上。

（2）集中注意力：边吃饭边说话或看电视，会分散患者进食的注意力，易发生呛噎，甚至导致窒息。

（3）注意餐次安排：老年人卧床时应该遵循"少食多餐"的原则，分次进食，避免一次性进食过多导致消化不良。可以在早餐、午餐和晚餐之间安排一些小食或点心，以满足老年人的营养需求。

（4）饭前含酸梅：卧床老年人容易食欲不振，唾液分泌量少。进食前不妨口含酸梅，促进唾液分泌，增进食欲的同时又可润滑食物，避免呛噎。

（5）选择易消化食物：照顾者尽量为患者提供软、烂、碎、糊状易消化的食物，如无刺的鱼排、炖烂的肉泥、软糯的面条、蒸软的蔬菜等。同时，避免进食过于油腻、辛辣或刺激性的食物。另外，汤类存在呛入气管的风险，照料者可稍微添加淀粉增加黏稠度，使其更加容易被吞咽，减少呛入气管的风险。

（6）保持营养均衡：确保老年人摄入足够的营养物质，包括蛋白质、脂肪、碳水化合物、维生素和矿物质等。可以选择瘦肉、鱼、蛋、奶、豆类等优质蛋白质来源，同时搭配新鲜蔬菜和水果，以提供丰富的维生素和矿物质。

（7）保持水分摄入：老年人卧床时容易出汗和失水，因此需要保持足够的水分摄入。可以适量增加汤类、粥类等液体食物的摄入，同时鼓励老年人多喝水。

（8）注意口腔卫生：老年人口腔健康对于食欲和饮食摄入非常重要，因此需要注意口腔卫生，包括定期刷牙、漱口、清洁假牙等。

总之，家属和护理人员应该根据老年人的身体状况和营养需求，制定合理的饮食计划，确保老年人的饮食健康和安全。同时，也要注意观察老年人的进食情况，如出现消化不良或吞咽困难等症状应及时就医。

## 11. 老年人需要请营养师制订营养餐食谱吗？

对于老年人来说，营养餐的确是一个值得考虑的选择。随着年龄的增长，老年人的身体机能逐渐下降，对营养的需求也发生了变化，尤其是那些本身就患有高血压、糖尿病等疾病的老年人，他们对饮食的要求会更加严格，而专业的营养师可以根据老年人的身体状况和疾病情况、饮食习惯等因素，为他们制定个性化的营养餐，以确保他们的健康和营养需求得到满足。

因此，如果条件允许，老年人可以考虑聘请专业的营养师来为他们制定营养餐。这将有助于他们更好地保持身体健康，提高生活质量。当然，在选择营养师时，老年人应该选择具有专业资质和经验的营养师，以确保获得优质的服务。

## 12. 如何预防老年人跌倒?

对于住院的老人来说,预防跌倒是一项至关重要的任务。跌倒不仅可能导致身体受伤,还可能影响康复进程。因此,了解并采取有效的预防措施对于确保老人的安全至关重要。

首先,老人需要充分了解自己的身体状况和跌倒风险。年龄、疾病状况、药物使用等因素都可能影响平衡和稳定性。通过与医生或护士沟通,老人可以更好地了解自己的跌倒风险,并针对性地制定预防措施。

其次,熟悉并适应住院环境也是预防跌倒的关键。老人应该观察病房的布局和设施,了解紧急出口和安全通道。同时,注意保持病房整洁、干燥,避免有障碍物或杂物,确保行走的安全。

此外,穿着合适的衣物和鞋子也是预防跌倒的重要因素。老人应选择合身、舒适且防滑的衣物和鞋子。避免穿着过大或过小的鞋子,以免失去平衡。同时,在行走时可以选择有防滑功能的鞋子,增加稳定性。

除了以上措施,保持适当的活动也是预防跌倒的重要手段。在医生的指导下,老人可以进行一些简单的床上运动或床边活动,如伸展、抬腿等。这些活动可以增强肌肉力量,提高平衡能力,减少跌倒的风险。

另外,及时寻求帮助也是至关重要的。当老人感到头晕、虚弱或其他不适时,应及时告知医护人员。在行走、起床或坐下等活动中,如果感到困难,不要勉强自己,及时寻求医护人员的帮助。

最后,老人需要保持积极乐观的心态。住院期间可能会有些焦虑或不安,但保持心态平和有助于减少跌倒的风险。通过与亲友交流、听音乐、阅读等方式来缓解压力,保持心情平和。

总之,预防跌倒需要老人从多个方面入手,包括了解自身状况、熟悉环境、穿着合适、保持活动、及时寻求帮助及保持心态平和。通过这些措施,老人可以有效减少跌倒的风险,确保住院期间的安全与健康。

## 13. 如何预防老年人卧床产生压疮?

(1)定期更换体位:老年人卧床时,应定期更换体位,避免长时间保持同一姿势。每次间隔时间不得超过2小时,更换体位时,应将老人身体抬高,避免拖、拉、拽等动作,以减少皮肤摩擦和剪切力。

(2)保持床面整洁干燥:床单和衣物应保持整洁、干净,避免有渣屑等杂物。同时,床面应保持干燥,避免潮湿导致皮肤受损。

(3)使用适当的床垫和枕头:选择适当的床垫和枕头,以减少身体部位的压力。可以使用压力交替空气床垫、侧翻垫、C型脚圈、减压敷料等,进行皮肤保护。

(4)保持营养均衡:老年人应保证营养物质的摄入,包括蛋白质、维生素、矿物质等。必要时,可遵医嘱给予鼻饲饮食,以保证营养的摄入。

(5)关注老人身体状况:定期检查老人的身体状况,特别是受压部位的皮肤情况。发现异常时,应及时就医处理。

## 14. 如何预防老年人中心静脉置管脱出?

首先,向患者及家属说明管道的目的和重要性,并告知和指导病人保护导管的方法,防止意外拉出导管。导管一旦不慎脱出,应及时汇报医生,协助采取必要的措施。

其次,意识障碍、躁动不安病人应适当地约束肢体,并每隔2小时查看一次约束部位,观察末梢血运情况。

再次,中心静脉置管长短适宜并妥善固定,经常检查导管位置、深度、固定方法是否合适,移动病人时应注意将固定带、绳或别针松开,防止导管受牵拉脱出。

最后,为中心静脉置管的病人更换贴膜时,注意由下向针眼方向撕开,小心拆除原有贴膜,以免导管移位。如果导管有滑出,切勿向内插入已脱出的导管部分。同时应指导病人保持置管局部干燥,不要擅自撕下贴膜,在日常生活及活动中小心保护,防止意外拉出导管。

## 15. 老年人吸氧的注意事项有哪些?

(1)操作流程:要严格按照操作规程来执行,注意安全,使用氧气之前应先调整好氧流量,停氧时应先拔出导管,注意操作顺序。

(2)观察患者吸氧情况:在吸氧过程中,应注意观察患者缺氧状况是否改善,氧气装置是否通畅,患者吸氧过程中是否有头痛、恶心、口干等。如果老人出现任何不适或不良反应,应及时告知医护人员,以便及时调整吸氧方案或给予相应的治疗。

(3)吸氧进行时勿动吸氧装置:详细告知患者及家属切勿擅自调节氧流量,避免折叠、扭曲、压迫氧气管,患者翻身、起身等体位变化时,应注意控制变化幅度,避免因体位改变过大牵拉吸氧管而导致氧气管滑出、脱落等情况。

(4)用氧安全:吸氧时周围严禁烟火;严禁敲击、碰撞氧气瓶体或瓶体附件;周围禁止存放油等易燃品;夏季应防止暴晒,氧气瓶不得靠近热源,以防起火爆炸。

## 16. 老年人鼻饲的注意事项有哪些?

当老人因疾病或身体原因无法自行进食时,鼻饲是一种常见的营养支持方式。鼻饲是通过鼻子插入一根管子,直接将食物和营养输送到胃部。然而,鼻饲过程中需要注意一些事项,以确保老人的安全和营养摄入。

(1)食物的选择:食物选择应选富含高热量、易消化、刺激较少的流质食物。食物颗粒不应过大,避免造成鼻饲管堵塞,营养液温度应保持在 37 ℃左右。保证营养液总量适中,一次 200 mL 左右,可动态调整。

(2)喂养的过程:鼻饲一天大概进行 24 次,具体次数根据患者身体情况进行调整。神志清楚者取坐位或半卧位,昏迷者取平卧,头稍后仰。鼻饲过程中一定要固定好鼻饲管,避免脱落。

(3)日常的护理:定时冲洗管道,保持管道卫生和清洁,若长期鼻饲则要定期更换管道。在鼻饲结束后,需要及时清洁老人的鼻腔和口腔,避免食物残渣引起感染或不适。

## 17. 老年人如何有效排痰？

老年人由于体弱多病，咽部有痰时常不易咳出，快速清除痰液的方法主要有以下几种。

(1)饮食：营养增强可以增加呼吸肌的力量，提高咳嗽的排痰效果。同时，保持充足的水分摄入可以稀释痰液，使其更易于排出。大量咳痰的患者一般都患有慢性肺部或者支气管疾病，身体衰弱不易咳出，因此供应能量非常重要，要进食含有丰富蛋白质和能量，同时还要容易消化的食物，如鸡肉、鱼肉，如果患者自身咀嚼功能较差，可以把肉类用搅拌机打碎做成肉糜进食，同时还应进食水果和蔬菜以补充维生素和膳食纤维。

(2)定期翻身和拍背：通过翻身拍背的方式，可以使低垂部位的痰液移动到较大的气道中，然后通过咳嗽的方式将痰液排出。拍背时，将五指并拢成弧形，按照由外向内、由下至上的顺序，轻轻拍打患者的背部。

(3)口服药物：可以口服化痰药，如盐酸氨溴索口服液、羧甲司坦及溴己新等痰液溶解剂，这些药物可促进呼吸道内黏稠分泌物的排出及减少黏液的滞留，从而促进排痰，改善呼吸困难状况。

(4)雾化：同时可以进行雾化治疗，常用的药物为吸入用乙酰半胱氨酸溶液、吸入用布的奈德混悬液等，患者经口鼻雾化吸入后痰液会变得稀释并容易咳出。

(5)有效咳嗽：咳嗽时，应取坐位或半卧位，上身略前倾，深呼吸后用力咳嗽。对于咳嗽无力的老年人，可以通过他人辅助按压胸部或上腹部来帮助排痰。

(6)机械排痰：机械辅助排痰也是一种有效的方法。现在市面上有多种机械辅助排痰仪，可以通过高频率振动胸部，帮助老年人排出痰液。但使用机械辅助排痰仪时，应注意操作方法和频率，避免对老年人造成不适或损伤。

(7)吸痰：在紧急情况下，如老年人出现大量黏稠痰液导致呼吸困难时，可以采取紧急吸痰法来迅速清除痰液。但这些方法应在医护人员的指导下进行，以确保操作的安全性和有效性。

总之，住院期间老年人有效排痰的方法包括定期翻身拍背、雾化吸入、机械辅助排痰、有效咳嗽、保持营养和水分摄入，以及紧急情况下的吸痰法。家属和医护人员应根据老年人的具体情况选择合适的方法，并注意安全性和有效性。同时，也要注意观察老年人的反应和情况，及时调整排痰方案并寻求医生的帮助。

## 18. 老年人物理降温要注意什么？

住院期间，老年人由于身体机能下降和疾病的影响，常常会出现发热的情况。为了缓解不适，物理降温成为一种常见的护理手段。然而，在为老年人进行物理降温时，我们需要注意以下几个方面，以确保其安全和有效。

(1)使用湿毛巾：可以将湿毛巾放在老人的额头、颈部和手脚上，帮助散发热量并降低体温。

(2)冷敷：使用冷敷物品(如冷水袋或冰袋)轻轻按摩老人的额头、颈部、太阳穴等易散热的部位，以降低体温。

(3)温水浴：老人可以用温水洗澡，尽量避免使用过热的水，温水可以帮助散热并缓解身体的不适。

(4)适度降温：降温的目的是减轻老年人的不适感，而不是过度降低体温。因此，在进行物理降温时，我们需要时刻关注老年人的体温变化，避免体温过低或过度降温。一般来说，老年人的体温应保持在 37 ℃ 左右。过度降温可能会导致老年人出现寒战、面色苍白、脉搏微弱等不良反应，因此需要特别注意。

(5)补充水分：降温过程中可能出汗较多，需要及时补充水分，避免脱水。可以适量饮用清凉的水果汁、白开水、含电解质的饮料或者静脉补充液体。

(6)保持身体干燥和清洁：在进行物理降温的时候，老年人容易出汗或产生分泌物，这需要及时清洁和更换衣物，以避免感染和不适。护理人员应定期为老年人擦拭身体，更换干净的衣物和床单，保持其舒适和卫生。

(7)注意室内温度：保持室温适宜，避免过度高温或低温。

(8)密切观察老年人的反应：物理降温虽然是一种有效的缓解方法，但并不适用于所有老年人。如果老年人出现寒战、面色苍白、脉搏微弱等不良反应，应立即停止降温并寻求医生的帮助。护理人员应密切关注老年人的身体状况，及时发现并处理任何异常情况。

住院期间老年人需要进行物理降温时，需要注意选择适当的降温方法、适度降温、保持身体干燥和清洁，以及观察老年人的反应和情况。通过遵循这些注意事项，我们可以确保老年人的物理降温安全有效，缓解其不适，促进康复。

## 19. 老年人持续心电监护要注意什么?

老年人住院期间需要进行持续心电监护时，有一些关键的事项需要特别注意，以确保他们的安全和健康。以下是关于老年人持续心电监护时需要注意的几个方面。

(1)安全性及准确性：心电监护使用时需要连接电源，所以应注意用电安全，连接患者身体部位的电极片，要注意其位置的准确性，并且定期检查其位置是否稳定，以确保心电图的准确性。如果电极片脱落或者发生位移，都会导致收集到的数据不准确，甚至导致医生的错误判断。使用时要密切观察电极粘贴部位是否出现皮肤发红、肿胀、过敏等不适现象，若患者出现不适，应立即停止，并对症处理。

(2)皮肤清洁与安全：使用电极片时，通常需要将患者的皮肤用酒精擦拭并清洁皮肤上的污垢、油脂及汗液，以减少皮肤导致的电阻，当患者出现出汗、沾湿电极片时，要及时更换，定期观察电极片处皮肤情况，一旦出现皮肤破溃、溃疡、过敏严重等情况，及时停止粘贴电极片并对症治疗。测量血压的袖带、测量血氧饱和度的指甲，长期使用需要定时更换位置或者放松一段时间。

(3)密切关注心电监护的报警：心电监护的报警系统需要时刻打开，且不可自行关闭，当心电信号出现异常时，监护仪会发出警报声，以提醒医护人员进行处理。

(4)避免过度活动：老年人在心电监护期间应避免过度活动，以免拉扯线路导致松动，影响心电监护的监测结果。

(5)线路固定：心电监护安装完成后，应将导联线上的衣襟夹夹在病床并固定，同时告知患者及其家属心电监护仪对患者不会造成任何不适，并叮嘱病人和家属不要私自拉扯电极线和导联线，以免干扰监测结果延误病情。

## 20. 老年人做了气管切开日常要注意什么?

(1)保持通气道畅通:在进行气管切开后,应定期检查气管切口,定期清洁和吸痰,保持通气道的畅通,确保气管切口的周围没有堵塞物,如分泌物、血块等,从而避免感染或呼吸困难。

(2)预防感染:气管切开后易发生感染,因此要保持切口周围清洁干燥,避免污染,严格无菌操作,定期更换切口敷料,避免交叉感染,同时加强患者个人卫生,以减少感染风险。

(3)密切观察:注意观察切口周围是否有红肿、渗液等异常情况,及时采取相应措施。注意观察呼吸情况、血氧饱和度等指标,及时发现并处理异常情况。

(4)营养支持:在气管切开后,还需要进行合理的营养支持,保证患者营养供应全面充沛,以增强其体质和免疫力。同时还要保证充足的水分摄入,以保持呼吸道的湿润。

(5)避免剧烈运动:尽管老年人需要做一些活动以促进康复,但应该避免剧烈运动,以防对气管切开造成损伤。

(6)心理支持:由于气管切开可能会对老年人的日常生活造成一定的影响,从而使他们感到焦虑或不安。因此对老年人提供心理上的支持与鼓励,可以帮助他们更好地适应气管切开。

总之,对于做了气管切开的老年人来说,日常的护理和注意事项包括保持气道通畅、观察呼吸情况、保持切口清洁、避免剧烈运动、合理饮食、定期检查和心理支持。通过遵循这些建议,可以确保老年人的安全和舒适,促进他们的康复。

## 21. 老年人做了造口后的日常要注意什么?

老年人在住院期间,如果因为某些疾病或手术原因而需要人造口,那么在日常生活中就需要特别注意一些事项,以确保造口的健康和安全。

(1)保持造口周围的清洁:老年人需要定期用温水和温和的清洁剂清洗造

口周围皮肤，以避免感染。同时，要保持造口周围皮肤的干燥，避免潮湿环境导致皮肤受损。

（2）选择合适的造口护理用品：这包括造口袋、造口垫等，以确保造口周围皮肤的舒适度和保护。在选择护理用品时，老年人应根据自己的皮肤类型、造口大小和形状等因素进行选择，避免使用不适合自己的产品。

（3）注意饮食和水分摄入：适当的饮食和水分摄入有助于维持造口的正常功能，避免便秘或腹泻等问题。老年人应该遵循医生的建议，选择易消化、高纤维、低脂肪的食物，并保持足够的水分摄入。

（4）避免过度活动或剧烈运动：过度活动或剧烈运动可能对造口造成损伤。在活动时，老年人需要注意保护造口，避免受到摩擦或撞击。如果需要进行运动或活动，老年人应该事先咨询医生的建议，并选择适合自己的活动方式。

（5）定期接受医生的检查和评估：老年人应该按时前往医院接受检查，并与医生保持沟通，及时反映自己的情况和问题。医生会对造口进行检查，了解造口的情况和健康状况，并根据需要进行调整和治疗。

（6）保持良好的心态和情绪：面对造口这一生活上的改变，老年人可能会感到焦虑、不安或失落。然而，积极的心态和情绪有助于老年人更好地应对这一挑战，促进造口的恢复和康复。

总之，老年人造口的日常注意事项包括保持清洁、选择合适的护理用品、注意饮食和水分摄入、避免过度活动、定期接受医生检查和评估，以及保持良好的心态和情绪。通过遵循这些注意事项，老年人可以确保造口的健康和安全，提高生活质量。

## 22. 引流袋什么时候需要更换？

在临床上，根据引流液的不同，引流袋更换时间也是不一样的。

（1）尿液引流袋：导尿管的引流袋一般为3~7天更换一次，具体需要根据尿管引流袋的类型来决定，一种是普通的，一种是抗反流的。

普通引流袋：需要3天左右更换一次，做好引流袋密封，避免逆行感染。

（2）血液引流袋：如果患者的引流袋是放在了头颅或者是胆囊等清洁伤口的部位，则需要特别注重这些清洁部位的卫生，需要每天进行更换。

对于需要引流的患者，要特别注重保持引流口的卫生，避免感染。要尽量避免熬夜，保持规律作息。

## 23. 持续膀胱冲洗要注意什么？

持续膀胱冲洗是泌尿外科常用的治疗方法，主要用于膀胱、前列腺手术前后的患者，目的是防止膀胱内出血形成血凝块堵塞尿管。在进行持续膀胱冲洗时，需要注意以下几点。

（1）不可自行调节冲洗速度：医护人员会根据引流液的颜色等来调节冲洗液的速度。

（2）将尿袋固定好：尿袋应低于会阴部，同时防止末端掉进尿盆，否则将可能导致尿路感染。翻身时应注意关注尿管及冲洗管，避免打折及脱落。

（3）注意冲洗液情况：冲洗过程中，冲洗液外漏、流出速度加快或减慢、颜色加深或出现其他不适时应及时告知医护人员。若冲洗液冲洗完，应及时告知护士更换，以免造成堵管。

（4）鼓励患者饮水：在心功能、肾功能耐受的情况下，多饮水可稀释尿液，预防感染。

总之，持续膀胱冲洗是泌尿外科常用的治疗方法，需要严格遵守操作规程和注意事项，确保患者的安全和治疗效果。

## 24. 静脉输液速度可以自行调节吗？

在必须进行静脉输液治疗时，患者应严格遵医嘱，不可自行调节输液速度。静脉输液的原理是利用大气压和液体静压原理将药物由静脉输入体内，滴注速度须根据患者年龄、病情、药物性质、输液总量和输液目的等因素确定，是一种非常严格和专业的技术操作。因此，患者不能自行调整输液速度。一般来说，成年人的输液速度为 40~60 滴/min，儿童为 20~40 滴/min，老年人应不超过 40 滴/min。特殊患者（如有心脏疾病尤其是心功能不全或合并肺部疾病的患者）应控制在 30~40 滴/min 为佳。如果输注速度过快，可能会加重心脏负担、局部刺激引起静脉炎、引发过敏反应、肾功能损害、代谢异常等不良反应。

如果输注速度过慢，血药浓度可能低于治疗浓度，则达不到抢救或治疗的目的。

因此，输液滴速需要由医护人员根据患者的年龄、病情、药物的种类等多方面来确定，不可随意调节。

## 25. 麻醉方式有哪些?

根据麻醉药物作用部位及操作方法不同，临床上将麻醉分为全身麻醉、局部麻醉、椎管内麻醉、复合麻醉和基础麻醉五大类。这里主要给大家介绍以下三种常见的麻醉方式。

(1)全身麻醉：简称全麻，是指麻醉药经呼吸道吸入、静脉或肌内注射进入体内，产生中枢神经系统的暂时抑制，临床表现为神志消失、全身痛觉消失、遗忘、反射抑制和骨骼肌松弛。对中枢神经系统抑制的程度与血液内药物浓度有关，并且可以控制和调节。这种抑制是完全可逆的，当药物被代谢或从体内排出后，患者的神志及各种反射逐渐恢复。通常用于一些时间比较长、部位比较深的手术。

(2)局部麻醉：简称局麻，是指在患者神志清醒状态下，将局麻药应用于身体局部，使机体某一部分的感觉神经传导功能暂时被阻断，运动神经传导保持完好或同时有程度不等的被阻滞状态。这种阻滞应完全可逆，不产生任何组织损害。局部麻醉的优点在于简便易行、安全、患者清醒、并发症少和对患者生理功能影响小。适合手术部位小，表浅的手术。

(3)椎管内麻醉：将麻醉药物注入椎管的蛛网膜下腔或硬膜外腔，脊神经根受到阻滞使该神经根支配的相应区域产生麻醉作用，统称为椎管内麻醉。根据注入位置不同，可分为蛛网膜下腔麻醉(又称腰麻)、硬膜外阻滞、腰硬联合麻醉、骶管阻滞麻醉。适用于腹部以下的手术，时间通常较短。

## 26. 全身麻醉影响大脑是真的吗?

麻药有催眠、遗忘、镇痛的作用，所以在体内留存期间，会对我们的短期记忆产生暂时性的影响。不过，总体来说，目前手术麻醉使用的全麻药物多为新型短效剂型，代谢快，不会在体内永久存留，对 3 岁以上人群神经系统的抑制作用是暂时的、可控的、可逆的。相对来说，3 岁以内的婴幼儿则比较"脆弱"一些。美国食品药品监督管理局曾发布过警告——多次或长时间（超过 3 小时）的麻醉，可能会对 3 岁以内儿童大脑发育产生不利影响。不过，这个警告只是源自动物研究的结果，还没有在人的身上找到确切案例。

人类的智力及记忆力，主要依靠的是大脑皮层。而全身麻醉只是抑制神经和神经元的传导而已，和大脑皮层的关系并不大。截至目前，还没有明确的科学证据提示，单次的、时间相对短的全麻药物使用，会对成人或儿童的大脑产生健康损害。有些人在做完手术后，发现自己"好像更健忘了""好像变傻了""无法集中注意力"等情况。医学上，这些被称为"术后认知功能障碍"，其实这并不是麻药的作用，而更可能与年龄、已有的疾病、手术本身的影响和心理因素等有关。

### 27. 全麻手术前为什么需要禁饮禁食？

住院期间，遇到全麻手术的时候，医生通常会交代我们手术前一天晚上 10 点后就不要吃东西喝水了，那么为什么全麻手术前要禁食禁饮呢？

首先我们要了解一下全麻手术，全麻状态下，麻醉药在发挥作用的时候，使患者失去意识同时松弛患者的骨骼肌，从而抑制患者的呛咳反射，使得麻醉医生容易进行气管插管。如果患者术前没有听从医务人员的嘱咐，吃了东西或者喝了大量饮料和水，那么胃内的食物和水便会有反流的风险。麻醉状态下，患者无法咳嗽和吞咽，这些胃内的食物和胃酸反流如果进入呼吸道，就会阻塞呼吸道，使得患者无法呼吸，导致全身缺氧，甚至诱发心搏骤停；如果进入肺部，还有可能损伤肺部，引起吸入性肺炎，治疗非常困难，且病死率极高。

那么患者术前应该如何禁食禁饮呢？根据 2017 年《成人与小儿手术麻醉前禁食和减少肺误吸风险药物应用指南》，日常膳食中的主要成分为碳水化合物、脂肪和蛋白质。由于它们的化学结构不同，在胃内被排空的时间和消化吸收部位也不同。因此，需要根据摄入食物种类的不同而制定不同的禁食时间（表 1）。

表 1  不同种类食物的禁食时间

| 饮料/食物 | 禁食/禁饮时间 |
|---|---|
| 清饮料 | ≥2 小时 |
| 母乳 | 新生儿和婴幼儿≥4 小时 |
| 配方奶或牛奶 | ≥6 小时 |
| 淀粉类固体食物 | ≥6 小时 |
| 脂肪及肉类固体食物 | ≥8 小时 |

以上规定的禁食时间仅适用于无胃肠道动力障碍的患者。有下列情况者有必要延长禁食时间：如严重创伤患者，进食时间至受伤时间不足 6 小时；消化道梗阻患者；肥胖患者；困难气道患者；颅脑损伤、颅内高压、昏迷等中枢神经系统疾病患者。消化道或其他对术前禁食有特殊或更高要求的择期手术患者，应按专科医生要求实施。

婴儿和新生儿的糖原储备少，一般禁食 2 小时后可以在病房内静脉输注一些含糖液体，以防发生低血糖和脱水。糖尿病患者手术时间应尽可能安排在第一台，如若不能，可在病房静脉输液，并监测血糖。术前需要口服用药的患者，允许在术前 1~2 小时将药片研碎后服下并饮入 0.25~0.5 mL/ kg 清水，但应注意缓释和控释药物严禁研碎服用。

总而言之，全麻术前禁食禁饮是为了患者的自身生命安全，保障手术顺利进行，降低风险。手术患者必须充分信任医务人员，听从医务人员的嘱咐，做好术前的禁食禁饮，不要自行减短或者延长禁食禁饮的时间。

## 28. 手术前为什么要签手术同意书？

(1)什么是手术同意书？

手术知情同意书，简称手术同意书，这是法律赋予患者及家属的知情同意权。主要是介绍了手术的方案，以及手术可能会带来的风险。《执业医师法》第26 条："医师应当如实向患者及家属介绍病情，应当避免对患者产生不利后果。"《医疗事故处理条例》第 11 条："医疗机构及其医务人员应当将患者病情、医疗措施、医疗风险等如实告知患者，及时解答其咨询，应当避免对患者产生不利后果。"

　　当医生在向患者解释同意书上的各种意外时，是让患者在术前对手术风险知情，并由患者自主选择是否同意。如果不同意，也就是未授权，按照相应条款，医生不能对其实施临床操作和诊疗。虽说这听起来有些强制，但当你签字的那一刻，医生也与你承担着相同的风险，所以这不是免责书，而是告知双方可能面临的医疗状况。

　　(2)签了手术同意书，医生和医院就可以免责吗？

　　首先手术同意书的签署并不是为了免责，而是为了让患者对手术有一个充分的了解后再自行抉择是否选择接受手术；其次医学是一个充满复杂性和不确定性的领域，即便手术同意书上列举了很多风险，但是也没办法涵盖所有的可能性。患者的权益和利益始终是最重要的，如果手术出现了问题，家属对于手术产生的问题有异议，也可以找相关部门鉴定。

　　(3)手术同意书上为什么要写这么多手术风险？

　　手术同意书是经过专业人士编写的，上面提到的风险及并发症，都是以往曾经发生过的。不过既然医生选择了这样的方案，就说明发生风险及并发症的概率并没有那么大，即便发生了，那也是有相应的应对方案的，提前告知也是为了让患者及家属有心理准备。

## 29. 手术前如何与医生进行有效沟通？

　　在手术前，与医生进行有效的沟通是非常重要的。以下是一些建议，帮助您更好地与医生沟通。

　　(1)主动提问：在与医生交流时，不要害怕提出问题。了解您的手术过程、麻醉方式、可能的风险和预期的恢复时间等信息，有助于您做出更明智的决策。

　　(2)提供详细信息：向医生提供您的健康状况、过敏史、用药情况等信息，以便医生更好地评估您的风险并制定合适的手术计划。

　　(3)明确表达期望：告诉医生您对手术的期望和关注点，这样医生可以更好地了解您的需求，并在手术中尽量满足您的期望。

　　(4)倾听并理解：在与医生交流时，确保您能够理解医生所提供的信息。

如果有任何不明白的地方，请务必向医生询问，以确保您对手术和麻醉方式有充分的了解。

（5）表达担忧和疑虑：如果您对手术或麻醉有任何担忧和疑虑，不要犹豫向医生表达。医生可以为您提供专业的解答和建议，帮助您消除疑虑。

（6）尊重医生的专业意见：虽然您有权了解自己的病情和手术方案，但最终决策仍需要由医生根据专业知识和经验来做出。请尊重医生的专业意见，并遵循医生的建议。

通过与医生进行有效的沟通，您可以更好地了解手术和麻醉方式，减轻担忧和恐惧，为手术的顺利进行做好准备。

## 30. 手术前要做哪些检查？

（1）血液检查：术前抽血必查的项目一般有血常规、肝肾功能、血型、输血前传染病筛查、凝血功能、电解质、血糖、血脂。主要作用是查看患者的身体基本情况，了解患者是否具有传染性的疾病，更好地保护患者和医护人员的安全，了解患者是否有出血的危险，提前做好术中输血的准备，以防万一需要输血能够快速及时地反应。

（2）心电图检查：了解患者心脏的情况，这样在手术的时候就可以避免一些风险的发生。手术经常会需要用到一些麻醉药物，这些麻醉药物大多数都会对神经及心血管系统产生一定的影响。另外，手术中有时会使用一些止血和升压的药物，对心脑血管产生刺激。

（3）胸部 X 线检查：即我们常说的拍胸片，术前拍胸片主要目的是防止患者胸部疾病，即心脏和心血管疾病、结核等的漏诊，从而影响手术的安全性。胸片是胸部的 X 线片，是一种临床非常实用的检查方法。无论是外科疾病、内科疾病，包括外伤，还是发生在气管、肺部，或其他占位性病变，以及有无肋骨骨折，甚至纵隔方面的疾病，都可以通过拍胸片来发现。

除了以上的检查，医生还会根据每个患者的情况开具一些其他的检查，以便更加全面地了解患者情况，保障患者安全。

## 31. 手术前一般要做哪些检验项目?

(1)血常规:判断患者是否有贫血或者局部感染发炎的症状。

(2)大小便常规:了解是否有尿路感染、肾病、寄生虫或者便血等。

(3)输血前四项:检查患者是否有乙肝、丙肝、艾滋病、梅毒的感染情况,如有感染,手术室的医护人员和器械都需要提前做好准备,用过的非一次性手术器械也需要进行相关处理,避免院内感染或者医源性感染的发生。

(4)凝血常规:初步评估患者的凝血功能,手术一般都会有创伤,如果凝血功能很差,术中可能会引发大出血,就不能手术。

(5)血型:化验患者的血型,主要是为手术中可能需要输血的情况做好准备。大手术一般会提前备血,防止手术中输血没有合适的血液。

(6)血生化:包括肝肾功能、血糖、血脂、电解质、心肌酶等项目,这些项目可以对患者身体进行评估,及时纠正严重的异常,保证手术安全及术后恢复。

这些检验项目的目的是确保患者的身体能够承受手术,同时降低手术过程中的风险。医生会根据患者的具体病情和手术类型来决定需要进行哪些检验项目。患者在接受手术前,应该积极配合医生完成这些检查,以确保手术的安全和成功。

## 32. 手术后饮食要怎么吃?

术后饮食常见误区:

(1)不吃肉,只喝汤:很多家属觉得喝汤很有营养,精华都在汤里面。但其实肉汤的营养价值并不是很高,主要是水和嘌呤及一些调味品,蛋白质主要还是在肉里面。如果患者有痛风、高尿酸的话,术后更加不推荐喝汤。术后喝一些肉汤可以增加食欲,但还是要多吃肉。

(2)不能吃发物:很多患者和家属认为某些食物是发物,吃了会影响术后恢复和伤口愈合。但实际上目前并没有研究表明这些食物会影响术后康复和伤口愈合,盲目忌口,容易出现营养不均衡,反而不利于恢复。除非是食物过敏,或者是疾病的特殊要求，某些特定的食物才不能吃。

（3）迷信补品、保健品：有些患者过于迷信补品，从而忽视了一日三餐的重要性，结果发生低蛋白血症及营养不良等情况。所以与其吃昂贵的保健品，还不如把一日三餐吃好，保证充足的营养摄入。

说完了这些误区，我们再来看看正确的吃法。一般来说，手术后患者的饮食应该遵循以下几个原则。

（1）饮食应清淡易消化：手术后的初期，患者的胃肠功能可能较弱，建议选择清淡、易消化的食物，如稀饭、面条、蒸蛋等。避免过于油腻、辛辣、刺激性的食物，以免对胃肠道造成负担。

（2）高蛋白饮食：随着身体的逐渐恢复，需要增加蛋白质的摄入量，以促进伤口的愈合和身体机能的恢复。可以选择鱼肉、瘦肉、豆类等优质蛋白质食物。

（3）多吃新鲜蔬菜和水果：这些食物富含维生素、矿物质和膳食纤维，有助于身体的恢复和保持健康。建议每天摄入适量的新鲜蔬菜和水果。

（4）饮食要规律：定时定量的饮食有助于身体的恢复和健康的维持。避免暴饮暴食，以免影响消化和吸收。

（5）注意饮食卫生：餐具要清洁消毒，食物要新鲜卫生，避免进食过期或变质的食物，以免感染。

此外，具体的饮食安排还需要根据患者的手术类型、身体状况和医生的建议进行调整。例如，对于胃肠道手术患者，可能需要避免某些食物以减少对胃肠道的刺激；对于糖尿病患者，需要避免高糖食物等。总之，手术后的饮食应以清淡易消化、营养丰富为原则，根据患者的具体情况和医生的建议进行调整。同时注意饮食卫生和规律，以促进身体的恢复和健康。

## 33. 哪些老年人不适合做白内障手术？

白内障是老年人的一种常见眼部疾病。白内障会造成视力下降、视物模糊，严重影响老年人日常生活。而手术是全球公认的安全有效治疗白内障的方法，能有效帮助老年人恢复视力。然而，以下老年人并不适合接受白内障手术。

（1）眼部感染或炎症：患有活动性眼部感染、角膜炎、虹膜炎等炎症性疾病的老年人，需要在感染或炎症得到控制后才能考虑手术。否则，手术可能导致感染或炎症加重。

（2）严重眼部疾病：如青光眼、视网膜脱离、黄斑病变等严重眼部疾病，可能需要在手术前进行充分的治疗和控制，以确保手术的安全性和效果。

（3）眼部解剖结构异常：如患有青光眼、高度近视、角膜营养不良等眼部解剖结构异常的老年人，需要在手术前进行详细的眼部检查。手术可能对这些异常结构产生影响，增加手术风险。

（4）严重全身性疾病患者：患有严重心脏病、高血压、糖尿病、呼吸系统疾病等全身性疾病的老年人，由于手术可能对这些疾病产生影响，因此在手术前需要谨慎评估。如果这些疾病没有得到有效的控制，手术风险可能会增加。

在决定是否进行手术之前，老年人需要了解自己的身体状况、手术风险、术后恢复要求和可能的并发症，同时与医生保持良好的沟通，共同制定最适合自己的治疗方案。同时，家庭成员和医护人员也应给予老年人充分的关心和支持，帮助他们度过手术期，实现更好的康复。

### 34.眼科手术前要注意的问题有哪些?

眼科手术是一项精细且需要高度专业知识的医疗过程。无论是白内障手术、激光视力矫正，还是其他眼部手术，患者在手术前都需要做好充分的准备。以下是一些眼科手术前需要注意的问题，以确保手术的成功和患者的安全。

（1）眼部检查：在手术前，往往需要进行全面的眼部检查，包括视力、眼压、眼底等方面。这些检查有助于评估患者的眼部状况，确定手术方案和手术风险。

（2）身体状况评估：眼科手术虽然通常是局部麻醉，但患者的整体身体状况仍然对手术有一定影响。因此，在手术前，患者需要接受全身检查，如血压、血糖、心电图等，以确保手术的安全性。

（3）饮食和休息：在手术前，患者需要保持良好的饮食习惯和充足的睡眠，以提高身体的免疫力和抵抗力。同时，避免过度用眼，如长时间看手机、电脑等。手术当天早上进食不可过饱，食物应容易消化和清淡，以免患者因胃部不适在手术中出现呕吐现象。

(4)注意保暖，严防感冒：术前进行深呼吸练习。防止术中及术后打喷嚏或咳嗽，引起术中玻璃体脱出及出血，术后伤口裂开或人工晶状体移位。

(5)眼部卫生：手术前需要保持眼部清洁，避免佩戴隐形眼镜等眼部饰品。同时，避免揉眼、佩戴化妆品等行为，以减少眼部感染的风险。

(6)药物使用：在手术前，患者可能需要按照医生的建议使用一些药物，如抗菌药物眼药水、抗炎药等。这些药物有助于减少手术中的感染风险，促进术后恢复。

## 35. 甲状腺手术后患者要注意的问题有哪些？

(1)饮食：为避免刺激受损的黏膜，造成呛咳，术后建议清淡饮食，避免辛辣刺激的食物。对于甲状腺癌术后患者要注意少吃含碘量高的食物，如海带、紫菜、海参、龙虾、甲鱼等。对于有手足麻木者，宜选择高钙低磷的饮食，如各类奶制品、卷心菜、花椰菜、豆制品、虾皮、海带等。

(2)伤口护理：术后伤口须保持干燥，及时更换被血浸湿的敷料，定期消毒、清洁、换药。术后避免颈部过度活动和剧烈咳嗽，咳嗽时将手掌摆放成V字形，能对颈部起到保护作用，防止其渗血。术后5~7日可以拆除颈部切口敷料，之后可以开始使用祛瘢痕药物(具体以实际伤口恢复情况为准)保持瘢痕处的清洁卫生，避免出汗后用手抓挠。术后一周内不要弄湿伤口以免感染。术后两周可用清水洗澡，术后一个月切口处可以用沐浴液、肥皂等。

(3)预防术后并发症：呼吸困难与窒息多发生于术后24~48小时，是一类最危急的并发症，原因主要是切口内出血对血管产生压迫、喉头水肿、痰液阻塞等。术后尽量采取半卧位，避免说话过多或者剧烈咳嗽等，以防出血导致窒息遵医嘱用药防止喉头水肿与伤口出血，如有颈部肿胀感加剧或呼吸困难应及时告知医护人员。

(4)坚持颈部锻炼：术后早期即开始进行颈部功能锻炼，可以降低甲状腺术后患者瘢痕挛缩发生率，减轻伤口疼痛，缩短切口愈合时间。方法如下：术后1天低头俯视、抬头平视，左右转向30°；术后2~3天颈部上抬30°，左右转向30°；术后4~7天上下左右转动颈部30°~60°，每次5~10分钟，每天3次。继续功能锻炼至少持续至出院后3个月，避免因瘢痕收缩而引起的颈部功能障碍，术后 7 天~3 个月，肩关节绕关节盂做耸肩运动，下颌触及肩部，双侧手臂上举直至触及耳郭，每次 5~10 分钟，每天 3 次。

（5）规律服用甲状腺素药物（优甲乐最常用）：甲状腺手术后会不同程度地导致甲状腺功能减退，术后患者可能会出现怕冷、出汗减少、动作缓慢、嗜睡、疲乏无力等，有的女性患者会出现月经量少甚至闭经。优甲乐不仅可以纠正甲状腺功能减退，同时也可以控制甲状腺癌的复发。须注意遵医嘱剂量规律服药，定期复查。左甲状腺素钠片的口服吸收部位主要在小肠，吸收率 60%~80%，其空腹状态下吸收效果最好，并且最大吸收效果发生在服药后的 3 小时内。建议在早餐前 30~60 分钟服用。

（6）注意补钙：对于部分甲状腺癌的患者，长期服用优甲乐抑制治疗会导致患者钙流失，建议这部分患者遵医嘱补钙治疗。

（7）术后复查：出院后定期复查，及时就诊。良性病变术后 1 个月、3 个月、半年、1 年复查，1 年后为每年 1 次；恶性病变术后 1 个月复查，术后前 2 年内每 3 个月复查，2 年后每年复查。如出现伤口红、肿、热、痛、体温升高、心悸、手足震颤、抽搐等情况须及时就诊；如发现颈部结节、肿块，应及时治疗。

### 36. 乳腺癌手术后患者要注意的问题有哪些?

（1）伤口及引流管护理：保持伤口敷料干燥，根治术后用绷带或胸带加压包扎，应注意患侧肢体远端的血液供应情况，若皮肤发绀（呈紫色），伴皮温低，脉搏扪不清，提示腋部血管受压，应及时告知医护人员。伤口引流管应放在引流部的最低位，防止扭折，受压保持引流通畅。

（2）注意早期功能锻炼：术后早期功能锻炼有助于淋巴回流，也有利于引流液的排出，使术后水肿消退，皮下积液、积血、皮瓣坏死等并发症的发生率降低。坚持锻炼，还可以减少瘢痕挛缩，促进患肢康复，减少关节僵硬。一般术后 1~3 天，锻炼手、腕、肘部，可做伸指、握拳、屈腕、屈肘的动作。术后 4~7 天，可以练习用手掌摸对侧肩部及同侧耳郭，并慢慢过渡到可以用健侧手帮助患侧上肢做向上抬举的动作，直到超过头顶。术后 8~14 天，练习"爬墙运动"，用手指顺着贴在墙上的标尺渐渐向上爬行，逐渐提高幅度。康复锻炼是一个循序渐进的过程，要学会适可而止，以防皮瓣移动影响切口愈合。锻炼应持续6个月以上，尤其是前3个月。

（3）预防患侧肢体淋巴水肿：淋巴结清扫后，容易致使上肢淋巴回流不畅，易发生患侧肢体出现慢性肿胀。应注意观察患肢臂围大小变化，出现臂围增大、活动受限、患肢无力等异常情况时应及时告知医护人员或及时就医。进行循序渐进的功能锻炼，可促进淋巴液回流和侧支循环的建立。对患侧肢体进行向心性按摩也有助于减轻水肿的发生，具体方法是：一手扶着患侧肢体手腕处，另一手的大小鱼际紧贴患侧肢体皮肤，由下向上、由外向内做环形按摩，动作轻柔，以促进血液循环。此外，轻拍打患侧上肢，用拇指和食指沿患肢淋巴走向由下向上、由外向内轻轻对捏，刺激近端淋巴管，也可促进淋巴液回流。

（4）患肢保护及皮肤护理：不宜在患肢进行治疗性操作，如采血、注射、测量血压、针灸、艾灸、推拿、拔罐等，必要时在手臂上佩戴淋巴水肿标记。应保持皮肤清洁，使用pH为中性或弱酸性的润肤品和清洗用品。避免患肢任何外伤，如烫伤、晒伤、冻伤、摔倒、骨折、蚊虫叮咬；患肢发生皮肤损伤时应及时处理。患肢出现任何感染或过敏症状，如皮疹、瘙痒、溃烂、发红、疼痛、皮温增高时，应立即就医。

（5）保持良好的生活方式：保持体重指数在30 kg/m² 以下，限制钠盐摄入，多进食优质蛋白。保持患侧手臂血液循环通畅，避免穿着过紧的衣物、使用带钢托的乳罩、戴过紧首饰、患侧卧位等。经常活动患侧手臂，避免患肢长时间处于同一姿势或下垂，特别是长途旅行、乘坐飞机或处于高原地区时，活动时可穿戴弹力袖套。避免过冷刺激、桑拿或长时间热浴，温度应低于41 ℃，淋浴或擦洗碗碟时保持水温恒定。

## 37. 胃切除手术后患者要注意的问题有哪些？

胃切除手术是一种用于治疗某些胃部疾病（如胃溃疡、胃癌等）的常见手术方法，在手术后，患者的饮食习惯、生活方式等都需要进行相应的调整，以促进身体的恢复和保持健康。

（1）饮食指导：术后严格遵医嘱饮食。一般术后会禁食，持续2~3天，待患者恢复正常肠蠕动与排气后，可少量饮水，如无不适感，可遵医嘱进食少量易消化、清淡、低脂、低糖、高蛋白的流质食物（如肠内营养液），逐渐过渡至半流食、普食，禁食刺激性食物与易产气食物等。

（2）活动指导：术后麻醉清醒前保持去枕平卧姿势，头偏向一侧。患者苏醒可采取半卧位，使腹部张力降低，有利于缓解术后疼痛。术后应尽早下床活动，有利于胃肠道功能康复。

（3）预防术后并发症：胃切除手术后，有时候会出现一种叫"倾倒综合征"的情况。这是因为手术让胃的功能发生了变化，导致食物在胃里待不住，很快就进入了肠道。

倾倒综合征有两种类型。一种是早期倾倒综合征，发生在吃完饭后不久，可能会让人感觉心慌、出冷汗、没力气、脸色苍白等，同时还可能伴有恶心、呕吐、肚子绞痛和腹泻等症状；另一种是晚期倾倒综合征，发生在吃完饭后的1~3小时，主要表现为头晕、出冷汗、没力气、心跳加速等，这是因为食物进入肠道后，身体里的胰岛素会突然增多，导致血糖降得过低。

为了预防和减轻这种情况，患者需要注意以下几点：首先，每次吃饭要少量多餐，每天吃五六顿，吃饭时要细嚼慢咽，避免吃得过快或过饱；其次，吃完饭后不要马上活动，可以躺下来休息一会儿，让食物在胃里多待一会儿；最后，如果症状很严重，可以在医生的指导下服用一些药物来帮助调节胃肠功能和血糖水平。

总之，倾倒综合征是胃切除手术后可能出现的一种情况，但只要注意饮食和生活习惯，以及必要时接受医生的指导和治疗，就可以有效地预防和减轻这种症状。如果有任何疑虑或症状加重，要及时就医。

## 38. 胆道手术后患者要注意的问题有哪些?

胆道手术是一种用于治疗胆道疾病的手术方法，如胆结石、胆囊炎等。为了确保手术成功和患者的快速康复，患者在术后需要特别注意以下几个方面。

（1）引流管护理：如果患者留置了引流管，如T型管、腹腔引流管等，应注意妥善固定和保护，避免脱落。同时，要观察引流管的颜色、性状，如有异常及时告知医生。

（2）饮食调理：术后初期可能需要通过静脉输液来补充营养。当开始进食时，应从清流质食物开始，逐渐过渡到低脂半流质食物和普通食物。食物应以清淡、易消化、低脂、高蛋白、高维生素为主，如鱼、虾、瘦肉、豆腐、蔬菜和水果等。避免油腻、辛辣、刺激性食物，以免加重肝脏负担。

（3）早期活动：术后早期，患者应在床上进行适当活动，如翻身、拍背等，以促进血液循环和肺部通气。在病情允许的情况下，患者应尽早离床活动，以促进肠道蠕动功能恢复，预防肠粘连或肠梗阻等并发症。随着身体的恢复，可以逐渐增加活动量，如散步、太极拳等。但要避免剧烈运动和过度劳累，以免影响伤口愈合。

（4）保持大便通畅：胆道手术后患者可能出现便秘，可在医生指导下服用清泻剂。同时，多吃粗纤维食物有助于疏通大便、增强肠胃蠕动。

（5）出院后 T 型管自我护理：对于携带 T 型管出院的患者，应注意以下事项。

①妥善固定：应用胶布将其固定于腹壁皮肤，不可固定于床上，以防翻身、活动、搬动时牵拉而脱出。

②保持引流通畅：保持引流通畅，防止受压、扭曲、折叠。

③预防感染：注意引流管口有无渗血渗液，保持引流管口敷料清洁干燥，若有胆汁渗出，立即换药，必要时涂氧化锌软膏保护引流管口周围皮肤以防皮炎发生。沐浴时可采用淋浴，用塑料薄膜覆盖引流管处，以防敷料渗湿增加感染机会，若敷料渗湿，应立即更换 T 型管引流袋及引流管的位置不能高于穿刺部位，以免发生逆行感染。

④观察引流液：观察并记录引流液的颜色、数量和性状。若胆汁突然减少甚至无胆汁流出，可能 T 型管有受压、扭曲、阻塞、折叠或脱出。若引流量过多、颜色过淡、过于稀薄或颜色异常应及时就医。

⑤定期复查：一般情况下，手术后 6 周返院行胆道镜取石术，因为此时围绕 T 型管才形成结实的窦道壁，利于胆道镜治疗的顺利进行。

总之，胆道手术后的患者应注意以上几个方面，以促进身体恢复和预防并发症的发生。同时，定期随访和复查也是非常重要的。

## 39. 痔疮手术后患者要注意的问题有哪些？

痔疮手术虽然是一个常见的手术，但术后的恢复和护理同样重要。正确的术后注意事项可以帮助患者减少不适、加速伤口愈合，避免并发症的发生。以下是痔疮手术后需要注意的几个要点。

（1）饮食调整：避免食用辛辣、油腻、生硬等刺激性食物，增加蔬菜、水果和全谷类食物的摄入，保持高纤维饮食，以促进大便通畅。同时，保持充足的水分摄入，有助于软化大便，减少排便时的疼痛。

（2）保持伤口清洁：每次排便后，患者需要用温水轻轻清洗手术部位，保持伤口清洁，避免感染。避免用力擦拭，可以用柔软的纸巾轻轻吸干水分。此外，患者应按时更换伤口敷料，以促进伤口愈合。

（3）坐浴：痔疮手术后，坐浴是促进伤口恢复的重要手段。坐浴不仅可以清洁手术部位，减少感染的风险，还能通过药物的作用加速伤口的愈合。坐浴时，可以选择加入一些药物，如高锰酸钾溶液。高锰酸钾具有消炎、杀菌的作用，有助于缓解肛门部位的水肿、疼痛、瘙痒等不适症状。另外，中成药洗液如金玄痔科熏洗散、痔疾洗液等也是不错的选择，它们含有忍冬藤、苦参等中药成分，具有抗炎镇痛、止血、抑菌的作用。每次坐浴时间为 10~15 分钟，不宜过长，水温控制在 40 ℃左右，避免烫伤。坐浴后，用干净毛巾轻轻擦干，避免潮湿引发感染。

（4）排便管理：避免长时间用力排便，如果排便困难，可以尝试使用轻泻剂或遵循医生的建议进行其他方法。尽量养成规律的排便习惯，避免大便干燥或腹泻。

（5）休息与活动：避免长时间站立或久坐。根据医生的指导，进行轻度活动，如散步，以促进血液循环，防止血栓形成。在伤口尚未完全愈合期间，应尽量减少剧烈活动，以免对伤口造成压力。

总之，痔疮手术后的恢复需要患者的耐心和配合。遵循医生的建议，注意饮食、伤口护理、药物使用等方面，同时保持积极的心态和良好的生活习惯，有助于加速伤口的愈合，减少并发症的发生。

## 40. 患者安装心脏起搏器术后要注意的问题有哪些？

安装心脏起搏器可以帮助调节心跳，使其维持在一个正常的速率，从而改善患者的生活质量。那么，手术后的护理和注意事项有哪些呢？

(1)伤口局部护理：术后伤口局部予以沙袋压迫6~8小时，保持敷料清洁干燥，一般术后7天拆线，确保创面干燥，没有明显渗血、渗液。之后注意保持安装起搏器囊袋处皮肤清洁，如有红肿破溃应立即就诊。

(2)术后早期康复锻炼：早期康复锻炼可以有效预防人工心脏起搏器植入术后并发症的发生，促进功能恢复。术后第2天，握拳运动：五指用力伸直，再用力握拳。术后第3天，外展运动：双手放于两侧，将两上肢往两侧伸，回收再打开，逐渐练到水平位。术后第4天，前屈运动：双手放于两侧，将两上肢尽量往前伸，逐渐练到水平位。

(3)避免剧烈运动：术后当天宜平卧，手术侧肢体制动10小时，术侧肢体不宜过度活动，勿用力咳嗽，防止电极脱位。装有起搏器的一侧上肢应避免做过度用力或幅度过大(限制在90°外展)的动作，术后早期循序渐进进行康复锻炼，在1~2周内最好不要高举；植入起搏器后经过1~3个月，一般活动没有妨碍。但应避免打网球、举重物，不做对抗性运动，如足球、拳击等；避免做有剧烈震动的活动。

(4)避免电磁干扰：避开强磁场和高电压，如核磁、激光、理疗、电灼设备、变电站等，不要将磁铁靠近起搏器，但家庭生活用电一般不影响起搏器工作。避免在任何防盗设备里和附近逗留，嘱患者一旦接触某种环境或电器后出现胸闷、头晕等不适，应立即离开现场或不再使用该种电器。移动电话对起搏器的干扰作用很小，推荐平时将移动电话放置在远离起搏器至少15 cm的口袋内，接听电话时采用对侧。

(5)自我监测：患者应坚持监测脉搏，每日自测脉搏2次。出现脉率比设置频率低10%或安装前症状应及时就医，尤其是在植入起搏器初期及电池寿命将尽时，应每日定时测量心率并进行记录，如有异常及时就医。

随着医学技术的不断进步，心脏起搏器已成为治疗多种心脏疾病的重要手段。通过科学的护理和自我管理，患者可以更好地恢复健康，享受更高质量的生活。同时，我们也鼓励患者在术后与医生保持沟通，及时反馈自己的情况，共同制定最佳的治疗方案。

## 41. 什么是介入治疗术?

介入治疗术是在数字减影血管造影机、CT、超声和 MRI 等影像设备的引导和监视下，利用穿刺针、导管及其他介入器材，通过人体自然孔道或微小的创口，将特定的器械导入人体病变部位进行微创治疗的一系列技术的总称。

（1）介入治疗术类型：包括血管内介入和非血管内介入。血管内介入通常是通过血管穿刺，将导管插入血管内进行诊断和治疗，如冠状动脉造影、支架置入等。非血管内介入包括经皮穿刺活检、射频消融术、放射性粒子植入等，通常用于恶性肿瘤的治疗。

（2）优缺点：介入治疗术创伤小，恢复快，精准度高，可以准确定位病变部位，治疗效果显著，有时甚至可以替代传统手术。尽管是微创操作，但仍有一定的创伤和并发症风险。需要专业的医生和设备，不是所有医院都能开展。某些情况下，可能需要进行多次治疗才能达到理想效果。

介入治疗术作为一种创新的非手术治疗方法，已经在现代医学中占据了重要地位。它通过微创操作，实现了精准、高效、快速的治疗目标，为患者带来了更好的治疗效果和生活质量。在某些疾病中，介入治疗手术甚至成为首选治疗方案，特别是在治疗心绞痛、心肌梗死、肝癌、肺癌等疾病方面有着广泛的应用。然而，介入治疗并非人人适用，它有一定的禁忌证，因此需要在医生的指导下进行选择。

## 42. 老年人适合做微创手术吗?

相较于传统手术，微创手术具有创伤小、恢复快、并发症少等优点，随着医疗技术的不断进步，微创手术已经成为许多疾病治疗的首选方法。常见的微创手术包括以下几类。

（1）腹腔镜手术：通过在腹部开几个小切口，插入腹腔镜和其他手术器械进行的手术。这种手术可以用于胆囊切除、阑尾切除、胃肠道手术等多种疾病的治疗。

(2)胸腔镜手术：通过在胸部开几个小切口，插入胸腔镜和其他手术器械进行的手术。这种手术通常用于肺部、食管和纵隔等疾病的治疗。

(3)关节镜手术：通过在关节处开一个小切口，插入关节镜和其他手术器械进行的手术。这种手术通常用于膝关节、肩关节和髋关节等疾病的诊断和治疗。

(4)椎间孔镜手术：通过在椎间孔处开一个小切口，插入椎间孔镜和其他手术器械进行的手术。这种手术通常用于腰椎间盘突出、腰椎管狭窄等疾病的治疗。

(5)机器人手术：使用机器人辅助手术系统进行的手术。这种手术具有更高的精度和灵活性，可以用于多种疾病的治疗，如前列腺切除、心脏手术等。

随着年龄的增长，老年人的身体机能逐渐下降，对手术的耐受能力减弱。微创手术相比传统手术，创伤明显减小，这意味着患者在手术过程中和手术后的疼痛感会减轻，手术对周围组织的干扰较小，患者术后恢复速度通常较快，住院时间缩短。因此，微创手术是老年人的理想选择。然而，需要注意的是，微创手术并非适用于所有疾病和老年患者，其适应证需要根据患者的具体情况、手术需求和医生的建议来确定。

### 43.前列腺切除术后要注意的问题有哪些?

(1)观察出血情况：术后一般放置导尿管，术后给予持续膀胱冲洗，应密切观察尿管颜色，如颜色加深或为鲜红色应立即告知医务人员，同时，不要外力牵拉导尿管，以免拔出。

(2)饮食与活动：术后第一日，进半流食，可选择泥、末、粥、面条、羹等食物，以易消化食物为宜，忌烟、酒及辛辣刺激性食物，多吃水果、蔬菜，肾功能无异常者每天饮水量可为 3000 mL 左右，使尿液排出增加，能够减轻术后早期排尿不适，起到自然冲洗的目的，可预防手术部位感染，也可防止便秘。

(3)防止静脉血栓的形成：手术后适当活动，防止下肢静脉血栓及肺栓塞的发生。卧床期间，可进行侧身活动，下肢屈腿运动。停止膀胱冲洗后，在医护人员指导下离床活动，如有呼吸困难或不适应及时告知医护人员。

（4）防止继发出血：腹压增高是导致继发出血的主要原因。手术后粪便干燥、咳嗽等均可导致腹压增高，影响手术部位的恢复，应积极防治，宜使用坐便器或马桶，以避免用力大便后引起继发出血。出院后如有一过性血尿，多饮水2~3天可消除，如有持续性血尿或血块堵塞尿道要及时就诊。

（5）功能锻炼：拔除尿管后在一段时间出现暂时性尿失禁，一般几日到一个月可自行恢复，个别患者尿失禁时间较长，可进行盆底功能训练，做缩肛运动，每次保持收缩6~10秒，再放松6~10秒，收缩和放松肛门为一次，每日3次，每次30~40个，锻炼时不限体位，并持之以恒，一般6~12个月可恢复正常。

（6）避免憋尿，预防泌尿系统感染：术后，应避免憋尿，以免引起泌尿系统感染。憋尿会导致尿液在膀胱内滞留过久，细菌滋生，从而引发感染。因此，患者应养成定时排尿的习惯，尽量避免憋尿。

（7）运动锻炼：保持适量运动，根据体力，可适当锻炼，如八段锦、太极拳等。术后3个月内勿剧烈活动，严禁骑自行车、摩托车和硬板凳、提重物、跑步，禁盆浴和性生活，避免久坐和长途步行。

（8）定时复查：术后按时复查以便医生监测并调整治疗方案，避免并发症的发生。术后3个月须密切观察小便情况，有发热、尿急、尿痛、尿线变细、分叉等随时就诊。

## 44. 老年人做宫腔镜手术后要注意的问题有哪些?

（1）饮食：术后麻醉清醒即可饮水，若无呛咳，术后4~6小时可正常进食，为了防止术后出现腹胀不适，可多吃新鲜蔬菜水果，尽量避免辛辣刺激及产气食物的摄入，如地瓜、洋葱、牛奶、豆浆等。

（2）活动：静脉麻醉术后2小时无不适可适应性下床活动。硬膜外麻醉术后需要去枕平卧6小时，可在医生指导下尽早进行床上活动，例如，双下肢屈伸、抬腿、翻身等。6小时后可以下床活动。因麻药可能引起血压降低、头昏等不适，改变体位应缓慢，如果感觉无恶心、呕吐，可按照"起床三部曲"下床活动，早活动可预防深静脉血栓、肠粘连等。

（3）观察阴道流血情况：宫腔镜手术使子宫内膜受损，因此少量阴道流血为正常。宫腔镜术后常见阴道流血，一般出血时间为7天之内，部分子宫黏膜下肌瘤切除术后创面较大，术后出血时间可能会稍微延长，如有腹痛、发烧、阴道流血多于月经量或阴道流脓性分泌物，及时告知医护人员或到妇科门诊就诊。

（4）疼痛：术后会出现不同程度的疼痛，多数情况下疼痛可自行缓解，如果腹痛明显，请立即告知医护人员，给予止痛药或止痛针，以减少疼痛。

（5）伤口护理：保持会阴清洁，避免逆行感染。老年人特别注意伤口的护理，保持伤口清洁、干燥、避免感染。在伤口愈合之前，避免接触水或其他污染物。定期更换敷料，遵循医生的建议。

（6）出院后注意事项：宫腔镜手术后休息2周，避免过劳，保持良好的作息时间和充足的睡眠，术后应避免性生活及盆浴1个月，避免盆腔感染。

（7）及时复查：出院时医生会告知您下次复查的时间，请按时就诊。复诊时根据复查结果医生会指导您下一步的治疗方案。

## 45. 老年人哪些手术后容易发生下肢静脉血栓？

任何引起静脉损伤、静脉血流停滞及血液高凝状态的原因都是发生静脉血栓的危险因素，老年人合并疾病、手术时间超过3小时，术后卧床时间超过72小时，术中采用特殊体位(如俯卧位、头高脚低位、肾脏体位等)都是血栓形成的危险因素。

（1）骨折手术：由于骨折手术后常常活动受限，甚至需要长期卧床休息，容易导致下肢血流回流缓慢，从而形成下肢静脉血栓。

（2）腹部手术：特别是重大的腹部外科手术，由于手术范围大、时间长，且术后需要长时间的卧床休息，下肢活动减少，容易增加血栓的风险。

（3）心血管手术：如冠脉搭桥手术、心脏瓣膜手术等，这些手术往往需要全身麻醉，且手术时间较长，术后需要长时间卧床休息，使得血栓风险大大提升。

（4）下肢手术：如治疗下肢静脉曲张的手术等，对于血管直接造成了创伤，增加了下肢静脉血栓的风险。

（5）神经外科手术：老年人是脑血管疾病的高发人群，因此神经外科手术如脑出血清除术、脑肿瘤切除术等也较为常见。这些手术后，患者常常需要长时间卧床，且由于手术对脑部的影响，患者的意识和活动能力可能会受到一定程度的限制，这也容易导致下肢静脉血栓形成。

为了降低老年人手术后下肢静脉血栓的风险，医生和家属可以采取一系列预防措施，如尽早下床活动、穿弹力袜、使用抗凝药物等。同时，对于高危人群，应进行重点监测和干预，以确保患者的手术安全和健康。

## 46. 如何办理出院手续？

（1）出院流程：医生下达出院医嘱—主班护士核账—主管医生出具盖好科室公章的出院记录及出院诊断书—责任护士给予出院指导—发放出院带药—患者或家属携带所有押金收据办理结账手续—整理好私人物品，离开病房。

（2）结账地点一般在住院部一楼大厅出院结算窗口。

（3）注意事项：结账前先到护士站告知办公室护士，携带出院诊断书和出院记录及住院缴费收据办理出院手续。

（4）出院带药：现行的医保规定，患者出院时只能带4种药，且不超过半个月的剂量，服用方法请查看医生开具的出院记录。

## 47. 如何办理医保报销？

（1）职工门诊统筹费用报销政策见表2。

表2 职工门诊统筹费用报销政策

| 医院等级 | 起付标准 | 报销比例 |
|---|---|---|
| 医保定点一级医疗机构及基层医疗卫生机构 | 政策范围内门诊医疗费用不设起付标准 | 70% |
| 医保定点二级医疗机构 | 政策范围内门诊医疗费用每次起付标准50元，多次就诊起付标准累计不超过200元 | 60% |
| 医保定点三级医疗机构 | 政策范围内门诊医疗费用每次起付标准100元，多次就诊起付标准累计不超过300元 | 60% |

一个自然年度内,职工门诊统筹费用起付标准金额累计不超过300元,在职职工普通门诊统筹基金最高支付限额1500元,退休人员普通门诊统筹基金最高支付限额2000元。职工门诊统筹费用报销具体方法参考各医疗机构门诊统筹费用报销相关流程。

(2)定点药店买药费用报销政策:参保人员凭医保定点医药机构处方或纳入协议管理的本省卫生健康行政部门审批的互联网医院电子处方(有关协议管理规定另行制定),在定点零售药店购买医保目录内药品且符合支付范围的费用可由统筹基金按规定予以支付,在定点零售药店实行直接结算,参保人员只需支付个人负担费用;属于门诊统筹基金支付的费用,由定点零售药店与医保经办机构按协议规定结算。参保人员凭处方到定点零售药店配药,执行与基层医疗机构相同待遇报销政策,不设起付标准,政策范围内药品费用按70%比例支付,定点零售药店和定点医疗机构门诊统筹基金年度最高支付限额合并计算。

(3)住院期间医保报销办理流程见表3。

**表3 住院期间医保报销办理流程**

| 医保类型 | 办理流程 |
|---|---|
| 省内医保 | ● 在医院结算中心办理住院时,需要您使用身份证在结算中心办理医保登记手续。<br>● 办理住院后,向医生提供参保信息并提交相关信息,通过医保平台审核后医保办理成功,在办理出院费用报销时可直接联网结算。 |
| 省外医保 | ● 在医院结算中心办理住院时,需要您使用身份证和社保卡(或电子医保凭证)在结算中心办理医保登记手续。<br>● 办理住院后,向医生提供参保信息并提交相关信息,可通过电话联系当地医保经办机构办理,或使用"湘医保"微信公众号、"国家异地就医备案"微信小程序、"国家医保服务平台"APP三种渠道选择其中一种进行医保备案,通过经办机构对备案信息进行审核后,医院医保部门工作人员审核通过后,医保办理成功,在办理出院费用报销时可直接联网结算。<br>●无智能手机的老人和小孩办理异地就医备案,家属可下载"湘医保"APP绑定"我的家庭成员",完成备案。<br>● 若工作人员已审核不通过,备案申请需要根据不通过原因重新进行提交,如有疑问,请致电参保地医保经办工作人员。 |

## 48. 社区医保政策有哪些?

(1)参保范围:除职工基本医疗保险应参保人员,以及按国家规定享有其他保障的人员,其他所有城乡居民均属居民医保制度覆盖范围。具体包括农村居民、城镇非从业居民,在校学生及学龄前儿童,社区矫正对象,在我省居住且办理了居住证的未就业港澳台居民,在我省就读的港澳台大学生、外国国籍留学生,在我省永久居留的未就业的外国人,以及国家规定的其他人员。

(2)医保待遇见表4。

表4　医保待遇

| 类型 | 医院等级 | 起付标准 | 报销比例 | 年度最高支付限额 |
|---|---|---|---|---|
| 普通门诊 | 协议基层医疗卫生机构 | 不设起付标准 | 70% | 800 元 |
| 高血压、糖尿病门诊 | 协议基层医疗卫生机构 | 不设起付标准 | 70% | 高血压药品支付限额 360 元 |
| | | | | 糖尿病药品支付限额 600 元 |
| 医保住院待遇 | 基层医疗卫生机构(乡镇卫生院、社区卫生服务中心) | 200 元 | 85% | 15 万元 |
| | 一级医疗机构或不设等级医疗机构 | 500 元 | 82% | |
| | 二级医疗机构 | 800 元 | 80% | |
| | 三级医疗机构 | 1200 元 | 65% | |
| | 省部属医疗机构 | 2000 元 | 60% | |

一个结算年度内,参保人员在同级别医疗机构多次住院的,第二次及后继住院的起付标准按首次标准的50%计算。起付标准年度累计不超过3000元。

异地长期居住人员在备案地就医结算时,医保基金的起付标准、支付比例、最高支付限额原则上执行参保地标准。异地转诊人员和异地急诊抢救人员支付比例下降5个百分点,未备案、非急诊且未转诊的异地就医人员支付比例下降10个百分点。

省部属医疗机构特指根据湘医保发〔2019〕42号文件，手术价格继续执行在一类价格基础上上浮5%的6所医疗机构：中南大学湘雅医院、中南大学湘雅二医院、中南大学湘雅三医院、湖南省人民医院、湖南省肿瘤医院、湖南省中医药大学附属第一医院。

(3)大病保险待遇见表5。

**表5　大病保险待遇**

| 人员类别 | 起付标准 | 0~3万元 | 3~8万元 | 8~15万元 | >15万元 | 年度最高支付限额 |
|---|---|---|---|---|---|---|
| 普通城乡居民 | 全省上年度居民人均可支配收入的50%左右确定 | 60% | 65% | 75% | 85% | 40万元 |
| 特困、低保、返贫致贫人员 | 起付线降低50% | 65% | 70% | 80% | 90% | 不设最高支付限额 |

(4)生育补助见表6。

**表6　生育补助**

| 产前检查费 | 最高补助600元 |
|---|---|
| 生育医疗费 | 平产最高补助为2000元；剖宫产最高补助为3000元 |

(5)居民双通道药品保障。

双通道管理药品实行单行支付政策，城乡居民按60%的医保报销比例，先由基本医疗保险统筹基金支付，超统筹基金年度支付限额后由大病保险按规定支付。

(6)意外伤害保障。

无第三人责任的意外伤害医疗费用，以及经相关部门认定、按比例剔除应由第三人负担后的医疗费用，可以医保报销。

(7)医疗救助。

在上述基本医疗保险和大病保险待遇的基础上，困难群众还可申请医疗救助。

## 49. 如何核对住院收费清单?

方法一:住院期间,您可使用微信搜索医院小程序/公众号,登录个人信息,在小程序页面上可通过住院板块内的"日费用清单"入口进入,输入住院号及个人信息即可查询每日费用。

方法二:住院期间,您可通过病房医护人员进行相关费用查询。

方法三:办理出院时,您可以打印费用总清单,包含了住院期间所有已收费项目。

## 50. 出院时要问清楚哪些问题?

大多数患者出院时会沉浸在"康复"的喜悦中,忽视了向医生"取经"。因此,出院前一定要问清几个问题,涉及住院原因、用药、复查及康复等多个方面。

(1)对病情"刨根问底":要问清楚自己的病情,如:导致患病住院的原因是什么?病情发展到什么程度?是否可能痊愈,复发的可能性有多大?出院诊断和入院诊断是否一致,有无查出其他疾病?住院期间经历手术治疗的患者,出院前要问清术后注意事项,如:伤口护理注意什么?伤口出现哪些情况需要及时回医院处理?若带管路出院,回家怎么护理,管路留置期间要注意什么,多久后到医院取出?

(2)治疗康复注意事项:出院后的治疗与康复,是需要关注的重点问题。尤其是出院后的用药问题,如:出院后需要服用哪些药物?需要服用多久?药量及用药频率?用药期间有无忌口?

(3)何时复查防复发:出院前患者需要问清后期复查问题,如:多长时间回医院复查一次?重点复查哪些项目?要想保持定期复查,应如何与医生建立联系?如果有并发症,是否需要去其他专科治疗?

(4)健康教育指导:出院后的日常生活中要注意什么,包括术后的饮食、运动、生活习惯等。对于慢性病患者来说,了解疾病知识及注意事项能有效地延缓并发症的发生以及更好地长期控制疾病。

## 51. 为何出院后要定期复查？

出院后何时复查，医生会根据患者病情、手术等具体情况，给出具体复查时间建议。复查是住院治疗的延续，是医生对病情的监测，使医生能连续地、动态地了解患者病情、康复情况、伤口愈合情况、患肢术后功能等最直接的途径，以及治疗的进度和出现的问题，及时发现及时纠正。

出院不是治疗的结束，复查能使病友及时得到咨询，医生根据情况来动态地调整康复计划，解决患者在生活、工作和药物治疗中的各种困惑，是预防疾病复发的重要手段。同时患者可以向医生和康复团队咨询、分享自己的康复体验和困惑，并获得专业指导和建议，以便更好地应对康复过程中的问题。

对于一些需要长期服药的慢性病患者来说，定期复查能够明确用药是否合理，指标控制是否正常。长期服药的患者，对于药物可能会出现耐药性，也就是我们俗称的"药不管用了"。如果身体出现耐药性，如不及时调整药物的种类或剂量，就容易导致病情的复发，甚至更难治愈。

总之，出院后定期复查对于我们的健康恢复和长期管理非常重要。通过定期复查，医生可以更好地了解我们的康复情况，及时发现并处理问题。因此，应该积极配合医生的复查建议，按时回医院复查，保护自己的健康。

第 三 章

诊后篇

# 第一节　用药须知

## 1. 如何看懂"药品说明书"？

（1）查看药品名称：需要确认药品的通用名和商品名，通用名是全国统一的名称，而商品名则是各个药厂为自己的产品所起的名字。在阅读说明书时，要特别留意药品的通用名，因为这是我们判断药物的主要依据。

（2）了解适应证：适应证部分会说明药品可以用于治疗哪些疾病或症状。需要仔细阅读，确保药品符合自己的病情需要。

（3）明确用法用量：用法用量部分会详细说明药品的服用剂量、频率和方法。需要严格按照医嘱或说明书上的用法用量使用，不要自行增减剂量或改变用药方式，才能有利于药物的吸收，减少药品不良反应的发生。

（4）注意不良反应：不良反应是指药物按正常用法、用量应用过程中，发生与治疗目的无关的有害反应。俗话说"是药三分毒"，这是药物的固有属性。但是我们也不必太多担心，因为并不是每个人都会发生不良反应。如果出现说明书上列出的不良反应，应及时停药并咨询医生。

（5）查看禁忌证：禁忌证就是绝对禁止使用，一旦使用可能会导致严重的后果。禁忌证部分会列出药品禁止使用的情况，如过敏、孕妇禁用等。需要仔细阅读并遵守，避免产生不良后果。

（6）注意事项和药物的相互作用：前者提醒我们在用药过程中需要注意些什么，例如：在服用部分头孢类抗菌药物或甲硝唑等药物时，一定要严格禁酒，建议在停药后七天才能饮酒，以免发生双硫仑样反应（双硫仑样反应主要表现为醉酒样，会出现全身潮红、眩晕、头痛恶心等，严重者甚至会休克）。后者则告诉我们该药物可能与其他哪些药物相互作用，可能影响疗效或者增加不良反应风险。除了药物之间的相互作用，我们还要注意药物与食物的相互作用。

（7）注意储存方法：药品说明书上通常会说明药品的储存方法，如避光、密封、冷藏等。一定要按照说明书上的要求储存药品，以保证药品的质量和稳定性。

总之，看懂药品说明书需要仔细阅读并理解其中的各项内容，如有疑问应及时咨询医生或药师。同时，使用药品时应严格按照说明书上的用法用量使用，确保用药的安全和有效。

## 2. 什么是处方药？

处方药，简称 Rx，是指那些必须经过医生开具处方，才能在医院药房或药店购买和使用的药物。与之相对的是非处方药（OTC），这类药物消费者可以在药店、超市等地方直接购买，无须医生处方。处方药通常具有更强的药理作用，因此在使用时需要更加谨慎和小心。只有具备医师职业资质的医生才有权开具处方，患者须在医生的监护指导下购买和使用。

（1）一些常见的处方药类型：

①抗菌药物：用于治疗各种细菌感染的药物，如青霉素、头孢菌素、氟喹诺酮类等。

②心血管药：包括降压药、降脂药、抗心绞痛药等，用于治疗高血压、冠心病等心血管疾病。

③抗肿瘤药物：用于治疗各种恶性肿瘤的药物，如化疗药物、靶向治疗药物等。

④激素类药物：包括性激素、肾上腺皮质激素、甲状腺激素等，用于治疗内分泌失调、炎症等疾病。

⑤精神类药物：包括抗抑郁药、抗焦虑药、抗精神病药等，用于治疗精神障碍和心理疾病。

（2）如何正确使用处方药：

①遵循医嘱：严格按照医生的处方和用药指导使用药物，不要自行增减剂

量或改变用药方式。

②注意不良反应：在使用过程中注意观察是否出现不良反应，如有不适应及时就医。

③定期复诊：按照医生的要求定期复诊，以便医生及时了解病情和药物效果，调整治疗方案。

总之，处方药是一种需要在医生指导下使用的药物，具有强效性和潜在的风险。我们应该充分了解处方药的特点和使用方法，遵循医生的指导，确保药物的有效性和安全性。

### 3. 常用的药物剂型有哪些?

常用的药物剂型有很多种，主要包括固体剂型、液体制剂、半固体制剂、气体制剂等。

(1)固体制剂：这是指药物以固体的形式存在，常见的有片剂、胶囊剂、散剂、颗粒剂等。这种剂型的优点在于稳定性好、剂量准确、便于携带和运输、生产成本较低。但固体制剂一般起效较慢，不适合用于急救。

(2)液体制剂：常见的液体制剂有注射剂、混悬剂、溶液剂等。相比于固体制剂来讲，起效较快且便于服用，但是液体制剂稳定性差，易腐败变质，保存运输较为困难。

(3)半固体制剂：半固体制剂包括乳膏剂、栓剂、凝胶剂等，一般用于局部组织的治疗，患者顺应性好，且起效较快，但生物利用度较差。

(4)气体制剂：气体制剂是指气雾剂、喷雾剂、粉雾剂等，通过特殊的给药装置，直接将药物递送到作用部位的制剂，起效快且生物利用度高，但使用方法较为复杂。

此外，还有软膏剂、栓剂、气雾剂、中药药剂等其他剂型。需要注意的是，不同剂型的药物在服用方法、剂量、时间等方面都有所不同，因此在使用药物时，一定要遵循医生的指导和用药规定，确保用药的安全和有效。

## 4. 如何正确检查药品质量?

检查药品质量是一个严肃且重要的过程,以下是一些常用的方法。

(1)查看药品外观:首先,可以观察药品的外观。对于片剂,应注意其颜色是否均匀,有无斑点、异物或结晶等;对于胶囊剂,应检查胶囊壳是否完好,内容物是否干燥、无杂质;对于液体制剂,应观察其颜色、透明度,有无沉淀、悬浮物或异味等。

(2)检查药品包装:药品的包装也是检查质量的重要环节。应注意检查药品的包装是否完整,有无破损、渗漏或污染等问题。同时,还应检查药品的标签和说明书是否清晰、准确,内容包括药品名称、规格、生产日期、有效期等。

(3)检查药品批准文号:药品的批准文号是判断药品是否合法的重要依据。可以通过国家药品监督管理局的官方网站查询药品的批准文号,以确认药品的合法性和真实性。

(4)检查药品有效期:药品的有效期是判断药品是否过期的关键指标。应注意检查药品的有效期,避免使用过期药品。

(5)咨询专业人士:如果有疑虑或不明确的地方,我们可以通过咨询医生、药师等专业人士,来获取专业的建议和帮助。

总之,检查药品质量需要我们细心、耐心和专业知识。只有确保药品质量过关,我们才能放心使用,守护好自己和家人的健康。让我们一起行动起来,从细节开始,为健康把关。

## 5. 如何正确保存药物?

药物的保存方法应根据药物的类型、性质、存放环境等因素来决定。以下是一些常见的药物保存方法。

(1)阴凉干燥处保存:对于一些常见的药物,如片剂、胶囊剂等中成药,一般需要密封保存在阴凉干燥处,避免阳光直射和潮湿。这类药品最好放在棕色的玻璃瓶中,因为阳光会加速药品的氧化。

(2)冷藏保存:对于一些需要冷藏的药物,如注射剂、滴眼剂等西药,应放在冰箱的冷藏室里保存。同时，要注意避免药品冻结，因为冻结可能会破坏药物分子的化学结构和效果。

（3）避光保存：对于一些在光线作用下容易变质或毒性增强的药品，应放在棕色瓶中并置暗处保存，如奎尼丁、奎宁、氨茶碱、维生素 C、硝酸甘油等。

（4）防潮防氧化：对于一些容易吸湿、氧化或风化的药品，如鱼肝油滴剂、维生素 C 等，应尽快封装好，避免长时间暴露在空气中。

（5）按说明书保存：对于未开启的或有单剂量独立内包装药品，应按药品说明书规定的贮藏条件保存。例如，胰岛素通常需要保存在 2~8 ℃ 的环境中，而疫苗通常需要在 20 ℃ 左右的环境中保存。

此外，对于已经开启的药品，应尽快使用，并在包装上注明开启日期，避免服用变质失效的药品。例如，眼药水和鼻用制剂在开启后一般建议使用期限为一个月。

总之，药物的保存方法应根据药品的性质和说明书的要求来确定。正确的保存方法可以保证药品的质量和有效性，避免药品变质或失效带来的健康风险。同时，在日常生活中，我们也应注意避免将药品暴露在不适宜的环境中，如高温、潮湿、阳光等。

### 6. 如何正确使用滴眼液？

（1）正确使用滴眼液的方法：

①滴眼液可采取坐位或卧位，将头向后仰，左手食指拉开下眼睑。

②瓶口朝下，将滴眼液悬空于下穹隆部上方超过 2 cm。

③轻轻按下滴眼液一滴，然后立即牵拉上眼皮，使滴眼液扩散至整个结膜囊。

④适当轻眨眼，让滴眼液分布均匀。

（2）使用滴眼液的注意事项：

①滴眼液瓶口不要接触到睫毛或眼睛，使用后要盖好滴眼液，防止滴眼液污染。

②在滴眼液使用前，一定要做好手部卫生清洁工作，避免脏手直接接触眼睛，引发眼睛感染、沙眼、结膜炎等。

③滴眼液在使用前要先检查药名，然后看看滴眼液是否过期，要确定在保质期内，不会有变色、浑浊等现象。有些滴眼液有浑浊不代表过期，可以在使用前轻轻摇晃一下，保证药液浓度一致。

购买滴眼液时，需仔细阅读滴眼液的用法、含量、适用人群，并结合自己症状进行选择，若有必要建议找专业医师进行检查，并在医师建议下购买合适的滴眼液，避免自己随意在药店或网络上购买。

## 7. 如何正确使用滴鼻剂？

（1）正确使用滴鼻剂的方法：

①在鼻腔内注射滴鼻液之前首先要将鼻腔内的分泌物清除干净，然后做呼气运动。

②鼻腔内滴入滴鼻液时姿势通常采取仰头位和侧头位两种，仰头位是嘱患者仰卧，然后在肩下垫枕头，垂直后仰，鼻孔朝上，缓慢地将药液滴入鼻孔内；侧头位是嘱患者将头部偏向一侧，同样在肩下垫枕头，然后将药液缓慢地滴入下方的鼻孔，停滞3~5分钟后再换另一侧卧位，同样方法滴入。

③在给鼻孔滴入药液时要注意药液的剂量，建议根据医嘱进行滴入。

④建议鼻孔给药后保持后仰姿势20秒，同时建议轻轻用鼻吸气3~4次。如果发现滴鼻液从鼻腔内进入口腔，可以将其吐出。

（2）使用滴鼻剂的注意事项：

①操作前要洗手，避免交叉感染。

②要认真查对药液，检查药液有无沉淀变质。

③对于高血压及老龄患者，只能取肩下垫枕位。

④高血压、冠心病、甲亢的患者慎用血管收缩剂类的滴鼻液。

⑤在医生指导下使用滴鼻剂，有的患者觉得去医院治疗麻烦，长期擅自依靠滴鼻液来改善鼻腔疾病，结果效果越来越差。这不仅表明人体对药物已产生了依赖性，也说明该药物并未根治疾病。此时应停止继续使用，尽快请专科医生诊治，以免丧失治疗的最佳时机。

## 8. 如何正确使用滴耳剂?

（1）正确使用滴耳药的方法：

①侧卧，患耳向上。用对侧手从头后将患耳耳郭向前向后上方牵扯，另一手向外耳道滴入 3% 过氧化氢溶液并拭净外耳道分泌物，然后擦干。

②顺外耳道后壁缓缓滴入药液，然后轻轻按压耳屏数次，以造成外耳道空气压力的变化，驱使药液进入中耳腔。

③保持侧卧数分钟，使药液与中耳充分接触。然后塞一消毒棉球于外耳道接口，坐起。

④如遇耵聍栓塞，可直接滴入药液，每次药量可稍多（不溢出外耳道口为度），每日 5~6 次，3 天后做外耳道冲洗（有中耳炎病史者不宜冲洗）或取除。

⑤若外耳道有昆虫类异物，可滴入乙醚、乙醇或氯仿（有鼓膜穿孔者不用）使其麻醉，或滴入植物油类，使其窒息，然后冲出或取出。

（2）使用滴耳剂的注意事项：

①滴药前应仔细阅读药品说明书。

②婴幼儿慎用或尽量不用氨基糖苷类抗菌药物滴耳液，因为这类药物作用于中耳局部可引起内耳中毒造成不可逆的损伤，影响幼儿的听力。

③滴耳液应避免药液温度过低，温度过低的药液会刺激内耳前庭器官，引起眩晕、恶心等反应。

④外伤性鼓膜穿孔急性期患者，受伤后可用消毒棉球堵塞外耳道。禁止使用任何水样液体滴耳，以免影响鼓膜创口的愈合。

⑤外耳道炎和耳道霉菌病患者，应立即找专科医生检查，取外耳道分泌物做细菌培养和药敏试验，根据试验结果选择合适病情的药物。

## 9. 如何正确使用气雾剂?

（1）正确使用吸入式气雾剂的方法：

①取下吸入器盖帽，充分摇匀药液。

②做最大呼气后将吸入器喷嘴含在口中，口唇紧封喷嘴，以免药物泄出。

在深吸气的同时按压吸入器。注意吸气要深长，以便使药物微粒到达肺的深部。

③从口中取出吸入器，屏气5~10秒。

④若每次治疗需喷两次时，中间应间隔1分钟再重复上述操作。

(2)吸入气雾剂的注意事项：

①必须仔细阅读说明书或向医生询问使用方法后再使用吸入气雾剂。

②皮质激素类气雾剂(必可酮、必可松等)起效时间为2~3天，甚至1周后，要慢于喘乐宁，因此患者不要因为用几次药无效就停用。因皮质激素气雾剂具有严格的使用时间和剂量，使用者一定要遵医嘱。

③吸药后，要清洁喷嘴后再戴上盖帽。

④吸入皮质激素气雾剂后要漱口，以防念珠菌感染。

## ✚ 10.如何正确使用皮肤病外用药？

皮肤病外用药的种类有很多，患者在使用时应根据皮肤损伤类型及部位来选择。

(1)溶液：用略大于创面的消毒纱布，浸透溶液，放在创面上，平均每隔15~30分钟更换一次纱布，其间保持纱布的清洁和湿润。

(2)洗剂：摇晃均匀后用毛笔或棉签涂抹。

(3)软膏、糊膏：使用时先在软膏板上放置双层纱布，然后将软膏或糊膏均匀地涂在纱布上后贴敷于患部，外用绷带包扎。

(4)粉剂：用镊子夹棉球蘸粉撒布，或用纱布包粉剂外敷。

(5)乳剂：对无破损的皮肤，可洗净手，用手指将乳剂薄涂于患部，稍稍用力揉搓，以利药物渗入。

## ✚ 11.糖尿病患者如何正确使用降血糖药物？

(1)降糖药物分类：

①磺脲类药物：以餐前半个小时服用较为适宜。常见的药物有格列苯脲、格列美脲、格列齐特等。它们的作用机制是刺激胰岛素的分泌。其主要不良反

应是低血糖和体重增加。

②格列奈类药物：又称为餐时血糖调节剂，属于快速胰岛素促泌剂。由于起效快，半衰期短，因此每天早中晚服用三次，餐前服用即可，不需要提前服，也不要在餐后服。常见的药物有瑞格列奈、那格列奈、米格列奈等。

③二肽基肽酶4抑制剂（DDP-4抑制剂）：常见药物有西格列汀、沙格列汀等。它们的主要作用为促进胰岛素分泌，抑制胰高糖素分泌。它们可与或不与食物同服，通常每日一次。

④双胍类药物：代表药物为二甲双胍，被广泛应用。它主要通过减少肝脏葡萄糖的输出和改善外周胰岛素抵抗来降血糖。其主要不良反应为胃肠道反应，为了减轻双胍类药物对胃肠道的直接刺激，一般在餐中或者餐后服用。

⑤α-糖苷酶抑制剂：主要药物有阿卡波糖和伏格列波糖。它们通过抑制碳水化合物在小肠上部的吸收，适用于以碳水化合物为主要食物成分和餐后血糖升高者。其主要不良反应为腹胀或排气，一般与前几口食物一起咀嚼服用。

⑥噻唑烷二酮类：主要药物有罗格列酮和吡格列酮。它们通过增加靶细胞对胰岛素作用的敏感性来降血糖。其主要不良反应为体重增加和水肿。每日一次，服药与进食无关。

⑦SGLT2抑制剂：主要药物有恩格列净、达格列净等，它们通过降低尿液中葡萄糖的重吸收，使得尿液中糖含量增高，促进尿葡萄糖排泄，因此服用此类药物的病人如果病情允许，应多饮水排尿，从而更好地发挥药效。其主要不良反应是泌尿系统感染。

（2）注意事项：

①须按照医生嘱咐的疗程及用量服用，不要自行调整药物剂量，有部分是餐前服用，也有一些是随餐服用。

②在用药期间尽量避免饮酒，饮酒可能会干扰到药物的代谢过程，会增加血糖波动。

③用药期间需要注意饮食调理，避免热量超标，尽量注意碳水化合物、蛋白质及脂肪的合理搭配。

④需要改善不良的生活方式，尽量避免熬夜、情绪过度紧张、焦虑。

⑤同时还要注意适量地进行运动，比如，跑步、跳绳，能够控制自身的体重，也有利于促进身体的代谢。

⑥使用降血糖药物后，需要定期监测血糖水平，以了解药物的效果和身体

状况。如果发现血糖水平异常或出现不适症状，应及时就医。

## 12. 如何正确注射胰岛素？

（1）注射胰岛素的步骤和技巧：

①注射胰岛素前，先清洁消毒双手。

②准备胰岛素（提前排气并设定所需剂量，将剂量调节至 2 U，针尖向上直立，轻弹笔芯，使空气聚集在上部后，按压注射键，直至一滴胰岛素从针头处溢出，则表示笔芯内气泡已排尽）、注射针头、75%乙醇棉球和一个丢弃针头的安全容器。

③选择合适注射的部位（注射部位应选皮下脂肪丰富的部位，一般选择双侧上臂外侧的中 1/3、腹部周围耻骨联合以上约 1 cm、最低肋缘以下 1 cm、脐周 2.5 cm 以外的双侧腹部、双侧大腿外侧的上 1/3 和双侧臀部外上侧）。

④以 75%乙醇棉球消毒注射部位，等乙醇自然待干，拇指及食指固定注射部位，可捏起皮肤以垂直 90°注射，但瘦弱者应 45°按下注射笔的按钮以释放胰岛素。

⑤注射完毕后，等待至少 10 秒后缓慢抽出针头，确保注射针管内所有胰岛素均注入体内。

（2）注意事项：

①注射胰岛素时，一般注射到皮下脂肪中，必须避免注射到血管或肌肉中。

②注射部位应该每次轮换，避免在同一区域连续注射，以防止皮肤硬结。

③注射针头不可重复使用，须每次更换。

④如果在注射胰岛素后感到不适，应立即联系医生，不得擅自增减剂量或突然停药。

## 13. 药物常见的不良反应有哪些？

药物不良反应是指合格的药品在正常的用法用量下出现的与用药目的无关的有害反应。药物不良反应是药物的固有属性，一般来说，所有药品都会存在或多或少、或轻或重的不良反应。但是由于人与人之间存在个体差异，不同的人对同一种药品的不良反应表现可以有很大的差别。药物不良反应包括不良反应、毒性反应、依赖性、特异性反应、变态反应、致畸、致癌、致突变反应等。

药品的不良反应可能涉及人体的各个系统、器官和组织，其临床表现与常见病、多发病的表现较为相似。常见临床症状表现为：消化系统损害(腹痛、恶心、呕吐、肝功能异常等)；皮肤附件损害(皮疹、红斑、瘙痒等)；泌尿系统损害(血尿、肾功能异常等)；神经系统损害(头痛、头晕等)；心血管系统损害(心慌、胸闷等)。

## 14.服药后的注意事项有哪些?

(1)观察服药后反应：如有无头晕、恶心、皮肤瘙痒、发冷等反应，严重时应及时就医。如果同时使用多种药物，须注意药物之间的相互作用。

(2)注意跌倒风险：许多口服药物可能导致跌倒风险，在服药0.5~1小时是危险期。特别是使用降压药的老年人，要注意直立、起床时等动作要缓慢，避免直立性低血压发生。

(3)避免进食与药物有相互作用的食物：有些药物与特定的食物或饮料相互影响，降低药物的吸收或增加不良反应的风险。例如，葡萄柚汁可能影响某些药物的代谢，导致药物在体内浓度过高。在用药期间，避免摄入与药物相互作用的食物和饮料。

(4)服药后避免饮酒：酒中含有的乙醇(酒精)，可以与多种药物发生反应，会降低药效或增加药物的不良反应，危害健康。

(5)服用某些对胃黏膜有刺激的药后应多喝水，防止药物在胃内浓度过高而刺激胃黏膜。

(6)在服用如喹诺酮类(左氧氟沙星、诺氟沙星等)、磺胺类、抗真菌药等光敏性药物后，在用药期间及停药后5天内，应尽量少暴露于阳光中，穿戴能遮蔽阳光的衣物，以防止中长波紫外线照射。

(7)遵医嘱服药：按时按量服药，避免自行增减剂量或更改服药时间。

(8)正确保存药物：以确保药物的稳定性和安全性。

## 15. 服药期间可以饮酒吗？

想必大家都听过，"头孢配酒，说走就走"，这可不是一句玩笑话！这是因为服用头孢类药物再饮酒后，易产生双硫仑样反应，可引起面部潮红、头痛、腹痛、出汗、心悸、呼吸困难等症状，严重的可造成心肌梗死、急性心力衰竭、急性肝损伤、惊厥及死亡。许多药物也具有和双硫仑类似的结构，除头孢类药物，服用呋喃类药物及硝基咪唑类药物如甲硝唑等，在饮酒后也会出现上述反应。

除了双硫仑样反应，饮酒还会增加药物的不良反应，如服用镇静安眠类药物如地西泮时，饮酒会使神经系统过度抑制，严重时出现心跳、呼吸骤停；服用抗癫痫类药物时，饮酒易诱发癫痫；服用抗痛风药时，饮酒会增加嘌呤来源，抑制尿酸排泄；服用非甾体抗炎药如阿司匹林、对乙酰氨基酚时，饮酒易诱发胃出血。因此，如果说明书标明"禁忌酒精"或临床药师叮嘱避免饮酒，一定要遵守要求服药，避免发生上述反应。

需要注意的是，服药期间除了应避免饮用传统的白酒、啤酒、红酒、黄酒等，还应避免服用其他含酒精的药品和食品，如藿香正气水等含酒精的药品，以及啤酒鸭、醉蟹、豆腐乳、酒糟等。

那么饮酒和吃药间隔多久才是安全的？由于服药前后两三天内饮酒仍有可能发生上述不良反应，因此服药后间隔一周以上再饮酒比较安全。像禁止酒驾一样，谨记吃药不喝酒，喝酒不吃药，才能彻底避免喝酒对药物的影响。

## 16. 饮料对药物有影响吗？

（1）果汁：果汁中的矿物质有时会与药物形成不溶物；果汁中的酸或碱会中和某些药效或者降低药物的溶解性；含西柚汁成分的饮料还会抑制药物代谢，引起不良后果。如西柚汁可以使辛伐他汀的血药浓度升高10倍，造成肌肉毒性或肝脏毒性的风险大大升高。

（2）茶水：茶水中含有大量鞣酸，可与四环素类药物（如米诺环素、多西环素等）相结合，影响药效。

（3）咖啡：咖啡中的咖啡因可引起中枢神经的兴奋，降低镇静安眠药的药效；可刺激胃酸分泌，抵抗胃保护药的作用；还可降低钙质的吸收，减弱抗骨质疏松药物的疗效。

（4）牛奶：牛奶中的钙、镁等矿物质会和喹诺酮或四环素类等抗菌药形成不溶物，影响吸收；牛奶中的蛋白质可与乳酸钙、葡萄糖酸钙、氢氧化铝等钙、铝制剂形成凝块，不仅影响吸收，还会加重胃肠道的负担。

（5）矿泉水：矿泉水中含有丰富的钙、铁等离子，能与四环素类、喹诺酮类抗菌药发生相互作用而影响药效。

如果不确定服药饮品和药物的相互作用影响，推荐您用温开水服药，避免选用酒、果汁饮料、咖啡、牛奶、茶水送服药物。

## 17. 补充维生素的注意事项有哪些？

维生素是人体六大营养因素之一，它在维持人体正常生理功能、防治疾病等方面发挥着极其重要的作用。然而，如果若人为过量补充维生素或摄入方式不合理的话，可能会引起机体的不良反应，这也就是我们所说的维生素中毒。因此，应合理应用维生素，不能一味地追求维生素的摄取。

首先，我们来了解一下维生素的种类：按溶解性质不同，维生素可分为脂溶性维生素和水溶性维生素两大类。脂溶性维生素包括维生素 A、维生素 D、维生素 E、维生素 K 共 4 种；水溶性维生素包括维生素 C、维生素 $B_1$、维生素 $B_2$、烟酸、维生素 $B_6$、泛酸、叶酸、维生素 $B_{12}$ 和生物素共 9 种。

那么，如何合理补充维生素呢？

（1）区分维生素的治疗作用和预防作用：补充维生素时，须明确用药指征，应根据生理需求，如摄入不足或吸收障碍需增加用量。

（2）严格掌握剂量和疗程：维生素制剂也是一种药品，应严格遵医嘱按合理剂量和疗程服用，不可当作普通保健品随意服用。尤其是脂溶性维生素，过量服用易在体内蓄积造成中毒。

（3）针对病因治疗：大量的维生素缺乏是由于某些疾病引起的，需要医生找出缺乏原因，从根本上进行治疗，不能盲目补充维生素。

（4）掌握用药时间：维生素分为脂溶性维生素和水溶性维生素两种，水溶性维生素应餐后服用，此类维生素会较快地通过胃肠道。如果空腹服用，则可能会在人体组织未充分吸收利用时就被排出。脂溶性维生素也应在餐后服用。

（5）注意与其他药物和食物的相互作用：服用维生素 E 时，应避免与蔬菜如菠菜、油菜及豆类同服，同服会产生化学反应，而导致维生素失效。服用维生素 B₁、B₂、B₃ 期间，应避免饮酒，否则可影响维生素吸收，甚至增加发生肝病的风险。服用维生素 A、B₆、E 时，应避免与茶碱类药物同服，同服会减少茶碱类药物吸收，降低疗效，如需合用，应间隔 1 小时以上。服用维生素 D、E 时，避免与奥利司他同服，因为奥利司他会降低维生素的吸收，如需合用，应间隔 2 小时以上。因此，维生素与有相互作用的食物、药物应避免同时服用。

总而言之，正常人体内所需维生素甚微，只要养成良好的生活习惯，饮食规律，不偏食，多吃蔬菜、水果是可以满足人体正常情况下所需维生素，不必另外补充；而疾病患者必须找出维生素缺乏的原因，针对病因进行治疗，并合理补充相应的维生素。

## 18. 如何正确煎服中药？

（1）煎煮容器：煎药最好选择砂锅或搪瓷锅，不宜使用不锈钢锅、铝锅或铁锅。因中草药中含有鞣酸，遇上铁、铝或其他金属会产生化学反应，降低药效，甚至会生成对人体有害的鞣酸盐类物质。

（2）煎煮水量：煎药用水量，要根据药物的用量及质地而定。传统经验认为，将预先浸泡过的饮片置锅中，加水超过药面 2~3 cm 为宜，二煎加水超过药面 1~2 cm 为宜。

（3）煎煮火候：煎药时一般先用武火煎沸药物，然后用文火慢煎。

（4）煎煮时间：煎药时间长短依据药剂类型而定。

解表药、清热药、芳香药，不可久煎，一般沸后 3~5 分钟停火，焖 5~10 分钟后过滤服用，以免有效成分挥发而降低疗效；滋补药沸后慢煎 40~60 分钟；补益药，如矿石类、贝壳类、根类、种子类等药物滋腻、质重、不易煎出有效成分，宜多浸泡、久煎。

（5）煎煮特殊要求：

先煎：毒性药（如乌头类）或矿石类、贝壳类等难溶性药物应先煎。

后下：解表剂煎煮时间过长会使其药性容易挥发或被破坏，因此宜在其他药煎煮结束前 5~10 分钟时才将其放入锅内煮。

包煎：包煎药应当装入包煎袋闭合后，再与其他药物同煎。如：旋覆花、辛夷、车前子以及种子类、质重的粉剂。

另煎：人参、西洋参、西红花等的有效成分在煎煮过程中会被其他药物吸收，因此需另煎。

烊化：阿胶、鹿角胶、龟甲胶等药含有胶质，黏性大，煎煮时容易粘锅或煎焦，药的性能被破坏，不宜服用，因此需单独加温溶化或隔水炖使之烊化。

（6）服药时间：

饭前服：治疗肠道疾病药物及补益药宜在饭前服。一般在饭前 30~60 分钟服药。

饭后服：对胃肠有刺激的药及毒性较大的药剂宜在饭后服，健脾和胃助消化药可在进食后再服。一般在饭后 15~30 分钟服药。

空腹服：润肠剂、驱虫剂、泻下剂以空腹服为好，以促使积滞物排出；具有滋补作用的汤药，如独参汤、四物汤、当归补血汤等，宜早晨空腹服用，以利于充分吸收。

睡前服：安眠宁神剂应在睡前服；缓泻药宜睡前服，如麻子仁丸，可充分润养肠道软化燥结，并利于次日清晨排便。

## 19. 中药和西药可以一起服用吗？

药学实验与实践证实，中西药并用，若合理配伍使用，的确能够起到增强疗效及减少不良反应；若不合理，只是简单配伍，不但达不到应有的疗效，而且还会使药物疗效降低、增加不良反应，甚至出现危及生命等不良现象。

有些中药与西药可以联合服用。降压药如卡托普利，联合中药如天麻、地龙等平肝熄风的中药，能够显著改善高血压病等症状。但为避免药物间相互反应产生不良反应，服用时要在餐前餐后间隔用药，或间隔半小时服用。

然而，有些中药与西药联用会降低药效。下面介绍几种不能同用的中、西药。

（1）含金属离子的中药：如石膏、珍珠母、磁石、牛黄清心丸等不能与卡那霉素、新霉素等合用，否则会在胃肠道形成不溶性盐类和结合物而失效。如需同时服用，其相隔时间以 3~4 小时为宜。

（2）含钙的中药：如龙骨、牡蛎、海螵蛸、鹿角、枸杞不宜与氨基糖苷类抗菌药物，如庆大霉素、妥布霉素、奈替米星联用，否则会增加氨基糖苷类药的毒性。

（3）含有机酸的中药：如乌梅、五味子、金樱子、山茱萸等，以及由它们制成的中成药，不能与磺胺药和小苏打同服。同服易增加磺胺药对肾脏的毒性。

（4）不宜与酶类如胃蛋白酶、胰酶、淀粉酶类西药合用的药物：含鞣质中药如地榆、石榴皮、五倍子、老鹳草及其制剂；含砷的中药如硫磺、雄黄及其制剂；大黄及煅炭类中药等。若合用，会使酶降低疗效或失效。

甘草、鹿茸与降血糖西药不宜合用，因为甘草、鹿茸的分子结构有类似糖皮质激素的作用，可增加肝糖原、升高血糖；与甲苯磺丁脲、苯乙双胍（降糖灵）等降血糖药物在药理作用下是相对抗的。所以合用甘草、鹿茸会降低这些降血糖药物的疗效。

金银花、连翘、黄芩、鱼腥草等清热解毒类中药，不宜与乳酶生、金双歧、培菲康等菌类制剂联用，因其有较强的抗菌作用，可抑制西药菌类制剂的。

## 20. 吃中药需要忌口吗？

"忌口"即指治病服药时的饮食禁忌，是中医治病的一个特点，历来医家对此非常重视。中药服用讲究忌口，主要是跟中医的治病理论相关。服中药时的饮食禁忌包括病症食忌和服药食忌。

病症食忌是根据疾病性质来讲究"忌口"，如湿热病应忌食辛辣、油腻、煎炸食品，而寒凉证应忌食生冷、寒凉。

服药食忌如服人参时忌萝卜，服鳖甲忌苋菜，服中药煎剂及丸药时，忌生、冷、油腻食物。此外，服中药时一般应少食豆类、肉类、生冷及其他不易消化的食物，以免增加肠胃负担；热性疾病，应少食酒类、辣味、鱼类、肉类等食物，因为此类食物有腻滞生热、生痰的作用，食后会助长病邪，使病情加重；解表透疹药时，应少食具有收敛作用的生冷及酸味食物；服中药时不宜喝浓茶，因为茶叶里含有鞣酸，浓茶里含的鞣酸更多，与中药同服会影响人体对中药有效成分的吸收，降低疗效。

## 21.中药疗效就比西药疗效好吗?

首先,从治病原理上看,西医看病遵循各类疾病的指南、专家共识、临床路径等,属于标准化作业。中医则以"阴阳五行"为理论基础,将人体看成是"气""形""神"的统一体。中医理论认为,任何疾病的发生、发展过程都是由致病因素作用于人体,引起阴阳偏盛偏衰,脏腑经络功能失常的结果。中医通过"望闻问切"四诊合参的方法,探求病因病机和人体内五脏六腑、经络关节、气血津液的变化,判断邪正消长,进而归纳出患者的个体证型,以辨证论治为原则,确定治法,使人体达到阴阳调和而康复。因此,中药起效快慢与中医师的诊疗水平、遣方用药的经验有很大关系。

其次,中药材要应用于临床,需要被制成各种剂型。对于中药剂型的用法,古人总结为:"汤者荡也,去大病用之;散者散也,去急病用之;丸者缓也,不能速去之,其用药之舒缓,而治之意也。"因此,中药剂型不同,起效快慢也有差别。

总之,西药和中药各有千秋,但无论是西药还是中药,一定要遵医嘱服药,才能达到最好的疗效。

## 22."保健品"可以替代药品吗?

"保健品"不是药!生活中,不少老年朋友都有服用"保健品"的习惯,经常有人困惑,"保健品"是药品吗?"保健品"能否替代药品?下面,让我们一起了解一下"保健品"是什么,以及"保健品"与药品有什么区别?

"保健品"是保健食品的通俗说法。国家卫生健康委员会颁布的《保健食品管理办法》条例将保健食品定义为:保健食品是指表明具有特定保健功能的食品,既适用于特定人群食用,具有调节机体功能,但不以治疗疾病为目的食品,并且对人体不产生任何急性、亚急性或慢性危害。

根据《中华人民共和国药品管理法》第一百零二条关于药品的定义:药品是指用于预防、治疗、诊断人的疾病,有目的地调节人的生理机能并规定有适应证或者功能主治、用法和用量的物质,包括中药材、中药饮片、中成药、化学原料药等。

由此可见，保健品具有保健功能，不是药，我们不能期望保健品具有立即治疗疾病的效果，而药品治疗须明确适应证和用法。保健食品不能有任何的毒性，可长时间食用，而药品可能会有不良反应，有规定的疗程。

在此提醒，切不可迷信保健品，更不能用保健品替代药品。由于个人体质存在差异，在选择和使用保健品时，最好咨询医生或专业人士的建议。如有身体不适，一定要到正规医疗机构进行检查，由医生给予明确的诊断及治疗建议。如须用药，应在医生或药师指导下正确进行，切忌不能把保健品当"药"吃。

## 23. 什么是补药，老年人需要吃补药吗?

补药的概念源于我国传统的中医学理论，主要是指能够补益人体气血阴阳，用来治疗气虚、血虚、阴虚及阳虚的药物。中医认为，"虚则补之"是药膳进补的基本原则，辨好体质，不虚不补。

俗话说"是药三分毒"，补药和其他药物一样具有两重性，即治病和致病。补药如果应用不当，偏离了人的体质，也会引起不良反应，对机体功能造成损害。

所以在选用补药时，老年人须注意各类补药的适应人群与服用禁忌。如果老年人身体虚弱，出现气血阴阳不足的情况，可以适当服用补药来增强体质，提高抵抗力。但是，如果老年人身体状况良好，没有明显的虚弱症状，就不需要过度服用补药。

此外，补药并非适用于所有人群，对于患有高血压、糖尿病等慢性疾病的老年人来说，可能并不适合服用补药，需要在医生的指导下选择合适的药物。老年人多肝肾功能下降，用药不宜温燥，需辨清体质再进补。不宜一种补品长期食用，要根据体质变化及季节变化等做出调整。更不能以补品的价格来分高低。建议服用前先咨询医生。同时，老年人还应该以注意饮食调养、适当运动、保持良好的生活习惯等方式来保持身体健康。

## 24. 病情好转了，药可以停吗？

　　药物治疗是管理慢性疾病的重要手段，特别是在老年慢性疾病管理中占据着举足轻重的地位。由于老年人群体的生理、心理及社会因素比较特殊，比如对药物的抗拒心理、自我感觉疾病症状好转、担心药物不良反应、对疾病认知度不够等，老年人患者会有自主停药的想法。从疾病与药物治疗的关联性来分析，是否可以自主停药并非"可以"或"不可以"就可以回答，而是要综合考虑多重因素的相互影响，原则上讲，患者不可自主停止用药。

　　根据"医学专业性"和"患者安全性"的原则指导，任何药物的停用都应该在医生的指导下进行，医生会根据患者的具体病情、药物的作用机制及可能的不良反应来评估是否可以停药。老年人患者身体机能不如年轻人好，自行停药可能会导致病情反复、加重，甚至引发新的健康问题。比如老年人常见的"高血压"疾病，临床上医生会根据患者的具体情况制定个性化的治疗方案，定期调整药物剂量以达到最佳疗效，并严格要求患者遵从医嘱用药。如果患者自行停药，血压很可能会迅速反弹，甚至超过治疗前的水平，容易增加心血管疾病等严重并发症的风险，严重者可能危害患者生命健康。

　　即使在服药阶段病情有所好转，也不应该自行停药。很多慢性疾病需要长期控制，且症状缓解并不代表疾病已经痊愈，停药很可能会导致病情反复，甚至进展到更加严重的阶段。并且一些药物在擅自停用后可能会有疾病反跳现象，可能病情比停药前还要严重。正确的停药方法是在医生的复诊后，在医生的指导下，逐渐减少药物剂量，在确保病情稳定的前提下逐步停药，或者若确定已经痊愈，不需要继续用药，才可停药。

　　如果担心药物不良反应，或者有停药的需求或疑虑，应该及时与医生沟通，共同制定合适的治疗方案，在医生专业的指导意见下才能停药，同时，也需要注意停药后的身体状况，如有任何不适或症状加重，应及时就医。

## 25. 忘记按时服药怎么办?

根据药代动力学的基本原理,规律服药是确保药物治疗效果的基础,每种药物都有其特定的药代动力学特性,即药物在体内的吸收、分布、代谢和排泄过程。按时服药可以确保药物在体内达到稳定的血药浓度,发挥最佳的治疗效果,忘记服药会打破药物治疗的平衡,导致血药浓度波动,进而影响治疗效果。

对于老年人而言,由于生理机能的衰退,如胃肠吸收能力下降、肝肾功能减退等,药物在体内的药代动力学过程可能会发生变化,按时服药对于维持稳定的血药浓度、确保疗效及避免不良反应显得尤为重要。但在实际生活中,老年人由于记忆力下降、生活规律改变或同时服用多种药物等原因,忘记按时服药的情况时有发生,是一个常见的问题。忘记服药不仅可能影响疾病的治疗效果,甚至可能导致病情恶化或引发其他健康问题,采取科学、合理的方法来避免忘记服药至关重要。

当老年人患者忘记按时服药时,要判断忘记服药的时间及距离下一次服药的时间间隔。如果忘记服药的时间不长,距离下一次服药时间还有一段时间,且药物没有特定的服用时间要求(如餐前餐后等),可以考虑立即补服。但是,在补服药物之前,最好先咨询医生的意见,了解是否适合补服及补服的剂量。不应在接近下一次服药时间时补服,以免因药物叠加导致过量。如果已经到了下一次服药的时间,则只需按照正常剂量服用下一次的药物即可,无须加倍以补偿上一次忘记的药物。加倍剂量不仅不能提高疗效,反而可能增加不良反应的风险。

如果老年人患者经常性发生忘记按时服药的情况,可以采取一系列预防措施。首先,建立规律的服药习惯是关键,老年人可以将服药时间与日常生活中的固定事件相关联,如餐前、睡前等,以形成条件反射式的记忆;其次,可以让其他家属进行服药提醒,建立规律的服药习惯,或者采取一些辅助工具,比如手机闹钟、提醒功能或专门的服药提醒 APP 都可以帮助老年人准时服药,也可使用药盒或药片整理器来整理药物,将服药情况记录在记事本上等。

总之,忘记按时服药可能会对疾病的治疗产生一定的影响,但是及时补服或咨询医生的意见可以帮助减少影响。同时,也需要注意药物的不良反应和依赖性, 避免产生不必要的风险。

## 26. "速效救心丸"要随身携带吗?

速效救心丸是一种中药制剂滴丸, 通过扩张冠状动脉, 增加冠状动脉血流量, 能及时缓解心绞痛相关症状。又因其极易被吸收, 服用方便、见效快且不良反应小而被广泛应用。

冠心病和心绞痛可能突然发作, 且发作时可能伴随有严重的胸痛、胸闷、心悸等不适, 可能对患者的生命构成威胁。对于冠心病患者, 以及血压和血脂较高、工作压力大、曾经有过心绞痛等高危人群, 随身携带速效救心丸, 可以在心绞痛突然发作时及时服用, 以减轻症状, 防止病情进一步恶化, 甚至可能在关键时刻起到"救命"的作用。

当出现心前区不适、胸闷、左肩痛等急性症状时, 要迅速含服速效救心丸。推荐 10~15 粒, 嚼碎后舌下含服, 用药 10 分钟后症状不缓解可酌情再服用 4~6 粒, 如果连续服用 2~3 次速效救心丸后, 症状仍然没有缓解, 或者症状持续加重, 应立即就医。

需要注意的是, 速效救心丸是一种棕色滴丸, 有效期一般为 3 年, 建议开瓶后 3 个月使用完毕。宜放置阴凉处避光和密封保存, 避免受震受潮, 如果发现药物变软、变黏、变色、破碎, 最好马上换新的, 以免因失效而延误抢救时机。

## 27. 老年人服药的注意事项有哪些?

《老年人多重用药安全管理专家共识》指出我国老年人由于多病共存, 治疗中常多药合用, 平均用药 9.1 种, 而由于老年人常有记忆力减退等问题, 容易出现漏服、多服、误服药物等情况, 为老年人的健康保驾护航, 我们应该这么做。

(1) 老年人用药"六要":

要知晓自身有过不良反应的药物; 要知晓用药疗效和目的; 要知晓服药剂量、时间及方式; 要注意药物禁忌和慎用药物; 要知晓漏服药物的补救措施; 要知晓复诊时间。

（2）服药过程中做到"六正确"：

正确的服药观念：不要追求"立竿见影"的效果，切忌擅自加大剂量或者停药、改药。

正确的药名：知晓不同药物名称及作用、用法，不断加深印象，避免多服、漏服。

正确的服药时间：遵医嘱服药，不可惯性思维。如每日 3 次，是指将 24 小时分 3 个时间段，每 8 小时服用 1 次，而不是早中晚服药。

正确的服药姿势：最好是站立服药，其次可半卧位，避免躺着，容易呛咳，且服药后宜适当活动，可加快药物吸收。

正确的服药方式：常见的有口服、嚼服、舌下含服。糖浆类的不宜多饮水，中西医药宜分开服用，特殊药品遵医嘱。

正确的储存方法：不同药物保存方法不同，如避光保存、冰箱冷藏、防潮防风等，还有一定要在保质期内服用药物。

（2）切记"四不要"：

不要一把吞服药；不要一刀切服药；不要自行加减药量；不要随便停药和随意服用有损肝肾功能的药物。

总之，老年人在服药过程中应谨慎、合理、规范地用药，并在医生的指导下进行用药调整。同时，老年人还应加强自我保健意识，关注身体状况的变化，及时与医生沟通，共同维护身体健康。

## 28. 不宜用热开水服用的药物有哪些？

在日常生活中，我们常常会接触到各种药物，而不同的药物对于服用时的水温有着不同的要求。这主要是因为高温可能会破坏药物中的活性成分，导致药物失去原有的疗效。此外，高温还可能使药物发生化学反应，产生有害物质，对人体健康造成潜在威胁。下面我们就来探讨一下哪些药物不宜用热开水服用。

（1）胶囊类药物：胶囊外皮易溶于胃液，对人体无害，但热水送服极易使外皮粘在喉咙或食管，减弱或失去作用，影响药效。推荐温开水或凉开水送服。

（2）消化酶类药物：酶是一种活性蛋白质，遇热后会凝固变性。如胃蛋白酶合剂、胰蛋白酶、多酶片、酵母片等。

（3）维生素类药物：部分维生素类的药物不适合用热水送服，如维生素C不稳定，遇热后易被还原、破坏而失去药效。

（4）糖浆类药物：糖浆类药品作用机制是其有效成分在发炎的咽部黏膜表面形成一层保护膜，如果用开水冲服，会降低药品浓度，疗效不佳。建议服药后至少30分钟后再饮水。

（5）活疫苗类药物：此类药品含有减毒的活疫苗，如小儿麻痹症糖丸，含有脊髓灰质炎减毒活疫苗，应用温凉水送服，否则会使疫苗灭活，无法起到免疫机体、预防传染病的作用。

（6）活菌制剂：此类药品内含活菌，对温度比较敏感，当低温保存。服用时须用温凉水，热水可将其灭活，失去疗效。

（7）阿莫西林颗粒：阿莫西林其成分含β-内酰胺环，易被水解，且水解速度随温度升高而加快，同时水解产物可形成高分子聚合物，能引起类似青霉素的过敏反应。建议溶于适量40 ℃以下或凉开水中摇匀并充分溶解后尽快服用。

## 29. 不宜使用牛奶送服的药物有哪些？

牛奶是公认的营养品，它能高效补充身体所需的钙和蛋白质，被誉为"白色"的血，但如果与药物同时服用，或者药物与牛奶服用的间隔时间过短，不仅可能导致药物失效，甚至还会对身体造成伤害。因此，在喝牛奶时要特别注意与药物打好"时间差"。

（1）为什么不宜用牛奶送服药物？

影响药物吸收：牛奶中的蛋白质、脂肪等成分可能与药物发生相互作用，影响药物的溶解度和吸收速率，从而影响药物的疗效。

产生不良反应：某些药物与牛奶中的成分结合后，可能产生有毒物质或刺激性物质，对人体造成损害。

降低药物疗效：牛奶中的钙离子可能与药物中的某些成分结合，形成不易吸收的螯合物，从而降低药物的疗效。

（2）哪些药物不宜用牛奶服用？

抗菌药物类药物：如四环素、土霉素、多西霉素等。这些药物与牛奶中的钙离子结合，形成不溶性螯合物，影响药物吸收，降低疗效。

铁剂：如硫酸亚铁、富马酸亚铁等。牛奶中的钙离子与铁离子发生竞争，影响铁的吸收，降低补铁效果。

降压药：如严重高血压患者服用的优降宁等。牛奶中的酪胺可引起血压骤升，导致恶心、呕吐、腹痛、腹泻等症状，严重者可发生脑出血，甚至死亡。

强心药：如洋地黄、地高辛等。牛奶中所含的钙离子可增强洋地黄、地高辛的毒性，引起药物中毒反应，甚至发生意外。

抗抑郁药：如氟西汀、帕罗西汀等。牛奶中的酪蛋白可能影响这些药物在肠道的吸收，导致血药浓度降低，疗效减弱。

总之，为了保证药物的有效性和安全性，我们应该遵循医生的指示，正确服用药物。同时，也要注意避免食物与药物之间的相互作用，以免产生不良反应或降低药物疗效。让我们共同关注用药安全，守护健康。

## 30. 医院药房可以送药到家吗？

不同的医院可能有不同的服务政策。例如，在北京，有16家市属医院推出了"快递送药到家服务"，患者如果在门诊看完病后选择该服务，就可以不用在药房前排队等候，药品将通过快递方式直接寄送到患者家中；在福建，福建中医药大学附属人民医院药学部也开展了"代取药品，送药到家"的惠民服务，患者在完成药品结算并取得凭证后，可以到服务台填写配送服务单，药品就可以快递到家。

然而，也有一些医院可能没有提供送药到家的服务。此外，对于药品的快递配送，也有一些限制，如精神、麻醉、毒性药品、静脉用药等可能无法通过快递配送。

因此，具体是否可以送药到家，需要咨询所在地区的医院或药房，并了解相关的服务政策和限制。

## 31. 能否通过基因检测方法知道自己合适用某种药?

通过基因检测方法可以帮助了解自己适合使用哪种药物。这种方法被称为"药物基因检测"。它通过分析个体的遗传特点,了解个体对药物的代谢情况、敏感程度和可能的不良反应,从而为个体提供精准的药物使用建议。

(1)药物基因检测的作用:

①提高治疗效果:可以选择个体最适合的药品,从而提高治疗效果。

②减少药物不良反应:可以预测个体用药后可能产生的不良反应风险,从而减少药物不良反应的发生。

③指导用药剂量:可以帮助医生确定个体的最佳用药剂量,安全有效。

(2)药物基因的应用范围:

①药物基因检测可在不同治疗期进行,只需要采取全血样本即可检测(无须空腹)。

②常见的药物基因检测包括高血压药物、氯吡格雷、他汀类药物等基因检测。

③可同时对多种用药进行检测,减轻患者"试药"带来的痛苦和经济负担。

④检测范围广泛,涉及多个领域,如心血管疾病领域、肿瘤领域、精神疾病领域等。

然而,需要注意的是,并不是所有的药物都需要进行基因检测。一些药物的疗效和安全性已经在广泛的人群中得到了验证,对于这些药物,医生可以根据个体的病情和身体状况来制定治疗方案。此外,药物基因检测也需要一定的费用和时间,因此在进行药物基因检测前,需要权衡其利弊,并在医生的指导下做出决策。

# 第二节 饮食须知

## 1. 糖尿病患者出院后如何正确饮食？

(1)控制体重：建议所有存在超重或肥胖现象的糖尿病患者，都应调整日常的生活方式，控制每日总能量的摄入，建议至少减重 5%～10%。

(2)控制脂肪摄入：尽量选择健康的脂肪摄入，如我们常见的橄榄油、坚果、鱼类等优质脂肪，减少饱和脂肪和反式脂肪的摄入量，尽量少食或者避免摄入高盐高脂、高胆固醇的食物，特别是油炸食品、动物内脏、肥肉，等等。

(3)减少碳水化合物摄入：要控制每天碳水化合物的摄入量，才能有效控制血糖水平。因为当人体摄入碳水化合物后，碳水化合物在体内会转化为糖分，使血糖浓度升高。建议选择全麦、豆类、蔬菜等这些升糖指数低的碳水化合物，还需注意主食摄入的总量；注射胰岛素的患者应保持碳水化合物的摄取量同胰岛素的剂量和起效时间相一致。有些糖尿病患者偏爱甜食，可适当吃点糖醇和非营养性甜味剂。

(4)多摄入高质量蛋白质：选择高质量蛋白质饮食，如鸡肉、鱼类、豆类和低脂乳制品，有助于保持饱腹感和控制血糖水平。

(5)控制饮酒：原则上不建议糖尿病患者喝酒。如要喝酒，应计算出酒精中所含能量的总和。每日饮酒的酒精含量，女性<15 g，男性<25 g(15 g 酒精＝350 mL 啤酒、150 mL 葡萄酒、45 mL 蒸馏酒)，饮酒次数<2 次/周。对酒精可能诱发的低血糖要提高警惕，特别是服用磺脲类药物或注射胰岛素、胰岛素类似物质的患者，在空腹状态下更要避免饮酒，对血糖要严格监控。

(6)补充微量营养素：糖尿病患者易缺乏多种微量营养素，如铬、锌、硒、镁、铁、锰，以及 VB、VC、VD 等多种微量营养素。可根据营养评价结果，适量补充，长期服用二甲双胍的患者，应预防维生素 $B_{12}$ 缺乏症的发生。

糖尿病患者出院后，最关键的是饮食的调整要结合医生或营养师的指导，根据个人的病情和身体状况而定。为了保证血糖控制在适宜的范围内，在家要定期监测血糖水平，并根据情况调整饮食计划。

## 2.胃肠道手术出院后如何正确饮食？

(1)遵循医生的建议：出院前，医生通常会给出个性化的出院小结，其中包括饮食建议。请务必遵循这些建议，并在需要时与专业人士进行进一步的讨论。

(2)逐步恢复饮食：在手术后的初期，可能需要禁食，多采用输注营养液补充所需营养，逐步过渡至流质、半流质、软食及普食。饮食升级要根据胃肠切口的愈合情况，以及胃肠功能的恢复情况来逐步升级，切不可依患者自身的要求随意跨越每一个饮食阶段。

(3)避免油腻和刺激性食物：在手术后的一段时间内，应避免食用油腻、刺激性和高纤维的食物，以免刺激胃肠道，延缓康复进程，这些食物包括油炸食品、辛辣食品、坚果和粗糙的蔬菜。

(4)多吃易消化食物：营养要加强，尽量选择米饭、面食、白灼青菜、水果泥等少渣、不胀气、易消化、高维生素、高蛋白、高热量的食物，这些食物容易被胃肠道吸收，对减轻肠胃负担有一定帮助。

(5)多饮水：饮水对于胃肠道健康至关重要。保证充足的水分摄入，一定程度上有助于促进消化和康复。

(6)小而频繁的餐次：将饭量分成小份，增加餐次，可以减轻胃肠负担，帮助消化。切忌暴饮暴食，尤其在手术后的最初阶段，更应避免吃得过饱。

(7)避免饮酒和吸烟：饮酒和吸烟会对胃肠道产生负面影响，延缓康复进程。因此，在康复期间应尽量避免这些不良习惯。

(8)定期复诊与监护：在康复期间，非常重要的一点就是要定期复诊，并且要做必要的检查。医生会根据个人情况调整饮食建议，并监测康复情况。

总的来说，胃肠道手术后正确的饮食应该是清淡、易消化、营养均衡的，以帮助康复和恢复胃肠功能。如有任何不适或疑问，请及时向医生咨询。

### 3. 慢性肾病患者出院后如何正确饮食？

整体要控制蛋白质的摄入，饮食上以低钠、低钾、低磷为主。

(1)限制蛋白质的摄取：为了减轻肾脏的负担，应控制蛋白质的摄入。根据患者的身体情况，遵照医嘱补充复方 α-酮酸片。推荐选择牛奶、鸡蛋、瘦肉、鱼肉等优质蛋白。

(2)限制钠盐的摄入：钠会使血压升高，体液潴留增多，加重肾脏的负担。慢性肾病患者每天钠盐的摄入量<6 g，要严格限制食用高钠食物；合并有高血压或水肿严重者，每天钠盐的摄入量<3 g，避免进食加工食品、咸菜、腌制品等，尽量选择新鲜食材并避免过度添加盐。

(3)限制钾元素摄入：应避免食用蘑菇、豆角、香蕉、柑橘等含钾元素较高的食物；绿叶蔬菜用开水焯烫再烹饪，不要吃钠盐替代品，要少喝菜汤和浓肉汤。

(4)控制液体摄入量：液体摄入量的控制可以减轻肾脏的负担和控制体液潴留。患者应遵医嘱控制饮水量，切勿过量饮水，尤其不要在晚上大量喝水。

(5)控制钙、磷的摄入：磷的摄入量需要限制，因为慢性肾脏病患者往往伴随着高磷血症。避免摄入过多的含磷食物，如蛋黄、动物内脏、干豆类、坚果、奶酪、巧克力等，同时要选择新鲜蔬菜、水果等低磷食物。患者在日常饮食中应注意摄取高钙食物，钙剂和活性维生素 D 可以在必要时适当补充。

(6)定期监测和调整饮食：慢性肾病患者的饮食需求会随着病情变化而变化，因此需要定期监测肾功能和营养状况，并根据需要调整饮食计划。最重要的是，慢性肾病患者的饮食应该是个性化的，并且需要结合个人的病情和身体状况进行调整。所以患者要在医生或营养师的指导下，制定适宜的饮食方案，并严格执行。

## 4. 心血管病的饮食如何正确饮食？

（1）低脂低胆固醇饮食：心血管病患者忌食高脂高胆固醇食物，特别是动物性脂肪、反式脂肪等。选择瘦肉、鱼类、豆类、全谷类、低脂肪奶制品等低脂肪食物，油炸食品、加工食品等不宜过多食用。

（2）增加蔬菜和水果摄入：蔬菜和水果富含膳食纤维、维生素和抗氧化物质，有助于降低血压和血脂，有利于降低死亡风险。建议每天摄入五种不同颜色的蔬菜和水果，种类越多越好，尽量选择新鲜的或者冷冻的蔬菜水果，并建议整吃，不要榨汁。

（3）控制钠的摄取量：高钠的摄入会增加心血管系统的负担，从而引起血压升高和水肿。心血管病患者应该限制食用高盐食物，尤其是加工食品、罐头食品和咸味零食，在烹饪过程中少加盐。

（4）适量摄取蛋白质：适量摄取鱼类、禽肉、豆类、坚果等优质蛋白质，有助于保持肌肉健康和新陈代谢功能。但蛋白质要注意控制摄取量，不能摄入过量。多吃鱼类、壳类海鲜、低脂乳制品，尽量避免吃全脂乳制品。

（5）控制糖分摄入：控制糖分摄入对血糖的控制有很大的帮助，可以有效预防并发症，如糖尿病等。避免摄入过多的糖分和高糖饮料，包括但不限于玉米糖浆、蜂蜜、枫糖浆或浓缩果汁等，尽量选择天然甜味的食物，如水果。

（6）控制饮酒：如果不饮酒，就不要开始喝，如果需要饮酒，应该适量饮酒，并尽量选择红酒。

（7）定期监测和调整饮食：心血管病患者的饮食需求会随着病情变化而变化，因此需要定期监测血压、血脂和血糖，并根据需要调整饮食计划。

总的来说，心血管病患者的饮食应该是多样化、均衡、低脂肪、低盐和高纤维的。最重要的是，饮食计划应该是个性化的，并且需要结合个人的病情和身体状况进行调整。所以患者要在医生或营养师的指导下，制定适宜的饮食方案，并严格执行。

### 5. 心血管病患者应该选择低脂还是全脂乳制品呢？

对于心血管病患者来说，选择低脂或全脂乳制品要根据个人的整体健康状况、营养需求及医生的建议来决定。

（1）总体脂肪摄入量：如果患者已经摄入了足够的脂肪，那么选择低脂乳制品可能更为适合。低脂乳制品可以帮助减少整体饱和脂肪和胆固醇的摄入量，有助于控制血脂水平，减少心血管病风险。

（2）个人血脂和胆固醇水平：如果患者的血脂和胆固醇水平正常，可以考虑摄入全脂乳制品，因为它们提供了更丰富的营养素，如脂溶性维生素和脂肪酸。然而，对于那些有高血脂或高胆固醇水平的患者来说，选择低脂乳制品可能更为合适。

（3）其他营养素摄入：无论是低脂还是全脂乳制品，都提供了蛋白质、钙和其他重要营养素。因此，如果患者可以通过其他食物获得足够的脂肪，可以选择低脂乳制品来帮助控制脂肪摄入量。

（4）个人偏好和口味：最终的选择可能还受到个人的偏好和口味的影响。有些人可能更喜欢全脂乳制品的口感和味道，而有些人可能更喜欢低脂乳制品的清淡口感。

综上所述，心血管病患者可以根据自己的具体情况和医生的建议，选择适合自己的乳制品类型。在制定饮食计划时，还应该注意平衡摄入其他重要营养素的来源，以维持整体的营养平衡。

### 6. 心血管病患者吃鸡蛋应该弃蛋黄吗？

蛋黄中含有大量的胆固醇，人体每天摄入过多胆固醇，可形成高脂血症，引起动脉粥样硬化，进而诱发一系列的心脑血管疾病，如冠心病、高血压、脑梗死、认知功能障碍等，胆固醇摄入过多，可使其高脂血症、冠心病、高血压等患者病情加重或恶化，相关药物的疗效也随之降低。蛋类食物的合理摄入，不仅能降低高脂血症和冠心病等心脑血管疾病发生的风险，还能促进患者的康复。以下是一些考虑因素。

（1）整体饮食摄入量：如果患者的整体饮食已经包含了较高的饱和脂肪和胆固醇，那么限制鸡蛋黄的摄入可能是合理的。然而，如果患者的整体饮食已经相对低脂肪和低胆固醇，那么适量摄入鸡蛋黄是可以接受的。

（2）个人血脂状况：对于胆固醇偏高或者血脂偏高的患者必须要限制卵磷脂的摄入。

（3）蛋白质及营养成分：蛋黄的营养成分比较丰富，如维生素 D、维生素 E、磷及叶酸等，蛋白质的含量也比较丰富。因此，如果患者将鸡蛋黄作为蛋白质和营养素的重要来源，并且能够控制其他饱和脂肪和胆固醇的摄入，那么适量摄入鸡蛋黄可能是有益的。

综上所述，对于心血管病患者来说，是否应该摄入鸡蛋黄应该根据个体情况、整体饮食计划和医生的建议来决定。如果患者希望摄入鸡蛋黄，可以适量食用，但要注意控制整体饮食中饱和脂肪和胆固醇的摄入，最终的目标是保持营养平衡，控制血脂和血压水平，以维护心血管健康。

## 7. 心血管病患者吃什么水果好？

（1）苹果：富含多种营养素，如维生素、矿物质和纤维素等，其中含有的抗氧化剂和类黄酮对心血管健康有良好的保护作用。

（2）草莓：因其中含有莓色多酚化合物，它的抗氧化功效，能帮助抑制自由基产生，减缓老化进程。

（3）橘子、柚子、猕猴桃：富含维生素 C 和类黄酮物质，对降低血压有帮助，还能降低血栓形成的风险。

（4）香蕉：钾含量丰富，能帮助体内钠钾维持平衡，对预防高血压的发生有辅助作用，

（5）樱桃：富含镁元素，可参与心脏肌肉细胞内电活动的调节，从而起到保护心肌的作用。

（6）山楂：能降低血清总胆固醇、抗动脉粥样硬化、降低血压，对心血管病患者有益。

但需要注意的是，水果虽然对心血管病患者有益，但也不能过量食用，以免摄入过多的糖分和热量。食物只能作为日常饮食的一部分，而不能作为药物

来替代治疗疾病。出现不适症状的患者，应及时就医。

## 8.肾结石患者出院后如何正确饮食？

肾结石患者出院后，正确的饮食对于预防结石再次发作及减轻症状非常重要。

(1)增加水分摄入：水分摄入多了，尿液中的溶质就会被稀释，形成结石的概率就会大大降低。建议每天饮水量为2000~3000 mL，尤其是在气温较高或运动时需要增加水分摄入。

(2)控制钠的摄入量：钠会使尿中钠、钙、草酸盐等排出增多，从而使结石形成的概率增大。因此，患者应该限制食用高钠食物，如加工食品、咸味零食和罐装食品，并尽量在烹饪中少加盐。

(3)适量摄入钙质：患者可以通过饮用低脂牛奶、酸奶、豆浆及食用芝士和豆腐等方式增加钙质摄入。

(4)限制草酸盐摄入：草酸盐是一种易结晶形成结石的物质，因此患者应限制高草酸盐食物的摄入，如菠菜、芹菜、花生、杧果等。

(5)减少动物蛋白摄入：动物蛋白摄入过多，会使尿中钙、尿酸的排出增多，结石形成的概率也会增大。患者应该适度减少肉类、家禽和海鲜等动物蛋白质的摄入，可以选择豆类、豆制品和坚果作为替代。

(6)增加膳食纤维摄入：膳食纤维有助于减少结石形成的风险，因为它可以增加尿液中的pH并促进排尿。患者可通过摄取足量的蔬果及全谷类食物，来增加膳食纤维的摄取。

(7)限制咖啡因和酒精的摄入：咖啡因和酒精会使钙和尿酸在尿中的浓度升高，从而结石形成的概率也会增加。患者应适度限制咖啡、茶及酒精的摄取量。

(8)定期监测尿液pH：定期监测尿液pH有助于了解尿液的酸碱度，及时调整饮食和生活习惯，预防结石再次发作。

肾结石患者的饮食是个性化的，需要结合个人的病情和身体状况进行调整。患者要在医生的指导下制定合适的饮食计划，并严格实施。

## 9.慢性肿瘤患者出院后如何正确饮食？

慢性肿瘤患者出院后，正确的饮食对于恢复健康、提高免疫力、减轻治疗不良反应及降低复发风险非常重要。

（1）均衡饮食：慢性肿瘤患者应该保持均衡的饮食，包括五谷杂粮、蔬菜水果、蛋白质和健康脂肪。饮食多样化有助于全面营养的获取和免疫系统功能的提高。

（2）增加蛋白质摄入：蛋白质对于慢性肿瘤患者的康复和治疗至关重要。选择鱼类、禽肉、豆类、豆制品和坚果等高质量的蛋白质来源，以帮助修复组织和维持肌肉质量。

（3）控制糖分和加工食品摄入：避免过量摄入糖分和加工食品，因为这些食物可能导致血糖波动，增加肿瘤生长和复发的风险。选择天然甜味的食物，如水果，而不是加工的糖果和甜点。

（4）增加蔬果摄取量：蔬果富含维生素、矿物质和抗氧化剂，帮助缓解炎症、提高免疫力，提供身体所需的营养。建议多吃深色蔬菜和颜色鲜艳的水果。

（5）适量摄入健康脂肪：选择健康的脂肪来源，如橄榄油、鱼油、坚果、种子和鱼类，有助于降低炎症、改善心血管健康，并提供能量。

（6）保证水分的摄入量：要让慢性肿瘤患者恢复健康，恢复身体机能，摄取足够的水分是必不可少的。每天保证水分的充足摄入，维持身体水分平衡。

（7）限制酒精摄入：酒精可能影响免疫系统功能，并增加肿瘤的风险。慢性肿瘤患者应该限制酒精的摄入，最好避免饮酒或限制到少量。

每个患者的病情和治疗方案都可能不同，重要的是遵循医生的个性化建议，贯彻落实饮食计划。保持积极向上的心态，通过良好的饮食习惯，健康的生活方式，使身体的抵抗力得到加强。

# 第三节　康复保健须知

## 1. 如何在家测血压？

　　家庭血压监测可以有效评估高血压患者血压控制情况及降压药物的疗效。其监测方法简便易行，有助于提升老年患者血压自我监测和治疗上的依从性，以及鉴别白大衣性高血压及隐蔽性高血压。

　　(1)血压计选择：推荐采用经过国际标准方案认证合格的，具备自动传输功能的上臂式家用自动电子血压计。不建议采用手指血压计、腕式血压计、水银柱血压计，电子血压计在使用期间应当定期进行校准，一年内至少 1 次。

　　(2)监测时间：初始治疗期间、血压不稳定期间，以及在调整药物治疗方案期间的患者建议每天早上起床后和晚上睡觉前各测量 2~3 遍，取平均值，连续测量 7 天，取平均值。血压控制较好者可每周至少测量 1 天，对于长期使用药物治疗的患者，建议在服药前监测血压的状态。

　　(3)测量步骤：①早上起来应排空尿液，在监测血压前 30 分钟内不要喝咖啡、吸烟、运动。②靠背的椅子上两腿自然落地静坐 5~10 分钟。③固定一侧手臂测量，两手血压测量有差异，在排除特殊因素如某一侧手臂受伤、偏瘫等情况，应该选高的一侧，双侧上肢血压差值通常为 5~10 mmHg，如果大于 20 mmHg，则需要警惕，建议去医院及时就诊。④袖带的松紧要合适，袖带下的衣服厚度应在 1 mm 以下，捆绑袖带的上臂放桌上要与心脏位于同一水平位置，袖带的下缘要绑在肘横纹上 2~3 cm(两横指)，袖带和手臂之间可插入两指。⑤按下开始键，整个过程保持轻松、安静的状态，至少测量 2 次，间隔 1~

2分钟。⑥测量结束详细记录测量血压的各项读数、日期、时间，以便就诊时医生指导和评价血压监测和控制效果。⑦对于精神高度焦虑、合并认知障碍、睡眠障碍的患者，不建议开展居家血压监测。

## 2. 如何在家测血糖?

居家自我血糖监测更加有助于糖尿病患者血糖控制和提高血糖管理水平，促进血糖控制达标并为降糖治疗提供有效依据(表7)。

表7 监测血糖时间及适用范围

| 时间 | 适用范围 |
| --- | --- |
| 餐前 | 空腹血糖较高，或有低血糖风险时(老年人、血糖控制较好者) |
| 餐后2小时 | 空腹血糖已得到良好控制，但糖化血红蛋白仍不达标者；了解饮食和运动对血糖的影响 |
| 睡前 | 注射胰岛素的患者，特别是晚餐前注射胰岛素的患者 |
| 夜间 | 经治疗血糖已接近达标，但空腹血糖仍高；或疑有夜间低血糖 |
| 其他 | 出现低血糖症状时应及时监测血糖；剧烈运动前后宜监测血糖 |

(1)监测血糖频率：使用口服降糖药的患者，一般每周可监测2~4次空腹或餐后2小时血糖。使用胰岛素治疗的患者，可多监测不同时间段的血糖，比如吃饭前、睡觉前，注射基础胰岛素的患者，更要关注空腹血糖；注射预混胰岛素的患者，更要关注空腹和晚餐前血糖。怀疑有低血糖、运动或特殊行为(如驾驶)前应随时监测血糖。

(2)监测血糖步骤：①准备采血工具、血糖仪、血糖试纸。②用75%乙醇将采血部位消毒待干或用肥皂和温水把手洗净，并用清洁的纸巾擦干双手。③采血前可先自然下垂手臂，让待采血部位充血，采血部位首选无名指，手指头两侧采血，此处疼痛敏感度较低，需长期监测者应注意部位交替轮换。④开始采血，取适量血，弃掉第一滴血，静置血糖仪，读取血糖数值。切勿以过度挤压采血部位的方式获得血样，以免大量组织间液混入血样而影响血糖测试结果。⑤取下血糖试纸，与针头一起丢弃在适当的容器中；将血糖测试用品(血糖仪、血糖试纸、采血器等)存放在干燥清洁处。⑥记录血糖测试结果，如果测试结果可疑，建议重新测试一次。若仍有疑问，及时就医。

### 3. 如何在家做雾化吸入？

家庭雾化吸入可大幅度提升需要长期雾化吸入治疗患者的治疗及时性、依从性、方便性和舒适性，改善疾病的预后，还可以避免院内交叉感染。是一种有效、安全且易行的方法。

家庭雾化吸入治疗步骤：

(1)雾化吸入前保持呼吸道通畅，拍背咳痰，清理口腔分泌物及食物残渣，脸部不能涂抹油性面霜，进餐前、后半小时进行雾化。

(2)准备好雾化机，正确连接管路及组装雾化器。

(3)严格根据医生处方剂量准确添加药物，雾化药用量一般为3~4 mL，药物容量不够时可添加生理盐水来稀释。

(4)雾化吸入过程中保持坐位或者半卧位，对意识模糊、呼吸无力者可采用侧卧位，抬高头部并与胸部呈30°，使膈肌下移，胸腔扩大，增加气体交换量，提高治疗效果。

(5)面罩式喷头可使药物到达呼吸系统所有区域，适于年幼儿或病情严重的患者；雾化面罩遮住口鼻部即可，口含式喷头可使药物更多地沉积在呼吸道深部，适合于轻、中度病情的可配合患者，将双唇含住雾化器上的口含器即可。

(6)打开雾化机并开始雾化，手持雾化器处于直立状态，避免药物倾倒，一般雾化吸入治疗时间为10~15分钟。雾化过程中进行深而慢的呼吸，深吸气后可停留片刻再缓慢呼气，尽可能通过鼻腔呼出；出现面色苍白、异常烦躁及缺氧等不适症状应立即停止雾化。

(7)婴幼儿在哭闹时容易吸气短促，影响疗效，可暂停治疗，待其安静后再进行雾化吸入。在雾化的同时可以看电视或看书，保持良好放松的状态即可。

(8)雾化结束后要漱口或适量饮水，清洗面部，彻底清除患者面部及口腔内残留药液，以防药物残留在口腔引起真菌感染；雾化罐和面罩及时清洁消毒、晾干，定期检查管路及药杯是否扭曲或存在裂隙及雾化机质量。

### 4. 老年慢性阻塞性肺疾病患者如何进行居家肺康复？

居家肺康复治疗主要通过运动训练、呼吸肌训练、健康教育、营养支持等多方面措施降低患者心肺的压力，改善呼吸功能，减轻日常活动不适症状，提升生活质量。

老年慢性阻塞性肺疾病患者的居家肺康复主要包括以下几个方面。

(1)咳痰训练：患者取坐位或半坐位，屈膝，上身前倾，呼出余气，深呼吸数次，吸气，至膈肌完全下降，屏气 3~5 秒，前倾，可按压胸骨下方协助，张口连续咳嗽 2~3 声，短促有力。

(2)缩唇呼吸训练：患者缓慢经鼻腔深吸气 3 秒，呼气时将嘴缩紧，如吹口哨样，在 4~6 秒内缓慢且完全将气体呼出，呼出的气流能使距离口唇 15~20 cm 处的蜡烛火焰倾斜而不熄灭为最佳，每天练习 3~4 次，每次 10~20 分钟。

(3)腹式呼吸训练：患者可采取仰卧位或坐位，全身放松，一手放于腹部，一手放于胸前，用鼻缓慢吸气，吸气时尽力挺腹，腹部的手有向上抬的感觉，胸部尽量保持不动，从口呼气，呼气时腹部内陷，缓慢将气全部呼出。一般吸气 2 秒，呼气 4~6 秒，吸气与呼气时间比为 1∶2 或 1∶3，开始时每日 2 次，每次 5 分钟，熟练后可渐增加至 10~15 分钟/次，每天 2~3 次。

(4)四肢训练：下肢训练有步行、爬楼梯、膝盖平举动作等。上肢训练可手持重物，从 0.5 kg 开始以后渐增至 2~3 kg，做高于肩部各个方向活动。

(5)呼吸肌训练：吹口哨、吹气球、吹蜡烛。

(6)医疗体操：太极拳、八段锦、五禽戏、医疗气功。

(7)营养支持：将体重控制在理想范围，多吃优质高蛋白、高维生素、摄入足够的水分，同时避免摄入高碳水化合物和产气食物。

(8)自我管理：自主查阅资料了解慢性阻塞性肺疾病相关知识、戒烟、避免接触有害气体或颗粒、预防呼吸道感染、遵医嘱坚持规范用药，坚持运动训练。

### 5. 如何正确使用家庭无创呼吸机?

家用无创呼吸机可有效辅助、控制或代替人的生理呼吸运动,增加肺通气量,改善呼吸功能,同时操作相对简易,适用于慢性呼吸衰竭或睡眠呼吸暂停患者的居家治疗。

无创呼吸机居家使用步骤:

(1)仪器准备:打开呼吸机包装,依次拿出主机、电源线、面罩、管路,检查评估机器性能,各配件是否完好;拔出湿化罐,往湿化罐加入蒸馏水或纯净水,不能超过最高液面标志,再将湿化罐插回主机,呼吸机连接电源。

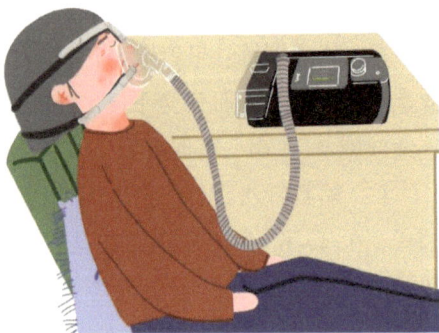

(2)连接管路:将管路与呼吸机连接,确保连接紧密,无漏气现象,然后将管路与面罩连接,确保面罩紧密地覆盖在您的口鼻处。

(3)佩戴面罩:一手固定鼻/面罩,一手套上固定带,调整好面罩位置和固定带松紧度,左右受力均匀,佩戴面罩松紧以1~2指为宜。

(4)人机连接:平躺后连接面罩与管路,将管路整理好,再次调整松紧度,避免漏气。

(5)打开电源:一键自动开机,面罩上面有漏气孔,手放在上面会感觉到有风,左右翻身查看是否有漏气现象。夜间起夜断开管路与面罩即可。

(6)调整参数:根据患者的病情调整呼吸机吸气和呼气的气流大小、呼吸频率等参数。

(7)清洁与保养:停止使用后先摘下面罩,再关闭呼吸机,鼻/面罩每天用75%乙醇擦拭,或用清水清洗晾干。管道每周用清水清洗后,放入1000 mg/L含氯消毒水浸泡30分钟后取出,再用流动清水充分冲洗,晾干备用,要准备两套呼吸机管道,以备更换。呼吸机表面可用75%乙醇擦拭,呼吸机内部不用消毒。

(8)可能出现的并发症及应对方法:面罩对皮肤的压迫感、面罩处漏气可调整固定带；若发生胃肠胀气，可尝试降低压力，尽量闭合嘴部。鼻腔或口腔干燥滴生理盐水或使用湿化器；皮肤出现压痕、红肿、疼痛时可在接触处多涂抹润肤霜或者贴皮肤保护膜。出现异常的身体不适时应停止使用，必要时及时就医。

## 6. 老年人常用居家功能锻炼的方法?

随着年龄增长，老年人身体机能不断下降，居家功能锻炼成为老年患者维持身体健康和生活质量的重要手段之一，可以帮助老年患者预防和治疗多种疾病和并发症，提高生活质量和幸福感。

居家功能锻炼原则：适度性、渐进性、多样性、安全性。

居家功能锻炼方式：

（1）有氧运动：如散步、慢跑、骑车等，可增加老人的心肺活力，促进新陈代谢、血液循环，保持筋骨强健。建议每天锻炼 30 分钟以上。

（2）拉柔韧性运动：拉柔韧性运动可以帮助老人保持关节灵活性和肌肉弹性，预防肌肉萎缩和僵硬。可以进行简单的伸展和扭转动作，如手臂伸展、脚趾伸展、瑜伽等。每周应进行 2~3 天牵拉练习，也可每天进行柔韧性练习，每次柔韧性练习可控制在 10 分钟之内。

（3）平衡训练：可以进行单脚站立或单脚跟脚尖交替着地、走路练习等简单的平衡训练，可提高老人平衡感和协调性，预防跌倒，建议每天锻炼 10~15 分钟。

（4）力量训练：力量训练可以增强肌肉力量和耐力，如举重、俯卧撑、拉力器等，采用小负荷、多重复的练习方法，建议每周锻炼 2~3 次，每次 20~30 分钟。

（5）呼吸训练：通过进行深呼吸、腹式呼吸等简单的呼吸训练来增加老人肺活量和氧气吸收能力，预防呼吸系统疾病。

（6）做操：有广播体操、保健操、医疗体操、八段锦、五禽戏、太极拳、太极剑、跳广场舞等，可促进气血通畅，身体提高免疫力，起到预防疾病、延年益寿的作用。

（7）注意事项：遵循医生的建议，根据自身的身体机能选择功能锻炼方式，逐渐增强锻炼强度，避免一次性用力过度，避免过度劳累，注意安全，持之以恒。

## ⊕ 7. 老年人日常活动中如何使用体力?

老年人的体力通常随年龄增长而有所下降,通过在日常活动中合理利用体力,适当的运动、家务活动、社交活动和合理利用健身器材,避免过度劳累,及时补充营养可以有效地帮助老年人增强体质,减缓体力下降的影响,提高生活质量。

(1)老年人进行体力活动的原则

①少量身体活动优于不活动。

②如果未达到建议活动水平,少量身体活动也有益健康。

③从少量身体活动开始,逐渐增加频率、强度和持续时间。

④在自身功能性能力允许的范围内进行身体活动,并根据健康水平调整身体活动强度,65岁及以上的老年人每周应进行150分钟的中等强度有氧运动或75分钟的剧烈有氧运动,以及≥2天的肌肉强化运动(即力量/阻力训练)。

(2)老年人日常活动中如何使用体力:

①保持适当的运动:每天保持适量的运动,有助于增强体质,提高身体的抵抗力,预防疾病。适当的运动包括散步、慢跑、太极拳、瑜伽等低强度运动,也可以进行适度强度的舞蹈、游泳等运动。运动时应避免过度疲劳,注意安全,最好在专业人士的指导下进行。

②日常家务活动:在日常生活中适当安排家务活动,如做饭、洗衣、打扫卫生等,能帮助老年人消耗体力,增强肌肉力量,提高身体的协调性和平衡性。同时也能让老年人在家庭中感受到自己的价值,增加归属感。

③参加社交活动:参加各种社交活动,如社区活动、兴趣小组、广场舞等。在社交活动中,通过做游戏、聊天、下棋等娱乐,帮助老年人消耗体力,促进身心健康。

④合理利用健身器材:利用各种健身器材来辅助日常活动,如跑步机、哑铃、健身球等。这些器材可以帮助老年人进行有针对性的运动,增强身体的某一部分肌肉力量。在使用健身器材时,老年人应遵循使用说明,注意安全,避免受伤。

## 8. 老年人居家如何预防意外发生?

由于老年人生理功能的不断退化,各类意外伤害事件均随年龄增长呈上升趋势,且出现意外伤害后造成的影响比一般人群更为严重,所以老年人居家生活中预防意外发生尤为重要。

(1)保持家居整洁、通道无障碍:楼梯、走廊、过道不要堆放杂物,房间之间不要设置门槛,避免杂乱无章,家中地面应使用防滑材质保持平整,厨房、卫生间有水或油渍溅到地面上,要及时擦干,浴室应铺设防滑垫,有助于减少跌倒和其他意外的风险。随时要用到的物品(食物),应该摆在老人容易拿到的地方,高度以在腰部和头部之间为宜。

(2)居家照明充足:灯的照明强度要充足且开关应安装在触手可及的地方,也可使用声控或感应式开关。在居室和过道放置小夜灯防止夜间如厕时发生意外,视力不佳会影响老年人日常生活的安全,要定期进行视力检查,及时配戴眼镜。

(3)保持稳定的生活习惯:规律的生活习惯有助于保持身体健康,进行合理的运动锻炼可以增强老年人的体质,提高平衡能力,保持个人卫生,勤洗澡、洗头、修剪指甲等。穿着适宜的衣物和防滑鞋。

(4)使用合适的家居设备:家具不能太轻或易滑动,高度适宜,多采用边角是圆角的设计,或者用软性材质如泡沫等作为保护垫扣在桌角上,沙发不宜太软,适当加装或加放一些辅助设施,如淋浴区和坐便器附近安装扶手,在楼梯、过道等地方安装扶手。

(5)定期体检:定期进行身体检查,可以及时发现潜在的健康问题,采取措施预防意外的发生。

(6)学习应对紧急情况的方法:老年人要了解如何应对突发状况,如心绞痛、跌倒等相关知识,掌握基本的急救知识和技能。可安装床头铃铛、救助门铃等呼救设备。让家人了解自己的身体状况和生活动态,以便及时提供帮助和支持。

## 9. 安装了心脏起搏器后在家如何日常护理?

心脏起搏器为各种原因导致的不可逆心脏起搏及传导功能障碍疾病最有效

和最重要的手段，在临床中被广泛应用，安置永久性心脏起搏器后如何居家日常护理，保证患者生活质量，是非常重要的。

安装心脏起搏器后的日常护理：

(1)适量的体力活动：植入起搏器后，应保持平卧1~2天，避免左侧卧位，以免引起电极脱位。术后2周内应避免剧烈活动，以防止起搏器受到撞击。以后可适当进行轻度活动，如日常家务、散步、慢跑等，活动要循序渐进，幅度不可过大，避免起搏器植入侧的手臂大幅度外展、用力甩手及过度负重(<5 kg)。

(2)保持良好的生活规律：保持良好的心理状态，避免情绪激动或过度劳累，选择高蛋白、高维生素、高纤维素及清淡易消化的健康饮食，戒烟戒酒，保持充足的睡眠，睡姿尽量保持平躺，避免右躺，控制体重，注意皮肤清洁，穿着棉质合身衣物，胸前起搏器囊袋处避免摩擦与撞击。遵守医嘱坚持按时服用药物治疗。

(3)自我监测，定期随访：每日自测脉搏3次并记录，定期随诊，检查起搏器的功能是否正常，时间一般为术后1个月、3个月、6个月、1年，此后每6个月或1年。在起搏器电池寿命担保期前一年适当增加复诊次数，在日常生活中如出现头昏脑涨、胸口疼、自测脉搏过缓或过快、呼吸困难、下肢肿胀、切口局部红肿等异常状况应及时就医检查。

(4)远离磁场干扰：一般的家用电器对心脏起搏器的工作不会造成影响，只是需要和它保持一定的距离，看电视距离一米远，使用手机时应距离心脏起搏器15 cm以上，尽量用对侧接听电话，应避免与身体有直接震动或会发出电磁波的电器接触，不要靠近高磁场的区域，如变电站、核磁设备、理疗设备及激光等设备，下雨有雷电时尽量在室内不要外出以免干扰起搏器正常工作，外出时随身携带急救药和起搏器登记卡。

## 10.胆道引流管在家如何护理?

(1)妥善固定胆道引流管，预防管道脱落和意外拔管：

①除了将胆道引流管缝线固定，还需用工字形3M弹力胶布采用"高举平台法"进行二次固定，确保牢固。

②睡觉时，可用别针将引流袋固定在床单上，导管至少预留60~80 cm，引

流袋应放置在低于引流口的位置，翻身更换体位时要注意导管位置，防止导管因牵拉脱管；及时倾倒引流液。

③高举手臂和剧烈咳嗽等动作，会使膈肌出现大幅度造成引流管移位出现脱管。

④衣着宽松，为了便于观察导管有无脱出，可在导管出口 2~3 cm 处用黑色记号笔做好标记，用于对比。

（2）保证有效引流：

①若出现引流不畅，应及时观察导管是否出现扭曲、打折、受压等情况。

②卧床期间，需经常更换体位利于引流，定期挤捏导管，防止堵管，如引流管中出现絮状物、少量泥沙样、血凝块等异物时，应及时挤捏，挤捏方法：从近心端向远心端挤捏引流管，注意引流袋须低于引流口位置（低于伤口处 20~30 cm），防止逆流性感染。

（3）引流液的观察与记录：

①引流液的颜色：正常胆汁颜色清亮无杂质，呈金黄色或黄绿色；若引流液呈脓性或红色，应及时联系医生就诊。

②引流液的量：每天引流量应在 300~500 mL。若发现胆汁突然增多或减少，应及时就诊。

③日常监测体温、大小便颜色、有无腹痛现象与黄疸消失与否等情况。

（4）引流袋更换

①可前往社区或门诊更换引流袋，也可自行更换。

②持续引流时，应每天更换引流袋，间断引流时，每 3 天更换一次引流袋。

③更换引流袋时注意无菌操作，避免感染，戴无菌手套，先用络合碘消毒导管接口及末端 2 遍，再更换三通、连接管及引流袋，注意不要用乙醇消毒管道，避免管道老化。

（5）皮肤的保护：

①观察引流管穿刺口皮肤情况，有无红肿、化脓等症状，伤口敷料有无渗血渗液，如有异常，应及时更换。

②日常皮肤清洁行擦浴或淋浴，淋浴时用保鲜膜将引流管缠绕腰间严密包裹，洗澡后用碘伏消毒。

③引流管口需每日用络合碘环形消毒两次，硼酸氧化锌局部涂抹对皮肤起到保护作用。

(6)合理饮食：应予高热量、优质蛋白、高维生素、清淡低脂、易消化食物，戒烟戒酒，避免暴饮暴食，勿食辛辣、刺激食物。

(7)适宜的运动：日常以休息为主，病情允许情况下可适度散步，禁止剧烈运动和体力劳动；适宜参加文体活动，保持愉悦的心情，提高自身免疫力。

## 11. 如何开展心脏康复帮助心脏病患者改善功能?

《冠心病心脏康复基层指南(2020年)》中提到，心脏康复是指以药物、运动、戒烟、营养、心理五大处方，让心血管病患者的生活状态变正常或趋于正常，使再发生心血管事件及猝死风险降低，早日恢复健康回归社会。

(1)医学评估：是心脏康复的首要步骤，包括病史、体格检查、用药情况、心血管危险因素、常规辅助检查，还需进行运动风险评估。

(2)循证用药，管理心脏危险因素(表8)：定期评估患者的体重、血脂、血糖、血压等心血管危险因素；定期评估患者对用药的认知程度，其中心血管保护药物包括他汀类药物、氯吡格雷(替格瑞洛)、阿司匹林、β受体拮抗药等。

表8 主要心血管疾病危险因素的控制目标及相关药物

| 危险因素 | 控制目标及相关药物 |
|---|---|
| 血脂异常 | 低密度脂蛋白胆固醇<2.6 mmol/L(高危患者)；<1.8 mmol/L(极高危患者，包括 ACS 或冠心病合并糖尿病) |
| | 甘油三酯<1.7 mmol/L |
| | 非高密度脂蛋白胆固醇<3.3 mmol/L(高危患者)；<2.6 mmol/L(极高危患者) |
| | 他汀类药物是降低胆固醇的首选药物，应用中等强度他汀类低密度脂蛋白胆固醇未达标时，可加用依折麦布 5~10 mg/d 口服 |
| 高血压 | 理想血压：120/80 mmHg |
| | 血压控制目标值：<140/90 mmHg，如耐受，可进一步将血压控制到 120~130/70~80 mmHg，身体健康的老年人可将血压控制到 130~40/70~80 mmHg，体弱老年人放宽到 150/90 mmHg |
| | 所有患者接受健康生活方式指导，易发现并纠正睡眠呼吸暂停；冠心病或心力衰竭合并高血压患者首选 β 受体拮抗药、血管紧张素转化酶抑制剂或血管紧张素受体拮抗剂，必要时加用其他种类降压药物 |

续表8

| 危险因素 | 控制目标及相关药物 |
|---|---|
| 糖尿病 | 控制目标：糖化血红蛋白≤7.0% |
| 心率控制 | 冠心病患者静息心率应控制在55~60次/min |
| | 控制心率的药物首选β受体拮抗药美托洛尔、比索洛尔、卡维地洛 |
| | 伊伐布雷定适用于应用β受体拮抗药后窦性心律>70次/min的慢性稳定型心绞痛患者 |
| 体重和腰围 | 体重指数维持在18.5~23.9 kg/m²；腰围控制在男≤90 cm、女≤85 cm |

摘自：中国康复医学会心血管病专业委员会. 中国心脏康复与二级预防指南2018精要[J].中华内科杂志，2018，57（11）：802-810.

（3）运动训练处方：根据患者当前的病情、心血管功能、有无心绞痛症状、心肌缺血状态、体力、骨骼、肌肉状况，同时结合患者平时的运动习惯及生活方式制定个体化运动处方，其包括运动形式、强度、频率、时间及注意事项。一般心脏康复的运动处方推荐以有氧运动为主，如散步、慢跑、骑车、游泳、爬山等运动，推荐每天中等强度的运动量，可进行30~45分钟有氧运动，5天/周，或高强度有氧运动15分钟，3天/周。其他如抗阻运动及柔韧平衡性运动在专业医生指导下进行。

（4）戒烟处方：①强烈建议戒烟。②了解吸烟情况，吸烟时间，是否准备戒烟，告知戒烟的方法，实施戒烟后及时随访了解戒烟进度情况。③对戒烟困难者，可遵循医嘱使用戒烟药物辅助戒烟，如烟碱替代疗法，提高戒烟成功率。

（5）营养处方：《冠心病心脏康复基层指南（2020年）》中推荐平衡营养结构膳食，如每餐8分饱，食物多样化，每餐蔬菜水果占50%，蛋白占25%，主食占25%。建议摄入蔬菜水果300~500 g/d，谷类150~300 g/d，动物蛋白125~175 g/d，食用油<25 g/d，饮水量≥1200 mL/d，食盐<6 g/d，钾盐≥4.7 g/d（含钾多的食物有橘子、香蕉、瘦肉、海带、木耳等），不要暴饮暴食，睡前3小时内避免进食。

（6）心理处方：包括疾病知识教育、运动治疗和抗抑郁药物对症治疗，推荐首选5-羟色胺再摄取抑制剂、苯二氮䓬类等药物。同时，应关注其工作压力及睡眠质量，帮助患者建立良好的作息时间。

## 12. 肌少症的老人如何进行肌肉锻炼?

运动疗法能显著增加肌肉量和肌肉力量,在《中国老年人肌少症诊疗专家共识(2021)》里被认可为肌少症的一线治疗。目前,有氧联合抗阻训练是防治老年肌少症与多种合并症的一种常见组合形式,不仅能有效改善患者机体功能、提高生活质量,而且对于预防和治疗肌少症有着重要作用。

(1)肌肉锻炼前的准备:先进行全身热身练习,如慢走、扩胸、弯腰、踢腿等,如果是肌少症患者或是卧床人群,选择简单的热身动作,如举臂、伸臂、握拳、抬腿、屈膝等。

(2)组合运动方式:①有氧运动:应采用不对骨施加过大压力的运动方式,如健步走、广场舞、有氧操、中国传统运动功法(新编易筋经锻炼治疗)等,一般建议有氧运动的时间在10~60分钟,肌少症患者可以从低强度运动开始,适应后逐渐过渡到中等强度。②抗阻运动:可利用自身体重或使用哑铃、矿泉水瓶等方便使用的重物来进行阻力训练,推荐动作如拉弹力绳、举哑铃、推墙"俯卧撑"、坐位抬腿等抗阻动作,建议抗阻训练的时间在20~30分钟。③一般建议一周至少运动3~5天,且运动强度不宜过大,低中强度为宜。

(3)运动注意事项:①循序渐进地进行运动锻炼,控制好运动强度和时间,运动强度过小可能导致训练无效,强度若过大,可能会出现疾病加重或诱发其他疾病的发生。②保证自身安全是运动训练的首要前提,首先要确保环境安全,其次注意自身状况,如在运动过程中出现头晕眼花、胸闷心悸、呼吸不畅等不适,应立即停止锻炼,休息后仍未改善应及时去医院就诊。③坚持锻炼,只有按照计划进行肌肉训练,肌肉质量和功能才能得到改善。

## 13. 影响老年人脑健康的因素有哪些?

(1)年龄:随着年龄的增长,老年人身体各个组织器官功能也逐渐退化,对大脑健康的影响也随年龄增长而加深。

(2)受教育水平:高教育水平者可能有着更高的认知储备及更健康的生活理念,一定程度上减少因心脑血管疾病等造成身体损害。

（3）心脑血管危险因素：脑血管疾病是影响大脑健康最重要的问题之一，它发病凶险，直接对大脑造成伤害，如脑出血、脑梗死、脑小血管病，另外高血压、高血脂、糖尿病如果没有得到有效控制，也会对大脑健康造成一定的影响。

（4）压力：随着当今社会压力日益剧增，心理社会因素对人们的影响日益增大，长期慢性压力会导致脑质量萎缩、脑重量下降，还会导致大脑海马区功能和结构的变化，而这些结构的变化进一步影响认知和记忆，精神疾病的发病率也日益增高。

（5）吸烟与大量饮酒：有研究表明，相比非吸烟人群，吸烟时间越长者到老年期记忆力和认知灵活性会明显降低，大脑皮层变薄导致认知能力降低可能与长期吸烟有关；另外大量饮酒可导致酒精性脑病相关的痴呆。

（6）不健康饮食：长期高钠高脂饮食、饮食不规律、暴饮暴食，都是增加心脑血管疾病患病风险的危险因素，进而影响大脑健康。

（7）熬夜：睡眠不足会导致大脑组织代谢低下，特别是丘脑、前额叶、额叶和枕叶皮层及运动语言中枢，进而易导致难以集中精力、反应迟缓、记忆力差等问题。

（8）社交活动和运动缺乏：长期缺乏有效社交活动会增加痴呆的发生风险，如单身、丧偶及长期独居的老年人。长期缺乏运动的老年人群，也会增加痴呆发生的风险。

（9）空气污染：据相关研究表明，空气污染目前已被证实会损伤大脑。

## 14. 老年人如何进行牙齿保健?

（1）保持口腔清洁："一刷、二通、三冲"。

①定期刷牙，选择合适的刷牙工具：软毛牙刷（小刷头和软刷头）、含氟的牙膏剂，减少龋齿危险；每日刷牙次数≥2次，每次不少于3分钟，睡前为最后一次；掌握巴氏刷牙法、单向竖刷法等正确的刷牙方法，不要大力横刷牙齿，以免造成牙龈出血等现象。

②定期使用牙线等辅助工具：牙龈萎缩、牙缝增宽的老年人可以借助牙间隙刷，而牙龈萎缩不明显者可借助牙线将牙齿通干净，使用时注意力度，避免损伤牙龈和牙齿，老年人建议每周使用牙线至少一次，以清除牙齿之间的食物

残渣和牙菌斑；借助冲牙器将牙缝和口腔冲洗干净。

（2）养成健康饮食习惯：饮食上要以清淡易消化为主，选择维生素含量丰富，纤维、矿物质含量高，蛋白质含量高的食物，多吃新鲜蔬菜和水果，同时避免吃过多的糖分和加工食品，减少龋齿发生率；戒烟限酒，吸烟和饮酒都会对口腔健康造成负面影响，会导致有害的口腔疾病的发生风险增加。

（3）养成良好的生活习惯：坚持口腔运动，每天坚持做闭嘴、鼓腮、叩牙、吐舌、牙龈按摩等口腔保健操，对口腔肌肉的力量和灵活性都有增强的作用。早睡早起，多参与社区活动，保持愉悦心情。吃饭时应充分咀嚼，能加速牙龈的血液循环。

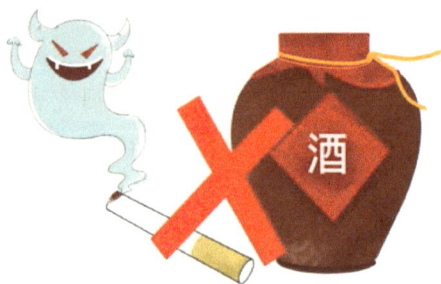

（4）坚持口腔检查：首先，老年人可每天自行检查牙齿的情况，观察牙龈颜色、有无牙龈出血、牙龈肿痛及牙齿松动现象，如有不适及时去专科医院就诊。建议老人每半年或每年做一次口腔检查，这样牙齿问题才能被及时发现，得到治疗。积极治疗已有口腔问题。若老年人已患有龋齿、牙周炎等问题，一定要及时去专家医院进行治疗，以免进一步加重问题。

## 15. 老年人如何进行肾保健？

（1）饮食调整：需要肾保健的老年人饮食应以低盐、低脂肪、低蛋白质、高纤维的饮食为主。适量摄入蛋白质，如瘦肉、鸡蛋、牛奶等，多吃蔬菜、水果和全谷类食物，减少高热量、高脂肪和高盐食物的摄入。此外，老人要减少肾脏的负担，也要多喝水，维持充足的水分摄入。

（2）适当的运动：进行适宜的运动不仅可以帮助老人的强身健体，提高免疫力，还有助于改善肾脏功能。老人可以选择散步、太极拳、瑜伽等适用于自身的运动模式，但切记要适度，避免过度劳累。

（3）基础疾病的控制：患有高血压、糖尿病等疾病的老年人，这些疾病本身会对肾脏造成一定的损害。因此，老年人需要积极控制这些基础疾病，按时服药，定期检查，以保持肾脏健康。

(4)定期检查：老人要定期做肾功能检查，还要定期做尿检，有助于及时发现肾脏问题。此外，也可以通过定期体检发现潜在的健康问题，有效地预防肾脏疾病的潜在危害。

(5)合理使用药物：很多患有慢性疾病的老年人常年服用多种药物，但是一些药会对肾脏造成了一定的损伤，在用药方面，老年人须严格遵医嘱，肾毒性药物尽量避免服用。若必须服用含有肾毒性的药物，则需要定期进行肾功能检查，及时发现肾脏问题。

(6)保持良好的生活习惯：良好的生活习惯对包括肾脏保健在内的身体健康都有帮助。老人睡眠要充足，切忌熬夜、过度劳累。与此同时，还须戒烟酒，保持健康的生活方式。

(7)心理调适：心理压力和情绪波动也可能对肾脏健康产生影响。老年人应该保持积极乐观的态度，及时调整自己的情绪和心态。

## 16. 如何维护老年人的心理健康？

(1)加强社会对老年人的支持：研究发现，社会支持水平与心理健康水平及主观幸福感密切相关。婚姻是影响老年人社会支持的重要因素，处于婚姻状态，和配偶同居，或和配偶、子女同居的老人，对心理健康的维护起着重要作用。

(2)社交活动：老年人应该积极参与社交活动，与家人、朋友和社区保持联系，分享自己的经历和感受，这对缓解孤独和抑郁情绪有很好的效果。

(3)保持兴趣：老年人也可以拥有自己的兴趣爱好，比如画画、写生、看书、写作、唱歌、跳舞等，这些活动能够刺激大脑，保持大脑的活跃度，对心理健康有很大的益处。

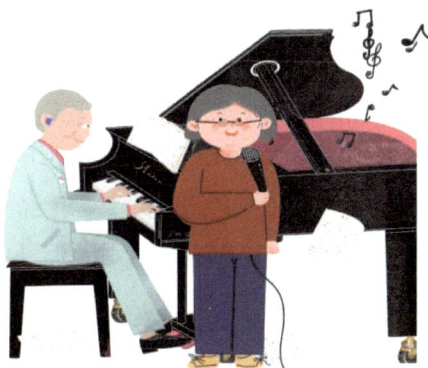

(4)适度运动：调查显示，相对于不爱运动的老人来说，有良好运动习惯的老人快乐的程度更高一些，抑郁情绪更低一些。适当的运动能够帮助老年人保持身体健康，增强免疫力，同时也有助于缓解焦虑和抑郁情绪。老年人可选择适合自己的锻炼方式，如散步、打太极拳、练瑜伽等。

(5)健康饮食：老年人的身体和心理健康，都因健康的饮食习惯而大大受益。老年人应注意营养均衡，多吃蔬菜、水果，减少高热量、高脂肪和高糖分食物的摄入。

(6)心理调节：老年人要学会自我调节心理状态，心态要积极乐观。可以通过冥想、呼吸练习、瑜伽等方法来放松身心，缓解压力和焦虑情绪。

(7)接受帮助：老人在接受家人的关爱和帮助的同时，也可以寻求专业的心理帮助、咨询和治疗。接受帮助并不是软弱的表现，而是为了更好地维护自己的心理健康。

(8)定期检查身体：定期检查身体，能帮助及早发现健康隐患，并及时进行治疗。避免因健康问题对心理问题造成影响。

## 🧰 17. 老年人日常如何护理皮肤?

(1)环境卫生：保持室内空气流通，每天通风 2~3 次，每次半小时；室温保持在 20~25 ℃，湿度 50%~60%，可以有效预防皮肤干燥、撕裂等皮肤问题的出现；外出活动避免暴晒，损伤皮肤。

(2)皮肤护理：①保持皮肤清洁。老年人可每天洗澡，选用弱碱皂、硼酸皂、羊脂皂清洁皮肤，以去除死皮、污垢和细菌，同时，也要注意清洁头皮和耳后等部位。洗澡时切忌大力搓洗，用柔软的毛巾轻轻擦干。②选择适合老年人的护肤品。选择质地温和、不刺激的保养品，例如，保养品含天然滋润成分，化妆品忌含酒精和香料，此外，也可使用防晒隔离霜，以保护皮肤不受紫外线的伤害。③适度按摩。老年人可以通过适度的按摩来促进血液循环和皮肤的新陈代谢，按摩时要注意力度要适中，切忌用力过猛。

(3)合理的健康饮食：通过健康的饮食能给皮肤健康带来很大的益处。多吃优质蛋白、富含维生素的食物和水果，饮食宜以清淡、易消化、低盐低脂为主，减少辛辣刺激食物的摄入。

（4）舒适的穿着：选择面料柔软舒适的衣物，以棉布面料为宜。应以简洁舒适为宜，不宜穿过于繁杂的衣服，也不宜穿布料粗糙的衣服，会磨损皮肤。

（5）坚持适当的运动：适量运动能促进血液循环，促进新陈代谢，在一定程度上有助于保持皮肤的健康。老年人可选择适合自己的锻炼方式，如散步、打太极拳、练瑜伽等。

（6）定期体检：老年人的皮肤问题常常是某些潜在疾病的表现，如皮肤病、糖尿病等。因此，老年人应该定期进行身体检查，以便及时发现和治疗潜在的健康问题。

## 18. 老年人尿失禁如何处理？

研究显示，目前针对老年人尿失禁的治疗方法主要分为保守治疗和手术治疗两种，其中保守治疗是最推荐的治疗方式，包括行为、药物、物理治疗等，对于被严重影响生活的重度尿失禁患者，建议手术治疗。

（1）保守治疗：

①行为治疗：生活方式指导，指导尿失禁老年人进行减重、戒烟；推荐健康饮食，如富含维生素、高膳食纤维、低盐低脂饮食、尽量少吃辛辣刺激性食物、不喝酒等，注意饮食卫生；避免增加腹压的动作，如举重物、大笑、快步走等；保持大便通畅。指导尿失禁老人定时排尿、及时排尿，制定饮水计划。如病情允许，建议饮水量控制在 1500~2000 mL/d，如夜尿多，建议睡前 3 小时不喝水，并记录每日液体出入量，来调整饮水计划。膀胱功能锻炼，《老年尿失禁护理专家共识》提出，要根据膀胱功能评估结果和排尿间隔时间制定训练计划，逐步增加到白天每 3~4 小时排尿一次，夜间排尿两次；排尿前先全身放松。盆底肌锻炼，这种训练需要在专业人员的指导下进行，患者可选择躺、站、坐三种姿势，全身放松，肛门随着呼吸的节奏收缩，每次持续 5 秒钟，休息 10 秒后重复上述动作，连续收缩 10 分钟，每次训练 20 分钟，每天训练 3 次，建议盆底肌训练进行 3 个月以上。如厕训练，老年人照顾者应定时检查其尿垫、护理垫及裤子的情况，来调整排尿间隔时间。如厕环境应就近、方便使用、设置扶手等。皮肤护理，保持皮肤干净，避免感染及刺激。

②药物治疗：《老年尿失禁护理专家共识》推荐用药，如利尿药、抗副交感

神经药物、去氨加压素、抗胆碱药，以及抗抑郁药等精神类药物。

③物理治疗：主要包括电刺激疗法、磁刺激疗法，多项国内外研究均有研究显示，这些物理治疗方法是安全、有效的。

（2）手术治疗：对尿失禁中、重度患者，或保守治疗无效的，须采取手术治疗。具体的操作方法需要根据患者的具体病情，结合医生的建议进行选择。

如果老人出现尿失禁症状，要及时就医。具体的病情，医生会在提供相应护理和恢复意见的同时，给予诊断和治疗。

# 第四节　健康体检须知

## 1. 什么是健康体检?

　　健康体检是采取医学手段进行身体检查,以健康为前提,在受检者还未出现明显的身体症状时对全身重要组织器官进行全面筛查,掌握受检者的健康情况,及早发现一些疾病线索和健康隐患,以便及时得到治疗。健康体检包括基础体检项目和专项体检项目,除了心电图、超声等设备检查,还包括血标本、大小便等相关实验室检查。

　　健康体检是对未病、初病或将病的健康或亚健康人群的体检。人们可根据体检检查结果,判断自身是否存在健康隐患,从而咨询医生进一步分析健康问题,其中,有些健康问题本身属于生理性变异,可以定期复查;有些健康问题属于疾病危险因素,需要通过有效的方式进行干预;而部分健康问题则是疾病的表现,需要去医院进行专科治疗。

## 2. 老年人健康体检的意义

　　相关研究显示,我国目前 65 岁以上老年人口数已超过 2 亿,占总人口的14.20%。随着我国老龄化现象日益凸显,且老年人健康素养水平普遍偏低,特别是生活在农村的老年人群,健康管理意识更是薄弱,以至于老年人慢性病的发生率逐步上升。所以老年人做好健康管理有着重要的意义,有利于老年人的慢性病和常见病的诊断、治疗和管理,还能及早发现疾病、开展治疗,减缓疾病进展，减少并发症，降低致残率及病死率，在一定程度上减少给社会、家庭带来的经济负担。

老年人身体机能随着年龄的增长逐步衰退，慢性疾病如高血脂、糖尿病、冠心病等疾病的发生率亦逐步增长，大大降低了老年人的晚年生活质量。通过健康体检，以及健康宣传，使老年人了解自身的健康行为在疾病预防方面起着积极作用，促使他们树立正确的健康理念，养成健康的生活习惯，提高自身的生活质量。

健康体检可以帮助医生找出受检者相关疾病体征、疾病发生的危险因素及健康问题的分布特点。根据受检者详细的体检结果实施健康管理，针对其自身健康问题向受检者进行疾病知识宣教，改变不良生活习惯，有利于国家医疗支出的节省，在一定程度上具有经济效益，对国家整个医疗行业的服务质量提升也有着促进作用。

## 3. 多长时间体检一次合适?

健康体检的结果具备着一定的时效性。老年人要定期进行健康体检，通过体检结果及时动态观察自身的健康情况。专业的健康管理机构建议：平时身体比较健康，没有高血压、糖尿病等基础疾病的老人，至少每年进行一次全面健康体检，再根据医生建议，结合自身体检结果，半年复查一次重点项目，个别项目可2~3个月复查一次。如患有基础疾病的老年人，除了每半年至少一次的系统健康体检，还要注意日常监测，如有不适应及时去医院就诊。

相关研究显示，接受定期体检(半年一次)老年人群的高血压、糖尿病、高血脂等发病率明显降低。老年人群可以从定期的健康体检结果中，对自身健康情况及时了解，并在医务人员的指导下及时进行生活习惯的调整及健康方式干预，提高生活质量，延缓慢性疾病的发生，同时医务人员也可以根据体检结果，对老年人群开展疾病知识宣教、健康养生知识宣传以及指导家庭用药，促使老年人群的保健意识和依从性得到提高。

## 4. 老年人体检前要做什么准备?

随着老年人健康理念的提升，每年体检的人数也不断增加。我们需要知道的是，体检结果的准确率，与体检前的准备也有着密切联系。体检时应避免外界因素，如饮食、药物、睡眠、着装等影响体检结果。

体检前，老年体检者应咨询体检方案。医务人员结合老年人身体情况及体检需求，制定个性化的体检方案，帮老年体检者预约好体检的时间，并向老年体检者宣教定期进行健康体检的重要性。老年体检者可由家人陪伴，在医务人员的宣教下，知晓整个体检流程，包括时间、环境以及体检科室的具体位置。老年体检者再根据自身的需求，结合医务工作者的建议选择体检套餐，此过程应有家属全程陪同。

体检前，老年体检者应熟知以下体检常见注意事项。

(1)饮食：体检前3天，注意保持正常的生活习惯，清淡饮食，不要饮酒、咖啡、浓茶。检查如有粪便潜血试验检查，前3天不要吃菠菜、血制品等；不要吃高钠高脂食物，以免影响肌酐、甘油三酯等指标；体检当天要求空腹，至少保证空腹8~12小时无热量摄入，特别是需要做胃肠镜检查者，因食物残渣容易滞留于胃肠壁上而掩盖病变部分，影响医生判断，所以检查前的空腹要求更为严格。

(2)药物：体检前3天开始，不要服用维生素C(会降低血糖值)、口服避孕药、雌激素类药物(可升高转铁蛋白及甘油三酯水平)与抗菌药物；需要做尿素呼气试验(用于检测幽门螺杆菌感染)的老年人，如有正在服用的抗菌药物，应提前1个月停用；有些患有慢性疾病的老年人须长期服用药物，如高血压、糖尿病等，如果因体检随意停药或延迟服药，无法保证不会出现不适反应，甚至会有生命危险，在保证安全的前提下，应按时服药后再进行体检；少许饮水对体检结果不产生影响；若有胃肠镜检查，检查之前记得停服抗血小板及抗凝药物，如阿司匹林、氯吡格雷等。

(3)睡眠与情绪：体检前一天要休息好，确保足够的优质睡眠，因为熬夜会影响血压、心率、呼吸等基本指标，也可能会干扰血液指标准确性；体检前一天，不要进行剧烈运动或重体力劳动，这会影响肌酐及谷丙转氨酶的指标；

要保持情绪稳定，避免发怒、吵闹。

(4)穿着：在做胸部 X 线、CT、MRI 等影像检查之前应将项链、金属物品等去除，不要穿带有金属扣的衣服；准备宽松且上下分开的衣裤，方便进行心电图、超声等检查；为防止老年人跌倒，应穿舒适且防滑的鞋子。

## 5. 老年人健康体检的常用项目？

根据《健康体检基本项目专家共识（2022）》推荐，体检项目设置遵循科学性及适宜性的整体原则，采用"1+X"的体检项目设计体系框架，"1"为基本体检项目，"X"为专项体检项目。基本体检项目是建立个人健康管理档案的必需项目，是开展体检服务的基本检测项目，是形成健康体检报告的基础项目（表 9）；专项体检项目是主要针对不同慢病风险个体进行筛查的项目（表 10）。

表 9　基本体检项目推荐

| 项目 | 主要检查内容 |
|---|---|
| 健康体检自测问卷 | 个人基本信息、健康状况及家族史、生活方式信息、运动情况调查、心理及精神压力 |
| 体格检查 | |
| 一般检查 | 身高、体重、腰围、血压、脉搏 |
| 物理检查 | 内科：肺部、心脏、肝、脾等 |
| | 外科：皮肤、头颈、脊柱、四肢、关节、浅表淋巴结、甲状腺、肛诊、外生殖器(男性)、乳腺(女性) |
| | 眼科检查：视功能(视力、色觉等)、外眼、眼前节、内眼 |
| | 耳鼻咽喉科：外耳道、鼓膜、听力、鼻腔、鼻窦、咽喉 |
| | 口腔科：口腔黏膜、牙齿、牙龈、颞颌关节、腮腺 |
| | 妇科：外阴、内诊 |
| 实验室检查 | |
| 常规检查 | 血常规：白细胞计数及分类、红细胞计数、血红蛋白、血小板计数 |
| | 尿液常规：尿蛋白、尿潜血、尿红细胞、尿白细胞、尿比重、亚硝酸盐 |
| | 粪便常规：大便隐血 |

**续表9**

| 项目 | 主要检查内容 |
|---|---|
| 生化检查 | 肝功能：丙氨酸氨基转移酶、天门冬氨酸氨基转移酶、总胆红素、直接胆红素、间接胆红素、总蛋白、白蛋白、球蛋白 |
| | 肾功能：尿素氮、肌酐 |
| | 血脂：总胆固醇、甘油三酯、低密度脂蛋白胆固醇、高密度脂蛋白胆固醇 |
| | 血糖：空腹血糖 |
| | 血尿酸 |
| | 甲状腺功能：总甲状腺激素、游离甲状腺激素、促甲状腺激素 |
| 细胞学检查 | 宫颈脱落细胞检查 |
| 辅助检查 | |
| 心电图检查 | 十二导联心电图 |
| 放射检查 | 胸部正位片或正侧位片：肺部、心脏、胸廓、纵隔 |
| 超声检查 | 腹部超声：肝、胆、胰、脾、肾 |
| | 女性：子宫、附件 |

**表 10　专项体检筛查类项目推荐（部分）**

| 项目 | | 主要检查内容 |
|---|---|---|
| 心脑血管疾病筛查 | | |
| 高血压筛查 | 基础项目 | 血常规、尿常规、眼底、血压、空腹血糖、血脂、尿酸、肌酐、心电图、肾脏超声、胸部正位片或正侧位片 |
| | 优先推荐 | 血钾、血钠、同型半胱氨酸、尿白蛋白/肌酐比值、糖化血红蛋白、人体成分分析、脉搏波传导速度（PWV）、踝肱指数、超声心动图、动态血压、踝肱指数、超声心动图、动态血压 |
| | 可选项目 | 血浆肾素浓度、血醛固酮、醛固酮/肾素浓度比值、24小时尿钠、24小时尿醛固酮、血管内皮功能、眼底照相、心肺功能测试、动态心电图、肾上腺 CT、冠状动脉 CT 血管造影（冠状动脉 CTA）、头颅 CT、颈动脉超声、椎动脉超声、经颅多普勒、肾动脉超声、头颅核磁共振成像（头颅 MRI）、头颅磁共振血管造影（头颅 MRA）、呼吸睡眠监测 |

续表10

| 项目 | | 主要检查内容 |
|---|---|---|
| 冠心病筛查 | 基础项目 | 血压、空腹血糖、甘油三酯、总胆固醇、低密度脂蛋白胆固醇、高密度脂蛋白胆固醇、心电图 |
| | 优先推荐 | 高敏肌钙蛋白、超声心动图、冠脉钙化积分、踝肱指数、颈动脉超声 |
| | 可选项目 | 载脂蛋白 B、脂蛋白 a、超敏 C-反应蛋白、平板运动试验、冠状动脉 CTA、PWV、血管内皮功能 |
| 脑卒中筛查 | 基础项目 | 血压、空腹血糖、甘油三酯、总胆固醇、低密度脂蛋白胆固醇、高密度脂蛋白胆固醇、心电图 |
| | 优先推荐 | 动态血压、动态心电图、超声心动图、经颅多普勒、颈动脉超声 |
| | 可选项目 | 头颅 CT、头颅 MRI、头颅 MRA、头颅 CTA、颈部 CTA |
| 其他血管性疾病筛查 | 基础项目 | 血压、甘油三酯、低密度脂蛋白胆固醇、高密度脂蛋白胆固醇、总胆固醇、眼底 |
| | 优先推荐 | PWV、踝肱指数、颈动脉超声 |
| | 可选项目 | 载脂蛋白 A1、载脂蛋白 B、脂蛋白 a、C-反应蛋白、糖化血红蛋白、口服葡萄糖耐量试验、尿微量白蛋白或白蛋白/肌酐比、血管内皮功能、动态血压、动态心电图、下肢动脉超声、下肢静脉超声、腹主动脉超声、双肾动脉超声 |
| 其他慢性病筛查 | | |
| 慢性阻塞性肺疾病筛查 | 基础项目 | 胸部正位片或正侧位片、血常规、心电图 |
| | 优先推荐 | 肺功能检查 |
| | 可选项目 | 脉搏氧饱和度监测、胸部 CT、心肺功能测试、超声心动图 |
| 2 型糖尿病筛查 | 基础项目 | 体重和腰围、眼底、尿常规、血压、空腹血糖、肾功能、血尿酸、血脂、心电图 |
| | 优先推荐 | 口服葡萄糖耐量试验、餐后 2 h 血糖、糖化血红蛋白、糖化血清白蛋白、尿蛋白定量、尿蛋白/肌酐比值 |
| | 可选项目 | 皮肤糖基化终产物检测、空腹和餐后 2 h 胰岛素及 C 肽、脂联素 |
| 骨质疏松筛查 | 基础项目 | 血常规、尿常规、肝功能、肾功能 |
| | 优先推荐 | 双能 X 线吸收测定法、血清学骨代谢指标、血清蛋白电泳、血钙、血磷、尿钙、尿钠、超声骨密度 |
| | 可选项目 | 定量计算机断层照相术 |

续表10

| 项目 | 主要检查内容 | |
|---|---|---|
| 慢性肾病筛查 | 基础项目 | 尿常规、血肌酐、尿素氮、肾脏彩超 |
| | 优先推荐 | 尿白蛋白/肌酐比 |
| | 可选项目 | 血清胱抑素 C、肾小管功能检测（尿 β2-微球蛋白、尿视黄醇结合蛋白、尿 α1-微球蛋白、尿 N-乙酰-β-葡萄糖苷酶）、24 h 尿蛋白定量 |

摘自：中华医学会健康管理学分会，《中华健康管理学杂志》编辑委员会. 健康体检基本项目专家共识（2022）［J］. 中华健康管理学杂志 2023，17（9）：649—660.

## 6. 如何看体检报告？

一般的体检报告包含了体检小结和体检建议，可在医生指导下参照各项标准，结合受检者自身情况及体检报告进行综合判断。我们可以学习如何看一些简单的体检结果。

（1）化验单：①化验单上的定性项目如果出现"+"号或"阳性"，表示结果有异常，需进一步判断病因。②"−"号或"阴性"代表正常。③定量项目如果出现"↑"，表示结果高于参考值。④"↓"提示结果低于参考值。但是，化验单报告上标示的"↑""↓"并不意味着该指标一定不好或确诊疾病，标示"+"的结果也不是一定存在问题，比如当乙肝表面抗体为"+"，说明受检者体内有抗体。

（2）体检报告：体检报告中的这四项指标要重点关注，如果有升高但没有引起重视，可能会导致危急病症的发生。①高血压，它是发生心脑血管疾病最主要的危险因素，如果成人血压在 140/90 mmHg 以上，各类疾病风险就会显著增加。②高血脂，血脂项目有 4 项：总胆固醇（<5.2 mmol/L）、甘油三酯（<1.7 mmol/L）、低密度脂蛋白胆固醇（"坏"的，<3.4 mmol/L）和高密度脂蛋白胆固醇（"好"的，>1mmol/L），前三项增高和后一项降低都属于血脂异常。③高血糖，糖尿病的症状是"三多一少"：多饮、多食、多尿，体重下降。空腹血糖正常值是 3.9～6.1 mmol/L，空腹血糖 ≥6.1 mmol/L，但空腹血糖 <7 mmol/L 时或空腹血糖≥7 mmol/L 时，都应去内分泌科就诊。④高尿酸：正常嘌呤饮食状态下，两次空腹（非同日）血尿酸水平>420 μmol/L，为高尿酸血症。有的高尿酸没有出现痛风的症状，容易被忽视，如果不控制、不重视，时间越长对肾脏损害就越大。

体检报告单上的异常结果和医生明确的建议，我们应重点关注，遵从医嘱，定期复查。

## 7. 体检结果中的几个常见医学词汇是什么意思?

(1)高甘油三酯血症：高血脂的诊断标准是血总胆固醇>5.7 mmol/L 或甘油三酯>1.7 mmol/L，满足其中一项条件即为血脂异常。受遗传和环境因素的影响，甘油三酯增高常见于高脂饮食、肥胖、肾病综合征、糖尿病等。当甘油三酯>10 mmol/L 时有发生胰腺炎的风险。

(2)高尿酸血症：成年男性尿酸正常值为 150~410 μmol/L，成年女性尿酸正常值为 90~360 μmol/L。尿酸作为嘌呤代谢的终产物，在体内生成过多或肾脏排泄减少均可使其升高。肥胖、高脂血症、高血压、冠心病及长期服用降压利尿药者亦可导致高尿酸血症。没有关节炎、痛风等症状称为无症状高尿酸血症，10%~20%高尿酸血症可发展为痛风。

(3)老年高血压病：年龄≥65 岁，在未服用降压药的前提下，连续 3 日测量血压，收缩压≥140 mmHg 和(或)舒张压≥90 mmHg 可诊断为老年高血压病。

(4)动脉粥样硬化：是发生冠心病、脑梗死、外周血管疾病的主要原因。动脉粥样硬化是指脂质沉着出现在大中动脉内膜，致使内膜增厚，斑块形成会造成血管管腔的狭窄，如果斑块发生破裂导致血栓形成，导致动脉供血的障碍。轻度动脉硬化，一般没有临床症状，但动脉狭窄程度如果超过 70%，则会出现相应症状，比如心绞痛、心肌梗死、心律失常，严重者出现猝死，如果动脉硬化发生在脑部血管，表现为脑缺血、脑萎缩，严重者出现脑血管破裂出血，倘若出现间歇跛行、足背动脉搏动消失、坏疽，这是下肢动脉硬化的表现。

## 8. 老年人需要接种哪些疫苗?

随着年龄的增长，老年人免疫力也随之下降，容易感染各种感染性疾病。

为了有效预防老年人罹患流感、肺炎球菌疾病、带状疱疹等疾病，推广疫苗接种是目前世界卫生组织针对老年人疾病预防控制的重要策略。

(1)流感：是一种因流感病毒引发的急性呼吸道传染病，通常表现为骤起高热、咽痛、咳嗽、头痛、肌痛及全身症状等。老年人作为被流感病毒传染的高危人群，世界卫生组织推荐老年人接种流感疫苗。接种流感疫苗可有效保护老年人群，降低并发症、减少重症及死亡病例的发生。

(2)肺炎链球菌：是一种重要的条件致病菌，其定殖在人的鼻咽部，可造成鼻窦炎、菌血症性肺炎、脑膜炎等严重并发症。其传播途径主要经呼吸道飞沫传播，是造成婴幼儿和中老年人(特别是 65 岁以上人群)发病和死亡的重要病因之一。因此，在使用疫苗预防的疾病中，世界卫生组织将肺炎球菌性疾病列为"极高度优先"级别，提倡老年人接种肺炎链球菌疫苗，以达到降低肺炎发病率及呼吸道感染率，减少呼吸系统疾病发生的目的。目前，肺炎球菌疫苗主要分为 23 价肺炎球菌多糖疫苗(PPSV23)和 13 价肺炎球菌多糖结合疫苗(PCV13)，老年人群建议接种 PPSV23。

(3)带状疱疹：是一种影响神经和皮肤的感染性疾病，由水痘-带状疱疹病毒引起，由于皮疹呈带状分布，所以叫做带状疱疹。其主要症状表现为由神经节支配的皮节疼痛、单侧疱疹，典型表现为水疱状、疼痛和(或)瘙痒性皮疹，剧烈的后遗神经痛是其主要并发症。老年人和免疫功能低下的人群都是易感人群，目前，针对带状疱疹没有特效的治疗方法，接种带状疱疹疫苗是最有效的措施。优先接种人群：50 岁以上者(尤其是免疫力较弱，得过水痘的人)。

带状疱疹疫苗接种方式：40 岁及以上人群接种带状疱疹减毒活疫苗 1 剂次，50 岁及以上人群接种重组带状疱疹佐剂疫苗 2 次，两次接种间隔 2~6 月。

温馨提示：得过带状疱疹的人，病情稳定后可以接种疫苗以降低复发风险；处于急性发热阶段的疾病应延迟接种，急性发作期的带状疱疹患者也不能接种。

# 参考文献

［1］ 段严寒，穆华，刘元青，等.SWOT 分析法在公立三级医院预约诊疗服务中的应用 ［J］.江苏事业管理，2020，31（6）：793-795，808.

［2］ 国家门诊专业医疗质量控制中心.国家医疗服务与质量安全报告：门诊专业分册 ［M］.北京：科学技术文献出版社，2021：27.

［3］ 国家卫生健康委员会关于印发医疗机构门诊质量管理暂行规定的通知［EB/OL］ （2022-06-10）［2023-03-10］.https：//wwzjk gov cn/content/gfxwj/170 157. html.

［4］ 张秋香，谢建辉，王露芳，等.科学养老这么做［M］.长沙：中南大学出版社，2023.

［5］ 赵颖，李美华，邱春梅，等.某三甲医院门诊患者就医体验满意度调查结果分析 ［J］.中国医院管理，2020，40（8）：83-85.

［6］ 娄艳，龚红辉，曾立云，陈亚平，蔡佳佳，李玲，张旭芬.三级综合医院门诊多学科协 作诊疗 SWOT 分析［J］.中国医院管理，2023，43（5）：54-57.

［7］ 陈旭娇，严静，王建业，等.中国老年综合评估技术应用专家共识［J］.中华老年病研 究电子杂志，2017，4（2）：1-6.

［8］ 琚慧，唐玲.老年综合征研究进展［J］.护理研究，2020，34（12）：2160-2165.

［9］ 郑瑶.基于老年综合评估的人文关怀护理在老年综合门诊中的应用效果及对自我效 能的影响研究［J］.中国全科医学，2021，24（S2）：193-196.

［10］范爱飞，喻笃霞.PICC 护理门诊开展工作现状及展望［J］.护理学报，2011，18（5B）： 17-19.

［11］中国研究型医院学会加速康复外科专业委员会，中国日间手术合作联盟.胆道外科日 间手术规范化流程专家共识（2018 年版）［J］.中华外科杂志，2018，56（5）：321-327.

［12］李海鹏，葛锋.日间手术存在的问题与优化策略探讨［J］.中国医院管理，2022，42 （6）：64-66.

［13］李霞，王艳萍，白羽，等.护士实践"互联网+护理服务"工作体验的质性研究［J］.中国 护理管理，2020，20（11）：1662-1666.

［14］刘博齐，郭幽燕，等.某三级甲等医院就诊患者互联网医疗认可度及服务利用分析

[J].中华医院管理杂志，2021，37（Z1）：53.

[15] 谢小丽，谭树明.打击"医托"行为的法律依据[J].法制博览，2020，（20）：13-15.

[16] 严忠浩.看病就医指南[M].长沙：湖南科技出版社，2019.

[17] 万学红，卢雪峰.诊断学[M].第9版.北京：人民卫生出版社，2018.

[18] 医疗机构传染病预检分诊管理办法[J].卫生政策，2005（4）：15.

[19] 嵇玮嘉，颜学兵.不明原因发热流行病学及临床特征分析[J].中华医院感染学杂志，2019，29（24）：3681-3686.

[20] 陈灏珠，林果为，王吉耀.实用内科学[M].第14版.北京：人民卫生出版社，2013.

[21] 呼吸困难诊断、评估与处理的专家共识组.呼吸困难诊断、评估与处理的专家共识[J].中华内科杂志，2014，53（4）：337-341.

[22] 张树基，罗明绮.内科症状鉴别诊断学[M].北京：科学出版社，2011.

[23] 中国成人血脂异常防治指南修订联合委员会.中国成人血脂异常防治指南（2016年修订版）[J].中国循环杂志，2016，31（10）：937-950.

[24] 中华医学会，中华医学会杂志社，中华医学会全科医学分会，等.肥胖症基层诊疗指南（2019年）[J].中华全科医师杂志，2020，19（2）：95-101.

[25] 刘凤奎，罗意帆，王国兴.消瘦的临床诊断思路[J].中国临床医生杂志，2017，45（12）：14-15.

[26] 中华医学会，中华医学会杂志社，中华医学会全科医学分会，等.头晕/眩晕基层诊疗指南（2019年）[J].中华全科医师杂志，2020，19（3）：201-216.

[27] 中华医学会神经病学分会，中华医学会神经病学分会头痛协作组.中国偏头痛诊断与治疗指南（中华医学会神经病学分会第一版）[J].中华神经科杂志，2023，56（6）：591-613.

[28] 中华医学会神经病学分会，中华医学会神经病学分会头痛协作组.中国紧张型头痛诊断与治疗指南（中华医学会神经病学分会第一版）[J].中华神经科杂志，2023，56（6）：614-625.

[29] 中华医学会神经病学分会，中华医学会神经病学分会头痛协作组.中国丛集性头痛诊断与治疗指南（中华医学会神经病学分会第一版）[J].中华神经科杂志，2023，56（6）：626-636.

[30] 宋向奎.急诊内科腹痛为首发症状的疾病诊疗分析[J].医药论坛杂志，2017，38（8）：83-84.

[31] 中国吞咽障碍康复评估与治疗专家共识组.中国吞咽障碍评估与治疗专家共识（2017年版）第一部分 评估篇[J].中华物理医学与康复杂志，2017，39（12）：881-892.

[32] 中华医学会，中华医学会杂志社，中华医学会消化病学分会，等.慢性腹痛基层诊疗

指南（2019 年）[J]. 中华全科医师杂志，2019，18（7）：618-627.

[33] 宋向奎. 急诊内科腹痛为首发症状的疾病诊疗分析[J]. 医药论坛杂志，2017，38（8）：83-84.

[34] 中华医学会消化病学分会胃肠功能性疾病协作组，中华医学会消化病学分会胃肠动力学组. 中国肠易激综合征专家共识意见（2015 年，上海）[J]. 中华消化杂志，2016，36（5）：299-312.

[35] Schiller LR, Pardi DS, Sellin JH. Chronic Diarrhea: Diagnosis and Management[J]. Clin Gastroenterol Hepatol. 2017 Feb; 15(2): 182-193.

[36] 中华医学会，中华医学会杂志社，中华医学会消化病学分会，等. 慢性腹泻基层诊疗指南（2019 年）[J]. 中华全科医师杂志，2020，19（11）：973-982.

[37] 中国医师协会肛肠医师分会. 便秘外科诊治指南（2017）[J]. 中华胃肠外科杂志，2017，20（3）：241-243.

[38] Ohmiya N. Management of obscure gastrointestinal bleeding: Comparison of guidelines between Japan and other countries[J]. Dig Endosc. 2020 Jan; 32(2): 204-218.

[39] 中华医学会消化内镜学分会结直肠学组，中国医师协会消化医师分会结直肠学组，国家消化系统疾病临床医学研究中心. 下消化道出血诊治指南（2020）[J]. 中国医刊，2020，55（10）：1068-1076.

[40] 《中华儿科杂志》编辑委员会，中华医学会儿科学分会新生儿学组. 新生儿黄疸诊疗原则的专家共识[J]. 中华儿科杂志，2010，48（9）：685-686.

[41] 中华人民共和国国家卫生健康委员会. 自身免疫性溶血性贫血诊疗指南（2022 年版）[J]. 全科医学临床与教育，2022，20（5）：388-390.

[42] 金龙，邹英华. 梗阻性黄疸经皮肝穿刺胆道引流及支架植入术专家共识（2018）[J]. 中国介入影像与治疗学，2019，16（1）：2-7.

[43] 中华医学会健康管理学分会，中华医学会肝病学分会，中华医学会检验医学分会. 病毒性肝炎健康管理专家共识（2021 年）[J]. 中华健康管理学杂志，2021，15（4）：323-331.

[44] 赵彦萍，林志国，林书典，等. 骨关节炎诊疗规范[J]. 中华内科杂志，2022，61（10）：1136-1143.

[45] 中华医学会糖尿病学分会，国家基层糖尿病防治管理办公室. 国家基层糖尿病防治管理手册（2022）[J]. 中华内科杂志，2022，61（7）：717-748.

[46] 李中实，王自立. 我国结核病诊疗的进展及现状[J]. 中国脊柱脊髓杂志，2021，31（7）：577-578.

[47] 中华医学会风湿病学分会，国家皮肤与免疫疾病临床医学研究中心，中国系统性红斑狼疮研究协作组. 2020 中国系统性红斑狼疮诊疗指南[J]. 中华内科杂志，2020，

59（3）：172-185.

[48] 中华医学会内分泌学分会. 中国高尿酸血症与痛风诊疗指南（2019）[J]. 中华内分泌代谢杂志，2020，36（1）：1-13.

[49] 国家卫生健康委能力建设和继续教育中心疼痛病诊疗专项能力提升项目专家组，程志祥，刘先国，等. 中国慢性腰背痛诊疗指南（2024版）[J]. 中华疼痛学杂志，2024，20（1）：4-22.

[50] 中华医学会风湿病学分会. 2018中国类风湿关节炎诊疗指南[J]. 中华内科杂志，2018，57（4）：242-251.

[51] 陈兴发. 泌尿系结石诊疗指南解读[J]. 现代泌尿外科杂志，2010，15（6）：408-410.

[52] 李婷，刘朝晖. 中美盆腔炎性疾病的诊治规范对比解读[J]. 中国医药导报，2023，20（3）：88-92.

[53] 刘璇，张轩，薛蓉. 睡眠障碍对躯体疾病影响的研究进展[J]. 中国临床医生杂志，2021，49（6）：652-654.

[54] 廖利民. 神经源性膀胱的治疗现状和进展[J]. 中国康复医学杂志，2011，26（3）：201-205.

[55] 宁立芬，汪玉珍，谢彬，等. 泌尿系感染的病原菌分布及耐药性调查[J]. 中华医院感染学杂志，2009，19（3）：351-352，360.

[56] 急性肾损伤专家共识小组. 急性肾损伤诊断与分类专家共识[J]. 中华肾脏病杂志，2006，22（11）：661-663.

[57] 中华医学会心血管病学分会心力衰竭学组，中国医师协会心力衰竭专业委员会，中华心血管病杂志编辑委员会. 中国心力衰竭诊断和治疗指南2018[J]. 中华心血管病杂志，2018，46（10）：760-789.

[58] 王晓辉，陈耀龙. 老年医学领域的临床实践指南：现状、挑战、发展[J]. 老年医学与保健，2022，28（2）：227-230.

[59] 杨则宜，焦颖. 老年肌肉减少症的认知和研究最新进展[J]. 北京体育大学学报，2019，42（9）：10-18.

[60] 丁玎，洪震. 老年性痴呆和轻度认知功能障碍的流行病学研究进展[J]. 中国临床神经科学，2013，21（1）：101-108.

[61] 中华医学会外科学分会血管外科学组. 下肢动脉硬化闭塞症诊治指南[J]. 中华普通外科学文献（电子版），2016，10（1）：1-18.

[62] 中华医学会外科学分会血管外科学组，中国医师协会血管外科医师分会，中国医疗保健国际交流促进会血管外科分会，等. 中国慢性静脉疾病诊断与治疗指南[J]. 中华医学杂志，2019，99（39）：3047-3061.

[63] 葛运运，徐静，周亚夫，等. 我国全科医学发展历史与现状分析[J]. 中国全科医学，

2013, 16(19)：2201-2203.

[64] 韩旭, 郭亚慧, 时晓冬, 等. 2019 版《中国消化内镜诊疗相关肠道准备指南》解读 [J]. 临床荟萃, 2020, 35(1)：72-75.

[65] 李茂芝. 胃肠镜检查的注意事项你知道吗？[J]. 家庭生活指南, 2021, 37(03)：8-9.

[66] 李晓燕. 无痛胃肠镜检查与治疗的优质护理方法探讨[J]. 当代护士(下旬刊), 2019, 26(5)：117-119.

[67] 刘晓慧, 王秀清, 蔡益玲. 老年结肠镜检查患者肠道准备质量影响因素及护理干预策略的研究进展[J]. 全科护理, 2024, 22(2)：257-261.

[68] 邓庆铃, 于红刚. 纤维结肠镜在肠梗阻诊疗过程中的应用进展[J]. 胃肠病学和肝病学杂志, 2022, 31(3)：256-260.

[69] 陈希琳, 冯六泉, 姜国丹, 等. 电子乙状结肠镜临床应用专家共识(2020 版)[J]. 实用临床医药杂志, 2020, 24(16)：1-7, 11.

[70] 陈海盛, 陶运秀, 岑朝. 结直肠镜检查前肠道准备方案研究进展[J]. 中国医学创新, 2023, 20(3)：152-156.

[71] 韩旭, 郭亚慧, 时晓冬, 等. 2019 版《中国消化内镜诊疗相关肠道准备指南》解读 [J]. 临床荟萃, 2020, 35(1)：72-75.

[72] 胡建昆, 周总光, 杨昆, 等. 中国腹腔镜技术考核与评价标准体系(CLSTA)[J]. 中国实用外科杂志, 2021, 41(9)：993-996. DOI：10. 19538/j. cjps. issn1005-2208. 2021.09.02.

[73] 范江涛, 刘淑娟, 孙丹, 等. 子宫内膜癌腹腔镜技术诊治指南(2023 年版)[J]. 中国实用妇科与产科杂志, 2023, 39(3)：303-309. DOI：10. 19538/j. fk2023030112.

[74] 陈心足, 宋小海, 白丹, 等. 腹腔镜在急腹症诊疗应用的进展——欧洲内镜外科协会共识解读[J]. 华西医学, 2017, 32(12)：1835-1840.

[75] 郭洪, 张振声. 软性膀胱镜临床应用与操作规范[J]. 现代泌尿生殖肿瘤杂志, 2021, 13(02)：65-70.

[76] 涂芸芳, 赵娜, 王琦, 等. 膀胱镜在泌尿外科门急诊急症处理中的应用——评《泌尿外科急症处理指南》[J]. 中国医学装备, 2022, 19(2)：208-209.

[77] 中华医学会妇产科学分会妇科内镜学组. 中国宫腔镜诊断与手术临床实践指南 (2023 版)[J]. 中华妇产科杂志, 2023, 58(4)：241-251.

[78] 黄胡信, 冯力民, 王素梅. 宫腔镜 100 问[M]. 北京：中华医学电子音像出版社, 2020.10：12.

[79] 王丽芹, 王丽娜, 夏玲编. 妇产科护士规范操作指南[M]. 北京：中国医药科学技术出版社, 2021.

[80] 戴瑜平. 阴道镜基础入门及病例图谱解析[M]. 西安：西安交通大学出版社, 2022.

［81］王家兰，杨茜. 中医临床护理健康教育［M］. 昆明：云南科技出版社，2022.

［82］秦红瑞，王岩，王文娟. 心电散点图和常规心电图在心律失常中的诊断价值［J］. 实用临床医药杂志，2023，27（3）：52-55，59.

［83］吴传勇，卢喜烈. 心电图运动试验的应用进展［J］. 中华保健医学杂志，2011，13（6）：507-509.

［84］鲁端. 心电图运动试验新视野［J］. 心电与循环，2019，38（4）：267-276，280.

［85］黄津芳. 住院患者健康教育指南［M］. 北京：人民军医出版社，2015.

［86］杨蓉，李劲梅，李银萍. 癫痫患者的健康管理［M］. 成都：四川科学技术出版社，2022.

［87］仲丽芸，陈宝师，张伟. 脑胶质瘤百科问答［M］. 北京：中国协和医科大学出版社，2021.

［88］吕海. 现代临床麻醉与疼痛治疗学［M］. 天津：天津科学技术出版社，2020.

［89］柳三凤，黄志培，吴振斌，等. 浅谈肌电图检测的注意事项及体会［J］. 现代电生理学杂志，2022，29（1）：53-55.

［90］张海红，张顺仓，张帆. 妇产科临床诊疗手册［M］. 西安：西北大学出版社，2021.

［91］成立红. 妇产科疾病临床诊疗进展与实践［M］. 昆明：云南科学技术出版社，2020.

［92］邵海华. 阴道脱落细胞学检查方法及细胞形态分析［J］. 中国卫生标准管理，2014（19）：47-49.

［93］郎景和，刘德培，王辰. 中华医学百科全书 临床医学妇产科学 1［M］. 北京：中国协和医科大学出版社，2020.

［94］王蓓丽，郭玮，潘柏申. 卫生行业标准《WS/T 661—2020 静脉血液标本采集指南》解读［J］. 中华医学杂志，2021，101（21）：1610-1613.

［95］陈月治，马琪林，林晓忆. 临床护理人员血液标本采集知识现状调查［J］. 中国卫生标准管理，2023，14（10）：157-161.

［96］中国医师协会检验医师分会儿科疾病检验医学专家委员会，世界华人检验与病理医师协会. 中国末梢采血操作共识［J］. 中华医学杂志，2018，98（22）：1752-1760.

［97］凌晓桔. 影响末梢血标本采集质量的因素及分析［J］. 检验医学与临床，2017，14（Z1）：381-383.

［98］朱桂峰，李爱军，贺新兵. 健康体检相关知识问答［M］. 北京：军事医学科学出版社，2009.

［99］负航，胡闲月，王健，等. 3 种粪便标本保存方法对肠道菌群检测结果影响的比较研究［J］. 微生物学杂志，2020，40（3）：74-80.

［100］吴欣娟. 临床护理常规 2019 年版［M］. 北京：中国医药科技出版社，2020.

［101］陶艳玲，管玉梅. 40 项常用护理技术实训指导［M］. 太原：山西科学技术出版

社, 2020.

[102]黄利, 彭建, 邹海桥. 痰标本留取方式及送检时间对痰检合格率的影响[J]. 现代医药卫生, 2022, 38(2)：317-319.

[103]豆欣蔓. 基础护理操作技能[M]. 兰州：兰州大学出版社, 2020.

[104]李明洁著. 实用临床检验[M]. 沈阳：沈阳出版社, 2020.

[105]尹太郎, 李焕, 熊云鹤. 生殖医学科普问答 男科400问[M]. 武汉：湖北科学技术出版社, 2021.

[106]郑汉雄, 姜海洋, 夏昕晖, 等. 前列腺炎患者分段留取前列腺液常规镜检分析[J]. 中国现代医药杂志, 2015, 17(6)：80-81.

[107]姚艳红, 王丽洁. 白带常规及细菌性阴道病3项检测对女性阴道微生态的临床价值[J]. 中国卫生检验杂志, 2022, 32(24)：3024-3027.

[108]吴秋萍, 郑若姮, 王静. 全科医学临床诊疗思维研究——白带异常[J]. 中国全科医学, 2021, 24(17)：2236-2240.

[109]中国2型糖尿病防治指南(2020年版)(上)[J]. 中国实用内科杂志, 2021, 41(8)：668-695. DOI：10.19538/j.nk2021080106.

[110]阎德文, 肖新华. 2型糖尿病分级诊疗与质量管理专家共识[J]. 中国医学前沿杂志(电子版), 2020, 12(5)：38-53.

[111]甘连军, 陈斌. 正常体检人群餐后血糖异常的影响因素分析[J]. 甘肃医药, 2022, 41(01)：54-55, 60. DOI：10.15975/j.cnki.gsyy.2022.01.032.

[112]中国2型糖尿病防治指南(2020年版)(上)[J]. 中国实用内科杂志, 2021, 41(8)：668-695. DOI：10.19538/j.nk2021080106.

[113]林自超. 血糖、血脂和糖耐量试验诊断糖尿病的应用价值[J]. 中国卫生标准管理, 2022, 13(10)：106-109.

[114]献血后手臂出现瘀青怎么解决？[J]. 人人健康, 2017, (21)：80.

[115]吴静. 社区门诊老年静脉输液的护理应对措施[J]. 中国农村卫生, 2020, 12(8)：69.

[116]田瞵. 老年患者静脉输液的护理[J]. 中国基层医药, 2010, 17(16)：2230-2231.

[117]徐彦贵, 张瑞霞. 皮试的学问[J]. 开卷有益-求医问药, 2022, (11)：30.

[118]赵玉英. 健康宣教在门诊皮试患者中的应用[J]. 齐鲁护理杂志, 2015, 21(11)：39-40.

[119]于海红. 肌肉注射常见并发症及预防策略[J]. 现代农村科技, 2021, (8)：116.

[120]叶子翔, 李军文, 童禹浩, 郁满华, 侯冬勤, 谢林娟. 不同治疗方法对注射性硬结疗效的贝叶斯网状Meta分析[J]. 基层医学论坛, 2021, 25(13)：1793-1797.

[121]张丽峰, 库洪安, 周翠鸾, 等. 舒康博敷贴缓解老年患者肌内注射部位硬结的效果[J]. 中华现代护理杂志, 2011, 17(2)：226-227.

[122] 朱姝，王园，杨东辉，宋丹. 不同灌肠方式在老年习惯性便秘引起的肠梗阻中的应用价值[J]. 中国老年学杂志，2022，42(22)：5492-5494.

[123] 周惜珍，丁曼香. 降低老年患者留置导尿管相关尿路感染的护理对策探讨[J]. 中国保健营养，2021，31(4)：148.

[124] 马志红. 浅谈个性化宣教和实体提醒与导管相关尿路感染[J]. 中国卫生标准管理，2020，11(3)：134-137.

[125] 孙丹. 疼痛护理对门诊患者感染性伤口换药的效果探讨[J]. 中国临床药理学与治疗学，2023，28(10)：1202.

[126] 陈泯吉. 中医针灸治疗疾病科普[J]. 人人健康，2021，(20)：68.

[127] 杨艳芳. 针灸的主要作用及针灸后的注意事项[J]. 健康之友，2019(24)：294-295.

[128] 郭红婧. 运动康复护理对老年高血压、高血脂、高血糖患者血压、血糖及生活质量的影响[J]. 中国医药指南，2021，19(1)：11-13.

[129] 张洁，刘欣梅，赵芳，等. 信息化多元运动方案在衰弱前期老年患者中的应用研究[J]. 中华护理杂志，2022，57(16)：1925-1930.

[130] 陈石源. 对老年肿瘤患者进行放疗护理的方法[J]. 世界最新医学信息文摘，2019，19(A1)：315+318.

[131] 吴沙. 老年肿瘤患者放疗的护理观察[J]. 临床医药文献电子杂志，2015，2(9)：1738-1739.

[132] 张娟，段雪梅，屈辉，等. 高压氧综合护理在突发性耳聋患者中的应用及对其心理状态、听力水平的影响[J]. 临床医学工程，2023，30(1)：99-100.

[133] 鲁树超，吕珊，于晓丽，阳晓，林建雄. 出口处护理操作者对老年腹膜透析患者导管出口处感染的影响[J]. 中国血液净化，2022，21(6)：461-464.

[134] 周国琴，汤夕姣，梅洁. 精准个性化护理对老年血液透析患者的应用价值[J]. 心理月刊，2022，17(16)：213-215.

[135] 刘桐，翟宇润，孙欣怡，陈晗，马绍骏，汪海娅，盛净. 老年心血管疾病患者拔牙术后出血的相关因素分析[J]. 老年医学与保健，2023，29(1)：15-19.1-1072.

[136] 吉金萍，李冰. 系统化健康教育联合心理护理对老年种植牙患者的应用价值分析[J]. 中华老年口腔医学杂志，2023，21(5)：289-293.

[137] 张祥，冯明利. 关节腔内注射自体富血小板血浆治疗早期骨性关节炎的研究进展[J]. 中国骨与关节损伤杂志，2022，37(8)：890-893.

[138] 胡庆蓉. 雾化吸入治疗老年支气管肺炎的护理进展[J]. 中西医结合心血管病电子杂志，2020，8(27)：146，148.

[139] 赵芳. 老年性白内障患者手术治疗的规模化护理[J]. 中国实用护理杂志 2010，4(26)：46~47.

[140] 华玉珍. 白内障超声乳化手术的围手术期护理. 医学信息 2010 年 08 月第 23 卷第 8 期 Medical Information. Aug. 2010. Vol. 23. No. 8.

[141] 游玲, 黄雪莲, 付佳. 老年眼科手术心理护理与健康教育效果分析[J]. 深圳中西医结合杂志, 2016, 26(18): 188-190.

[142] 丁会琴. 综合护理干预在甲状腺癌患者围术期护理中的应用效果[A]. 榆林市医学会, 第三届全国医药研究论坛论文集(三)[C]. 南阳市中心医院, 2023: 978-982.

[143] 曾孙飞, 周伟伟, 张寅. 分化型甲状腺癌患者围术期中的护理体会[J]. 浙江创伤外科, 2023, 28(8): 1590-1592.

[144] 曹海莉, 汪阿喜, 郭晶晶, 彭朕, 王娟. 优质护理模式在甲状腺手术患者围术期护理中的应用[J]. 中国医学文摘(耳鼻咽喉科学), 2023, 38(04): 223-226.

[145] 范玉霞, 曾定芬, 李桂华, 等. 甲状腺癌患者术后肩颈康复锻炼开始时间的研究[J]. 中华护理杂志, 2023, 58(16): 1925-1931.

[146] 钱楚君, 沈仪红, 史盈莹. 赋能健康教育对甲状腺术后患者心理、颈部功能锻炼依从性及并发症的影响[J]. 全科护理, 2023, 21(14): 1949-1951.

[147] 张勤, 裴艳红. 集体颈肩操锻炼应用于甲状腺癌术后患者早期康复中的效果[J]. 中国临床护理, 2021, 13(11): 698-700, 707.

[148] 吴文雅, 何彩云, 滕智裕, 胡阳, 李嫔. 功能锻炼对甲状腺术后患者增生瘢痕影响的 Meta 分析[J]. 全科护理, 2023, 21(22): 3125-3129.

[149] 戴波, 董柏君, 李响, 等. 开放性根治性前列腺切除术安全共识[J]. 现代泌尿外科杂志, 2020, v.25(1): 18-25.

[150] 丁淑贞, 姜秋宏. 泌尿外科临床护理[M]. 北京: 中国协和医科大学出版社. 2016.

[151] 刘玲, 李晓玲. 泌尿外科护理手册[M]. 北京: 科学出版社, 2011.

[152] 谢革, 孔光华, 段涛, 等. 妇产科学[M]. 第 9 版. 北京: 人民卫生出版社, 2018.07.

[153] 宫腔镜诊疗麻醉管理的专家共识[J]. 临床麻醉学杂志, 2020, 36(11): 1121-1125.

[154] 吴洲鹏, 李凤贺, 戴贻权, 等. 老年人静脉血栓栓塞症防治中国专家共识[J]. 中国普外基础与临床杂志, 2023, 30(10): 1173-1187.

[155] 赵玉沛, 秦新裕. 中国普通外科围手术期血栓预防与管理指南[J]. 中华外科杂志, 2016.

[156] 王秀丽, 王庚, 等. 围术期静脉血栓栓塞症的诊断、预防与治疗专家共识【2014】

[157] 戴婷婷, 胡林, 叶倩, 等. 外科住院患者静脉血栓预防: 美国血液学会 2019 年静脉血栓管理指南介绍[J]. 中国血管外科杂志(电子版), 2020, 12(4): 341-344.

[158] 李晓强, 张福先, 王深明. 深静脉血栓形成的诊断和治疗指南(第三版)[J]. 中国血管外科杂志(电子版), 2017, 9(4): 250-257.

[159] 国家药品不良反应监测年度报告(2022 年)[J]. 中国药物警戒, 2023, 20(6):

712-719.

[160] 陈华炎，江东波，王燕，等. 某院 808 例药品不良反应报告分析[J]. 广东医科大学学报，2023, 41(4)：428-432.

[161] 沈奇，董瑜. 药物不良反应概述[J]. 现代临床医学，2007,(S1)：89-90.

[162] 董峰. 老年人服药应注意的问题[J]. 四川劳动保障，2016,(12)：64.

[163] 孙志强. 药物致光敏反应及其防治[J]. 中国现代药物应用，2014, 8(16)：235-236.

[164] 赵杰，石庆平，陈文瑛，等. 食物与药物的"相爱相杀"：别让饮食影响了药物的疗效[M]. 北京：人民卫生出版社，2021.04.

[165] 刘治军. "药"想治病须谨慎[M]. 北京：人民卫生出版社，2015.11.

[166] 陈新谦，金有豫，汤光. 新编药物学[M]. 第十五版. 北京：人民卫生出版社，2005：624.

[167] 杨宝峰. 药理学[M]. 第 7 版. 北京：人民卫生出版社，2008：271.

[168] 郭建平. 浅析维生素的合理应用及注意事项[J]. 北方药学，2014, 11(7)：99.

[169] 杨静琦，程京艳，张春丽. 中药煎服方法及注意事项[J]. 中华中医药杂志. 2015, 30(7)：2610-2612.

[170] 何书石. 中药与西药所致药物性肝损伤的临床对比分析[J]. 当代医学，2013(32)：142-143.

[171] 董芳，李华时. 有些中药不宜和西药混吃[J]. 解放军健康，2019, 6：14.

[172] 唐啸. 不宜同服的中药和西药[N]. 上海中医药报，2002-02-02(6).

[173] 鞠萍，魏莉，周广明. 浅谈服用中药要忌口[J]. 中国现代药物应用. 2011, 5(16)：121.

[174] 荣智兴，戴智勇. 营养保健食品行业概况[J]. 食品工业科技，2015, 36(21)：30-32.

[175] 徐硕，金鹏飞. 保健品知识 ABC[J]. 保健医苑，2022,(1)：22-23.

[176] 周思敏，徐潘萍. 大健康背景下如何提高老年人对保健品的辨识度[J]. 家庭生活指南，2023, 39(4)：70-72.

[177] 黄家伟. 进补药膳有讲究不可盲目而为[J]. 食品界，2019,(3)：88-89.

[178] 王增. 常用补药的科学划分[J]. 健康生活，2020,(10)：45.

[179] 袁妮. 慢病老人自我健康管理的小组工作介入研究[D]. 苏州：苏州大学，2020.

[180] 尤希. 小组工作介入城市社区慢性病患者自我管理研究[D]. 贵阳：贵州大学，2022.

[181] 李如意. 高血压不可自主停药[J]. 开卷有益-求医问药，2022,(6)：38.

[182] 侯思达. 独居老人家庭服药管理产品设计研究[D]. 北京：北方工业大学，2020.

[183] 时仲省. 老人过量服药或漏服药怎么办[J]. 家庭医学，2022,(8)：24-25.

[184] 张晓娟. 如何正确使用滴眼液[J]. 特别健康，2021(15)：11.

[185] 王廷芬. 滴鼻剂的选择和正确使用[J]. 家庭中医药，2002,(1)：48.

[186] 滴鼻剂的正确使用[J].医药与保健,2008,(1):33.

[187] 蒋肖男.正确使用滴耳液[J].食品与健康,2013,(5):47.

[188] 黄国林.如何正确使用滴耳液[J].求医问药,2012,(7):11-12.

[189] 蒋肖男.正确使用滴耳液[J].家庭医学(下半月),2010,(10):49.

[190] 赵秀梅.正确使用气雾剂[J].中老年保健,1995(2):31.

[191] 郭旭光.正确使用皮肤病外用药[J].新农村,2013,(9):43.

[192] 代菊英.如何正确指导糖尿病患者正确服药[J].中国民族民间医药,2009.

[193] 吕宜凤,庞积岚,高荣慧,等.糖尿病患者服用降糖药物的指导[J].实用护理杂志,2002,(07):10-11.

[194] 熊娟.糖友如何正确使用胰岛素[N].大众健康报,2023-08-29(14).

[195] 吴波.麻醉前您需要知道的事儿[J].食品与健康,2022,34(4):56-57.

[196] 中华医学会麻醉分会.2017版中国麻醉学指南与专家共识[M].北京:人民卫生出版社,2017.

[197] 张晋.手术前为什么要禁食禁饮[J].长寿,2020(10):79.DOI:10.12274/j.1006-2742.2020.10.078.

[198] 李德远.术前为何要禁食禁饮[J].家庭医药.快乐养生,2021(3):15.

[199] 中华医学会糖尿病学分会.中国2型糖尿病防治指南(2020年版)[J].中华糖尿病杂志,2021,13(4):315-409.

[200] 孙铭遥,时小东,陈伟.《中国糖尿病医学营养治疗指南(2022版)》解读[J].中华糖尿病志,2022,14(9):869-876.

[201] 王超,许方婵,吴丽榕.饮食护理对胃癌根治术患者术后胃肠道功能恢复分析[J].中外医疗,2022,41(11):176-180.

[202] 潘巧玲,张敏,阮啸啸.胃肠道息肉内镜治疗术后饮食护理干预效果观察[J].中国乡村医药,2021,28(6):68-69.

[203] 银捷,孙蕾繁,靳美霞.胃肠患者术后饮食护理[J].中外健康文摘,2013(1):253-254.

[204] 俞洁,陈婷,顾海红.慢性肾病患者要坚持自我管理[J].家庭医药.就医选药,2023(6):28-29.

[205] 伍金华.牛奶脂肪酸的营养价值及红细胞膜脂肪酸组分和两种疾病相关性的探讨[D].广东:广东医学院,2006.

[206] 齐永秀,高允生,刘延平,等.不同品种鸡蛋中胆固醇含量比较[J].中国临床康复,2004,8(33):7444-7445.

[207] 尹佳萌,王敏,肖艳霞,等.多酚对衰老相关心血管疾病的保护作用[J].中华老年多器官疾病杂志,2022,21(10):788-792.

[208]李文敏.肾结石患者的饮食注意事项[J].食品与健康,2023,35(9):10-11.

[209]中国抗癌协会肿瘤营养专业委员会,中国营养学会社区营养与健康管理分会,中国营养学会临床营养分会.抗炎饮食预防肿瘤的专家共识[J].肿瘤代谢与营养电子杂志,2023,10(1):57-63.

[210]杨柳青,田红梅,石汉平.三种饮食模式与慢性疾病研究进展[J].首都医科大学学报,2022,43(2):311-320.

[211]中国老年医学学会高血压分会,北京高血压防治协会,国家老年疾病临床医学研究中心(中国人民解放军总医院等.中国老年高血压管理指南2023[J].中华高血压杂志,2023,31(06):508-538.

[212]中国老年2型糖尿病防治临床指南(2022年版)[J].中国糖尿病杂志,2022,30(01):2-51.

[213]程婵娟,冯紫静,吴小彬,等.老年糖尿病患者自我血糖监测家庭支持的质性研究[J].护理学杂志,2018,33(15):32-34.

[214]孙金芳.家庭雾化治疗的应用效果[J].实用临床护理学电子杂志,2019,4(21):197-198.

[215]魏莉莉,刘海.慢性阻塞性肺疾病临床康复循证实践指南[J].中国康复理论与实践,2021,27(1):15-26.

[216]李际强,白晓辉,蔡倩,等.肺康复运动处方指南解读(ATS/ERS、BTS、ACSM及AACVPR)[J].临床肺科杂志,2020,25(1):151-154.

[217]陈云珊.无创呼吸机在慢性阻塞性肺疾病中的应用护理效果分析——评《呼吸科护士规范操作指南》[J].世界中医药,2023,18(21):3156.

[218]邢乃姣.COPD合并呼吸衰竭应用无创呼吸机患者延续护理方案的构建及评价[D].青岛:青岛大学,2020.

[219]杨燕冰.盘点适合老年人做的康复护理锻炼[J].家庭生活指南,2023,39(10):189-190.

[220]胡慧秀,赵雅洁,孙超.老年人失能预防运动干预临床实践指南(2023版)[J].中国全科医学,2023,26(22):2695-2710,2714.

[221]张涵,刘贝贝,王述寒,等.河南省老年人意外事件发生情况及其影响因素分析[J].护理研究,2023,37(5):771-775.

[222]陈冬梅.永久性起搏器植入术后并发症护理进展研究[J].临床医学研究与实践,2022,7(14):196-198.

[223]中国抗癌协会肿瘤微创治疗专业委员会护理分会,中国医师协会介入医师分会介入围手术专业委员会,中华医学会放射学分会第十五届放射护理工作组.经皮肝穿刺胆道引流术管路护理专家共识[J].中华现代护理杂志,2020,26(36):4997-5003.

[224] 刘娟，丁清清，周白瑜，等. 中国老年人肌少症诊疗专家共识（2021）[J]. 中华老年医学杂志，2021，40(8)：943-952.

[225] 脑认知健康管理中国专家共识制定委员会，《中华健康管理学杂志》编辑委员会. 脑认知健康管理中国专家共识（2023）[J]. 中华健康管理学杂.

[226] 薄琳，武曌，陈宝玉，等. 老年人口腔管理的最佳证据总结[J]. 护理学杂志，2021，36(11)：43-46.

[227] 曹雪梅. 适合老年人的心理保健方法[N]. 医药养生保健报，2024-01-12(11).

[228] 吕萍，潘月芬，郑琳琳，等. 失能老人合并尿失禁的研究进展[J]. 黑龙江医学，2023，47(19)：2424-2427.

[229] 卫生部关于印发《健康体检管理暂行规定》的通知[J]. 中华人民共和国卫生部公报，2009，(10)：31-33.

[230] 黄娟兰. 定期健康体检在老年人健康行为改善中的效果[J]. 国际护理学杂志，2019，38(6)：856-858.

[231] 孔敏敏. 浅析参加健康体检前的准备工作[J]. 中国美容医学，2012，21(14)：660.

[232] 中华医学会健康管理学分会，《中华健康管理学杂志》编辑委员会. 健康体检基本项目专家共识（2022）[J]. 中华健康管理学杂志

[233] 姚钦元，郭凤，任力杰. 深圳市五联社区65岁及以上老年人健康体检结果分析[J]. 慢性病学杂志，2023，24(6)：816-820，826.

[234] 赵连友，孙英贤，李玉明，等. 高血压合并动脉粥样硬化防治中国专家共识[J]. 中华高血压杂志，2020，28(2)：116-123.

[235] 姜一农. 高血压伴无症状高尿酸血症管理中国专家共识[J]. 中华高血压杂志，2022，30(11)：1014-1019，1000.

[236] 梁贞贞，陈颖萍，胡晓松，等. 我国老年人群疫苗接种面临的问题与挑战[J]. 中国初级卫生保健，2021，35(11)：65-67.

图书在版编目（CIP）数据

老年人科学就医全攻略／彭兰等主编. --长沙：
中南大学出版社，2025.4.
ISBN 978-7-5487-6044-3

Ⅰ．R4

中国国家版本馆 CIP 数据核字第 2024FN8159 号

老年人科学就医全攻略

LAONIANREN KEXUE JIUYI QUANGONGLÜE

彭　兰　吴　垠　胡怀东　谭彦娟　主编

| | | |
|---|---|---|
| □出　版　人 | 林绵优 | |
| □责任编辑 | 陈　娜 | |
| □责任印制 | 李月腾 | |
| □出版发行 | 中南大学出版社 | |
| | 社址：长沙市麓山南路 | 邮编：410083 |
| | 发行科电话：0731-88876770 | 传真：0731-88710482 |
| □印　　装 | 广东虎彩云印刷有限公司 | |

| | | | | | |
|---|---|---|---|---|---|
| □开　　本 | 710 mm×1000 mm　1/16 | □印张 17.75 | □字数 313 千字 |
| □版　　次 | 2025 年 4 月第 1 版 | □印次 2025 年 4 月第 1 次印刷 |
| □书　　号 | ISBN 978-7-5487-6044-3 | |
| □定　　价 | 88.00 元 | |